HANDBUCH CHEMIKALIEN-UNVERTRÄGLICHKEIT (MCS)

WERNER MASCHEWSKY

MEDI–PRAXISREIHE

MEDI VERLAGSGESELLSCHAFT
FÜR WISSENSCHAFT UND MEDIZIN MBH
HAMBURG

CIP-Einheitsaufnahme der Deutschen Bibliothek:

Maschewsky, Werner:
Handbuch Chemikalienunverträglichkeit (MCS)/Werner Maschewsky.
– 1. Aufl.-Hamburg:
medi-Verl.-Ges. für Wiss. und Medizin, 1996
ISBN 3-9803957-4-X

medi Verlagsgesellschaft für Wissenschaft und Medizin mbH
Mattentwiete 2, 20457 Hamburg

1. Auflage Oktober 1996

Übersetzungen wissenschatlicher Zitate aus dem Englischen:
Werner Maschewsky

Redaktion:
Dr. med. Bernd Guzek

Redaktionsassistenz:
Doris Brückner, Alexandra Groth

Umschlagfoto:
medi Verlag, Hamburg

Umschlaggestaltung, Layout und Satz:
Rebecca von Bargen

Druck und Verarbeitung:
P + N Offsetdruck KG, Hamburg

Inhalt gedruckt auf 100 RC Offset pigmentiert 100% Recycling
Umschlag gedruckt auf Cromocard 100% clorfrei TCF

Printed in Germany
ISBN 3-9803957-4-X

Wichtiger Hinweis:
Die Medizin unterliegt ständigem Wandel und Weiterentwicklungen. Herausgeber und Autoren haben große Sorgfalt darauf verwendet, daß alle Angaben dem derzeitigen Wissensstand entsprechen. Das gilt insbesondere für Angaben zur Behandlung und medikamentöser Therapie. Das entbindet den Benutzer aber nicht von seiner eigenen Sorgfaltspflicht, die Angaben anhand des Beipackzettels verwendeter Präparate und ggf. unter Zuziehung eines Spezialisten kritisch zu überprüfen. Jede Medikamentengabe und/oder Dosierung erfolgt ausschließlich auf Gefahr des Anwenders.

Gebrauchsnamen, Handelsnamen, Warenzeichen oder ähnliches, die in diesem Buch ohne besondere Kennzeichnung aufgeführt sind, berechtigen nicht zu der Annahme, daß sie ohne weiteres von jedem benutzt werden dürfen.

Vorwort

In den USA beschäftigt eine neue Krankheit seit etwa 20 Jahren zunehmend Öffentlichkeit, Wissenschaft und Politik: die „Multiple Chemical Sensitivity“ oder MCS[1)] (deutsch: „Chemikalienunverträglichkeit“, „chemische Mehrfachempfindlichkeit“).

Erste massenhaft auftretende Fälle dieser Krankheit wurden seit den 50er Jahren beschrieben [90, 250, 419] und meist als Massenhysterie gedeutet. Diese Erklärung ist zwar vereinzelt noch jetzt anzutreffen [61, 86, 158], gilt aber als überholt. Heute werden solche plötzlich und gehäuft auftretenden diffusen Krankheitsphänomene eher als Pestizid-, Sick-Building-, Lösemittel- oder Holzschutzmittel-Syndrom verstanden.

Als etwa die US-Umweltbehörde EPA, die bis dahin der Chemikalienunverträglichkeit kritisch gegenüberstand, 1985 in ihrem Hauptquartier (Waterside Mall, Washington, D.C.) großflächig neue Teppichböden verlegen ließ, klagten kurz darauf über 200 Beschäftigte über Gesundheitsprobleme, von denen einige Dutzend im Laufe der Zeit chronische Schäden entwickelten [105, 129, 203, 282, 469]. Dies wurde nicht als Massenhysterie gedeutet, sondern als Sick-Building-Syndrom.

Es gibt in den USA und Kanada viele von MCS betroffene Personen und gut funktionierende regionale und nationale Betroffenen- und Aktivisten-Gruppen. Außerdem gibt es eine heftige wissenschaftliche und politische Kontroverse [z. B. 8, 9, 19, 21, 80, 312] und einen einigermaßen eingespielten Entschädigungsmechanismus auf der rechtlichen Ebene, aber auch unterhalb dieser. Ein Teil der MCS-Forscher der ersten Stunde (z. B. CULLEN) hat ihr Interesse inzwischen auf das Irak- bzw. Golfkriegs-Syndrom[2)] verlagert, das in den USA momentan als besonders förderungswürdig gilt, aber oft nur als neues großes Beispiel für MCS angesehen wird[3)].

Die in den USA und Kanada unter MCS beschriebenen Phänomene sind auch bei uns anzutreffen, wenngleich die Verbreitung bisher sicherlich geringer ist. Es gibt inzwischen einige spezielle Selbsthilfegruppen für Chemikaliengeschädigte, beispielsweise in Hamburg, Düsseldorf, Kassel und Konstanz. Daneben existieren Selbsthilfegruppen für ähnliche Krankheitsbilder, wie das Chronische Müdigkeitssyndrom (CFS) oder das Amalgam- und Palladium-Syndrom.

Weiterhin gibt es die Initiative für Holzschutzmittel-Geschädigte (IHG), die nicht nur Holzschutzmittel-Opfer organisiert, sondern auch Pyrethroid-Geschädigte. Schließlich gibt es viele unorganisierte Einzelpatienten bei niedergelassenen Ärzten, in Krankenhäusern und Reha-Kliniken, selten mit der Diagnose einer arbeits- oder umweltbedingten Erkrankung, meist mit einer psychiatrischen, psychologischen oder psychosomatischen Diagnose.

Ein Grund für die zeitliche Verzögerung gegenüber Nordamerika ist vermutlich die bei uns im Vergleich später einsetzende und bisher weniger umfassende Chemisierung vieler Produkte und Lebensbereiche, von der Nahrung, über Kleidung, Kosmetika, Medikamente, Putz- und Waschmittel, Baustoffe, Bastlermaterial, bis hin zu Arbeitsstoffen. Allerdings ist die Verzögerung nicht groß und wird zunehmend kleiner.

MCS-artige Phänomene werden hierzulande oft nicht als erworbene somatische Krankheit gewertet, sondern schlicht ignoriert, als alltägliches Formtief bagatellisiert oder als altbekannte Gesundheitsstörung interpretiert: in leichten Fällen als Befindlichkeitsstörung, vegetative Dystonie, neurohormonelle Disregulation oder lästige Überempfindlichkeit ohne Krankheitswert – in schweren Fällen dagegen als psychosomatische Krankheit, hirnorganisches Psychosyndrom, Psychose oder genetischer Defekt. Solche Deutungen durch Experten mußten von den Betroffenen bisher meist ohne Widerspruch hingenommen werden. Das hat sich aber auch hierzulande inzwischen geändert.

Nach Lösemittel-, Holzschutzmittel- und Sick-Building-Syndrom, Pestizid- und Amalgam-Vergiftung beginnt MCS inzwischen auch bei uns Betroffene, Ärzte, Forscher, Arbeits- und Umweltschützer, Gewerkschafter, Arbeitgeber, Krankenkassen, Politiker, Juristen und Journalisten zu beschäftigen. Zwar ist die Krankheit hier noch weitgehend unbekannt und entsprechend auch nicht anerkannt, aber wenn das Informationsdefizit abgebaut wird, ist mit einer raschen Zunahme von Meldungen durch Abbau des Meldestaus zu rechnen. Nicht anders war es bei den oben genannten Gesundheitsstörungen, die auch lange von der Medizin ignoriert wurden.

Interessanterweise ist die Industrie eher als Politik, Ärzteschaft und Krankenkassen bereit, solche zunächst unklaren Gesundheitsstörungen ernst zu nehmen. Die finanzielle Haftung für die Konsequenzen eines eigenen Fehlurteils scheint enorm die Wahrnehmungsbereitschaft zu steigern.

So hatte die Desowag, eine Tochtergesellschaft der Bayer AG, im Juni 1993 in erster Instanz[4)] den Holzschutzmittel-Strafprozeß gegen mehrere Betroffene vor dem Landgericht Frankfurt/Main verloren. Kurz danach hatte die Degussa, der größte Amalgam-Hersteller in der Bundesrepublik, im Dezember 1993 die Produktion und Auslieferung von Amalgam eingestellt. Die Amalgam-Hersteller Heraeus und Procter & Gamble waren der Degussa gefolgt. Dagegen sträubten sich der Bundesgesundheitsminister, die Bundeszahnärztekammer und viele Krankenkassen gegen eine Anerkennung der möglichen Gesundheitsschädlichkeit von Amalgam.

Hier ist eine weitere Tendenz erkennbar: Die in Nordamerika als MCS genannten Gesundheitsstörungen werden bei uns – sofern nicht als psychosomatische Störung diagnostiziert [256] – zunehmend gedeutet als Holzschutzmittel-Syndrom, chronische Vergiftung durch Quecksilber (Amalgam), Formaldehyd oder Pyrethroide. Diese Tendenz zeichnet sich auch ab in der Umfrage unter umweltmedizinisch tätigen Ärzten [15], die im EG-Auftrag in Griechenland, Dänemark und der BRD durchgeführt wurde.

Allerdings gibt es auch eine Art Präventivschlag beziehungsweise Nach-vorn-Verteidigung der Kritiker des Konzepts der Umweltkrankheit [127, 165, 222]. Der „Spiegel" entdeckte im Herbst 1995 den Ökochonder und bemühte sich so, die Ergebnisse einer das Phänomen psychiatrisierenden MCS-Studie [224] aus dem Institut für Arbeits-, Sozial- und Umweltmedizin der Universität Erlangen unters Volk zu bringen. Dieses Institut ist spätestens seit der Erlanger Malerstudie von TRIEBIG, die noch die Malerkrankheit bestritt [255], beliebter Adressat von Gutachten- und Forschungsaufträgen der Industrie und Berufsgenossenschaften.

Die in Genf ansässige IPCS, eine Unterorganisation der WHO, veranstaltete im Februar 1996 in Berlin eine MCS-Tagung unter Beteiligung diverser Wissenschaftler, verschiedener Bundesbehörden und Ministerien. Als Repräsentanten sogenannter NGO (Non-Governmental Organizations, nicht von der Regierung unterstützte Organisationen, die eigentlich öffentliche Interessen vertreten sollen) traten Chemiemanager auf. Diese Tagung kam zu dem Ergebnis, daß

- es viele unerklärbare umweltbezogene Unverträglichkeiten mit großem Leidensdruck gibt,
- die Ursache dieser bisher als MCS bezeichneten Gesundheitsstörungen unbekannt sei,
- man sie daher besser mit „Idiopathic Environmental Intolerances" (IEI) bezeichnen solle und
- eine verständnisvolle und unterstützende Behandlung angezeigt sei [52].

Damit wurde eine chemische Verursachung oder Auslösung der Krankheit wieder weit in den Hintergrund gerückt. Die WHO, die International Labor Organization (ILO) und das United Nations Environment Program (UNEP) haben sich kurz danach von den Ergebnissen der Tagung distanziert.

Dieses Buch ist vor allem für Betroffene geschrieben, die zum Verständnis ihres Leidens, zu seiner Bewältigung und zur Durchsetzung ihrer Ansprüche verschiedenste theoretische und praktische Kenntnisse benötigen. Weiterhin soll es den professionellen Helfern (Ärzten, Rechtsanwälten, Gewerkschaftern, Umwelttechnikern, Psychologen, Sozialarbeitern, Gesundheitswissenschaftlern, Umwelt-, Verbraucher- und Patientenberatern) dienen, die mit einzelnen Betroffenen arbeiten und ein Gesamtverständnis des Problems brauchen.

Dafür ist es nicht sinnvoll, in den vielen relevanten Wissenschafts- und Praxisdisziplinen jeweils möglichst tief zu schürfen, sondern eher in die Breite zu gehen und die Komplexität des Problems verständlich und fachlich richtig zu präsentieren.

Weiterhin soll es Wissenschaftlern und Experten, die primär auf der politischen Ebene agieren (hauptamtliche Mitarbeiter von Betroffenen-Organisationen, Gewerkschafter, Umwelt- und Arbeitspolitiker, Journalisten, Politologen, Soziologen, Psychologen, Ärzte und Biologen), eine schnelle, aber hinreichend fundierte Orientierung in diesem Bereich ermöglichen. Last, but not least, hoffe ich auf Leser unter interessierten nicht-betroffenen Zeitgenossen, die die gesundheits- und industriepolitische Dimension des Themas reizt.

Ich habe viel über MCS und das Leben mit MCS von Betroffenen erfahren, die ich im Rahmen von Begutachtungen kennenlernte oder die sich mir in der BRD und den USA für Interviews zur Verfügung stellten. Ihnen allen an dieser Stelle noch einmal vielen Dank.

Beratung oder Unterstützung bei dieser Arbeit habe ich von mehreren Personen erhalten: Prof. Nicholas Ashford, Mrs. Laurel Ballou, Dr. Barry Castleman, Mr. Albert Donnay, Mrs. Karen McDonell, Dr. Norbert Wagner, Dr. Grace Ziem und vor allem Dr. Henning Wriedt, der mich überhaupt auf das Thema MCS aufmerksam machte und immer wieder auf wichtige Studien und Ansätze hinwies. Im Text trotz aller Bemühungen noch enthaltene Einseitigkeiten, Ungenauigkeiten und Fehler sind allein meine Verantwortung. Die Erstellung der Endfassung wurde mir wesentlich erleichtert durch einen Aufenthalt als „visiting scholar“ an der School of Public Health der University of Washington in Seattle, deren hervorragende Bibliothek ich so nutzen konnte; mein Dank geht v. a. an Dr. Tom Koepsell und Dr. Gil Omenn. Dem medi-Verlag, besonders Dr. Bernd Guzek, danke ich für die sehr gute Zusammenarbeit.

Seattle/Bremen, März 1996 Werner Maschewsky

1. Einführung

Es gibt inzwischen viele Menschen,

- denen an verkehrsreichen Straßen die Luft wegbleibt
- denen nach dem Verzehr bestimmter Nahrungsmittel seltsam kribbelig wird
- die in Schuhgeschäften und Baumärkten Kopfschmerzen haben
- denen Haarsprays und Parfüms ihrer Mitmenschen „stinken"
- die nur noch chemiearme Frisiersalons aufsuchen
- die von normal gewaschener oder gereinigter Bekleidung Ausschlag bekommen
- die in Büroluft nach kurzer Zeit schlapp und mißmutig werden.

Diese Beschwerden sind weit verbreitet, werden aber – anders als die etablierten Krankheiten Lösemittel-, Holzschutzmittel- und Sick-Building-Syndrom – bisher in der Öffentlichkeit kaum beachtet, dokumentiert und ernst genommen. Betroffene werden von ihren Mitmenschen belächelt, bemitleidet oder geschmäht als „Sensibelchen" oder „Simulanten".

Vermutlich handelt es sich hierbei aber um milde Formen von Chemikalienunverträglichkeit (englisch: Multiple Chemical Sensitivity, MCS). Zu diesem neuen Krankheitsbild gibt es inzwischen Beschreibungen, Erklärungen und Behandlungen sowohl aus dem Bereich der Alternativmedizin, als auch dem der Schulmedizin.

Einen schweren Fall von MCS schildert ein betroffener Pharmakologie-Professor selbst [173]:

„Um Weihnachten 1987 herum bekam ich Jucken und eine Reizung im Gesicht und am Nacken, die sich verschlimmerten; nach einer Weile waren auch Augen und Augenlider betroffen. Am 1. März 1988 ging ich zum Hautarzt ..., der eine Kontaktdermatitis unbekannter Ursache feststellte.

Ich war besonders beunruhigt, weil die Symptome vor allem an meinem Schreibtisch auftraten und nachließen, sobald ich das Büro verließ. Merkwürdigerweise war mein Laboratorium, das direkt neben dem Büro lag und voller Chemikalien und Lösemittel war (also auch möglicher Reizstoffe), ein richtiger Schonraum, verglichen mit dem Büro ... Mein kleines fensterloses Büro ist vom Boden bis zur Decke vollgestopft mit Büchern, Manuskripten, Zeitschriften, Abdrucken, Katalogen etc. Als ich in der zweiten Märzwoche in meinem Büro arbeitete, bemerkte ich, daß – zusätzlich zur Gesichtsreizung – meine Augen tränten ...

Am 11. April nahm ich den nordamerikanischen Standard-Patchtest (ein Suchtest für Allergien, der 22 Verbindungen prüft) ... Positiv war allein eine schwache Reaktion auf Formaldehyd ... Da ich jetzt die wahrscheinliche Ursache meiner Kontaktdermatitis kannte, begann ich ..., meine Bücher, Zeitschriften und Papiere aus dem Büro auszuräumen ...

Am Sonntag, dem 17. April, tauchte ein neues Problem auf: Als ich die New York Times las ... merkte ich, daß das Papier stark roch. Am 20. April erreichten meine Ängste einen Höhepunkt auf einer Fakultätssitzung. Als ich eine Fotokopie las ..., entdeckte ich einen sehr unangenehmen Geruch, meine Augen begannen zu tränen, und ich bekam einen Schwächeanfall. Ich landete schließlich in der Praxis meines Internisten; aber bei der körperlichen Untersuchung ließ sich nichts finden ...

In den nächsten Wochen verschlimmerte sich mein Zustand. Erstmals tränten mir nicht nur die Augen, wenn ich Bücher, Zeitschriften, Nachdrucke ... las. Zusätzlich hatte ich brennende, stechende, stecknadelartige Schmerzen im Gesicht und auf den Schleimhäuten der Innenseite der Augenlider ...

Am 2. Mai ging ich zu einem Allergologen ... Er sagte mir, ich hätte ein Syndrom namens MCS ... Um die Exposition gegenüber Papier zu minimieren, sollte ich einen Labormantel tragen, Wegwerfhandschuhe aus Baumwolle und eine Gesichtsmaske wie Chirurgen. Außerdem konnte ich meine Zeitschriften unter dem Laborabzug auslüften, bevor ich sie las. Bücher und sogar Zeitungen konnte ich im Trockenofen des Labors bei 150 bis 200° C ‚backen' ...

Ich fand schnell heraus, daß diese Ausrüstung nicht nur nutzlos war, sondern eigene Probleme schuf ... nach einigen Stunden am Schreibtisch entwickelte die Gesichtsmaske selbst einen starken Geruch, und mein Gesicht und die Augen wurden noch mehr gereizt. Außerdem, mit dem Backen der Zeitschriften und Papiere verschwand die eine Sorte von Gerüchen nur, um sofort einer anderen Platz zu machen ... Zeitungen hatten jetzt einen intensiven, widerwärtigen Geruch, am zutreffendsten als Gestank zu bezeichnen ...

Eines Morgens ... öffnete ich gerade eine Schublade, als mir ein extremer Gestank entgegen schlug, zusammen mit einem starken Brennen im Gesicht und auf der Innenseite der Augenlider; es war, als ob ein offener Kanister mit Tränengas in der Schublade wäre ..."

Nach erfolgter Besserung berichtete der Pharmakologe:

„... erstaunte mich weiter die Unzahl der Dinge, die Symptome auslösen konnten: ... Durchschreibpapier, neue bügelfreie Hosen, eine Fahrt im geschlossenen Auto mit Klimaanlage oder Heizung an, U-Bahn-Fahren, Selbstbedienung beim Tanken, der Gang durch ein

überdachtes Einkaufszentrum, das Kochen auf dem Gasherd zu Hause, Schreiben mit Filzstiften, und ... alte und vor allem neue Teppiche ...

Einige Tage, nachdem ich wieder zu arbeiten anfing, merkte ich, daß die Lüftung in meinem Büro nicht funktionierte. Ich erfuhr schließlich, daß im Jahr vorher, während einer Routine-Wartung, der Büro-Abzug abgedeckt und nicht wieder geöffnet worden war.“

Dieser Fall zeigt eindrucksvoll die krassen und bizarren Beeinträchtigungen und Leidenszustände, zu denen MCS führen kann, hier durch den hohen Sozialstatus des Betroffenen gemildert, und die letztlich banale Ursache.

CULLEN [96] weist darauf hin, daß in der Arbeitsmedizin seit einigen Jahren zunehmend Fälle mit einem seltsamen Verlauf beobachtet werden: Nach Exposition gegenüber einer Noxe tritt eine akute Schädigung auf. Anschließend kommt es aber nicht zur Rückbildung (Reversibilität) der Schädigung, wie sonst üblich. Im Gegenteil: Zunehmend häufig lösen auch andere Noxen Symptome aus (Generalisierung).

Diese Fälle sind für Arbeitsmediziner verwirrend, teuer und frustrierend, da sich kaum Verbesserungen erzielen lassen und altbewährte Therapien (z. B. mit Medikamenten) versagen oder gar zu Verschlimmerungen führen. Entgegen diesem generalisierenden Verlauf gelte in der klassischen Arbeitsmedizin die Beziehung von Exposition zu Krankheit in der Regel als spezifisch[5)]. Jede Generalisierung müsse physiologisch erklärbar sein oder auf einem sekundären Prozeß beruhen, zum Beispiel einer Komplikation. Diesem natürlichen Krankheitsverlauf widerspreche MCS[6)].

MCS zeichnet sich durch folgende Merkmale aus:

- Die Krankheit äußert sich durch vielfältige, oft diffuse Gesundheitsstörungen, die in der Regel mehrere Organsysteme betreffen und keinem bekannten Krankheitsbild genau entsprechen;
- ihre Symptome lassen sich durch solche Stoffe und in solchen Dosierungen auslösen, die für Toxikologie und Immunologie/Allergologie bisher als unschädlich oder gar wirkungslos galten;
- Therapien, die bei Reizungen, Vergiftungen und Immunstörungen erfolgreich waren, versagen bei MCS, was Patienten und Ärzte sehr frustriert.

Viele Betroffene haben eine Odyssee durch die traditionelle Medizin hinter sich – von Hausärzten, Internisten, über Allergologen, Neurologen zu Psychosomatikern und Psychiatern. Trotzdem erhalten sie meist keine befriedigende und erfolgreiche Diagnose und Behandlung. Solche Patienten sind für Ärzte zeitraubend und werden deshalb oft aus Hilflosigkeit und Ärger offen oder heimlich diskriminiert [68]. Viele Ärzte weisen solche Patienten ab. Andere nehmen sie trotz fehlender Therapie an, um sie zu stützen und vor radikalen Therapien anderer Ärzte zu bewahren. Rentenversicherungen bezweifeln meist die Berufs- oder Erwerbsunfähigkeit, auch wenn einsichtig ist, daß die Betroffenen nicht mehr arbeiten können.

Schließlich wenden sich diese Patienten in ihrer Not oft an die Alternativmedizin (in den USA meist die „klinische Ökologie") und fühlen sich dort anscheinend besser behandelt. Die klinische Ökologie scheint geradezu schwierige Patienten anzuziehen, die sonst als unbehandelbar gelten [68]. Solche Patienten unterstützen dann umgekehrt die klinische Ökologie bei ihrem Kampf um Anerkennung.

Dies hat traditionelle Neurologen, Psychiater, Allergologen und Arbeitsmediziner kaum dazu veranlaßt, die erheblichen Vorarbeiten der klinischen Ökologie auf diesem Gebiet zu sichten, kritisch zu würdigen und, wo möglich, zu integrieren. Im Gegenteil hat es sie meist nur zu Polemik inspiriert, in der offen oder zwischen den Zeilen die Betroffenen der Dummheit und die klinischen Ökologen der Scharlatanerie bezichtigt werden.

Patienten, die „allergisch gegen alles Mögliche" [68] sind, mit körperlichen Symptomen ohne ausreichende körperliche Erklärung – nach augenblicklichem Erkenntnisstand[7] –, hat es aber in der Medizin schon immer gegeben. Nur die Erklärungen für solch abweichendes Verhalten änderten sich im Laufe der Zeit: von magischen und religiösen, über biologische und genetische, toxikologische und immunologische bis hin zu psychologischen und psychiatrischen.

Momentan dominieren die letzteren. Die traditionelle Medizin bestreitet meist pauschal die Umweltbedingtheit aller Fälle von MCS, was zu einer unerfreulichen und unfruchtbaren Kontroverse führt und die längst überfällige Entwicklung neuer Erklärungs- und Behandlungskonzepte verzögert. MCS läßt sich prinzipiell begreifen als neue Krankheit, als neue Wahrnehmung einer lange übersehenen oder verdrängten Krankheit, oder als Nicht-Krankheit (zum Beispiel Einbildung). Die Wissenschaft ist bei der Frage nach der Ursache von MCS weitgehend in zwei Lager gespalten.

MCS wird meist erklärt

- entweder als psychische, psychosomatische oder psychiatrische Fehlreaktion, Störung oder Krankheit, etwa als bewußte Täuschung, Hypochondrie, Hysterie, Zwangsneurose, Massenpsychose, gelerntes Fehlverhalten, vegetative Übererregbarkeit, Somatisierungsstörung, posttraumatische Belastungsstörung, Depression oder Chemophobie

- oder als spezifische somatische Umweltkrankheit, unterscheidbar von traditionellen Allergien und (akuten oder chronischen) Vergiftungen, als Ausdruck einer besonderen Disposition (z. B. extremer Empfindlichkeit aufgrund von Stoffwechsel- oder Nervenstörungen) oder Exposition (z. B. Stärke, Dauer und Kombinationswirkung von Noxen).

Der somatische Charakter und/oder die Umweltbedingtheit von MCS wird hiermit entweder pauschal bezweifelt oder oft ähnlich pauschal unterstellt. Vermittelnde Positionen, die bei verschiedenen Untergruppen von MCS-Patienten verschiedene Ursachen, Schädigungen und Schweregrade der Störung annehmen, sind zwar vorhanden, aber noch selten. Nach solchen Sichtweisen ist MCS oft oder mehrheitlich keine psychisch bedingte Störung, sondern eine somatisch bedingte Störung von Personen mit beispielsweise

- einer extrem hohen Ausprägung der bei Menschen unterschiedlichen Wahrnehmungsempfindlichkeit oder Reaktionsbereitschaft gegenüber Chemikalien,
- allgemeiner vegetativ-nervöser Übererregbarkeit,
- einer chronischen Nervenvergiftung,
- starker Atemwegsreizung und dadurch ausgelöster Ausschüttung von Immunmodulatoren mit breiter und unspezifischer Wirkung,
- einer Fehlregulation im Immunsystem (eventuell immunotoxisch bedingt),
- einer Fehlregulation nervlich ausgelöster Entzündungen mit Ausschüttung von Neuropeptiden,
- einer Anfälligkeit für psychiatrische Erkrankungen,
- ungünstigen Lernprozessen, die zur Verstärkung statt Dämpfung von Symptomen und Streß-Reaktionen führen,
- einer erhöhten Erregbarkeit im limbischen System, die chemische Reize stärker auf den Hypothalamus durchschlagen läßt, was das Zusammenspiel von Nerven-, Hormon- und Immunsystem stört,
- einer chemisch bedingten Störung des Porphyrin-Stoffwechsels, was die Hämsynthese und damit den Sauerstofftransport und die Entgiftung durch das Cytochrom-P450-Enzymsystem stört und vor allem zu neuropsychiatrischen Beschwerden führt.

In den USA ist die MCS-Diskussion in den letzten zwei Jahren stark beeinflußt worden durch den Nachweis der genannten Störungen des Porphyrin-Stoffwechsels bei vielen MCS-Kranken [118, 123], sogenannten Porphyrinopathien. Dieser Nachweis wurde möglich, als die Mayo-Kliniken – die sich auf Porphyrinopathien spezialisiert haben – einige neue, sehr empfindliche Blutzell-Porphyrin-Enzymtests einführten [297]. Deren Anwendung zeigte, daß Porphyrien offensichtlich nicht – wie bislang angenommen – sehr seltene Krankheiten sind (Prävalenz 1:1.000 bis 1:10.000), sondern häufig auftreten (Prävalenz 1:20 bis 1:25), wenn sie auch oft bis zum akuten Ausbruch im Erwachsenenalter latent bleiben.

Zugleich wurde beobachtet, daß Porphyrien entgegen der klassischen Auffassung auch milde und chronische Verläufe haben können. Diese nicht-klassischen Porphyrien zeigen – nach dem meist durch Chemikalien ausgelösten Übergang vom latenten ins manifeste Stadium – eine ähnliche Symptomatik wie viele MCS-Erkrankungen. Dies eröffnet die Möglichkeit, daß zumindest in einer Minderheit von Fällen MCS auf eine anerkannte Stoffwechselkrankheit – mit aber wahrscheinlich neuer Dynamik – zurückgeführt werden kann [265].

In Zusammenschau der vorliegenden Ergebnisse lassen sich die folgenden Thesen aufstellen, die durch die weiteren Ausführungen in diesem Buch erläutert und belegt werden sollen.

Thesen zu MCS

1. Die Empfindlichkeit gegen schädliche Umwelt- und Arbeitseinflüsse ist bei Menschen sehr unterschiedlich. Diese Unterschiede können mehrere Zehnerpotenzen groß sein.
2. Die Empfindlichkeitsunterschiede beruhen in manchen Fällen auf der genetischen Variabilität menschlicher Merkmale (z. B. Hautpigmentierung, Enzymausstattung); in anderen Fällen sind sie erworben, durch Anpassung an Umweltbedingungen (z. B. Nahrungsmittel, Luftqualität) oder als Folge von Krankheit (z. B. Immunschädigung, Stoffwechselstörung).
3. Hohe Empfindlichkeiten wurden schon früher beobachtet und oft medizinisch-moralisch gewertet als Hysterie, Begehrlichkeit, Hypochondrie, Rentenneurose und Neurasthenie. Menschen mit hoher Empfindlichkeit gelten meist als überempfindlich und werden gesellschaftlich diskriminiert.
4. Gegenüber früher wird MCS heute einerseits besser wahrgenommen und tritt andererseits real häufiger auf.
5. Überempfindlichkeit kann nur spezifisch für bestimmte Noxen bestehen (z. B. UV-Strahlung, Kuhmilch, Schimmel), aber auch unspezifisch für viele Noxen gleichzeitig (z. B. fast alle Kosmetika, Smog allgemein, diverse organische Lösemittel).
6. MCS äußert sich in vielfältigen Krankheitszeichen auf vielen Organebenen: Haut, Atemwege, Augen, Nerven-, Immun-, Hor-

mon- und Herz-Kreislauf-System, Magen-Darm-Bereich, Hals-Nasen-Ohren-Bereich, Harn- und Geschlechtsorgane.

7. Bei Zugrundelegung der heutigen weiten Definition kann MCS verschiedene Ursachen haben und die gemeinsame unspezifische Endstrecke verschiedener Krankheiten sein.
8. Nicht-psychiatrische Erklärungsversuche für MCS greifen vor allem auf immunologische, toxikologische, neurologische, genetische und biochemische Theorien zurück.
9. Es gibt bisher kein eingespieltes Diagnoseverfahren für MCS. Die Diagnose beruht auf Patientenberichten, Arztbeobachtungen und der Messung diverser Parameter (Biomarker), vor allem von Nerven-, Immun- und Stoffwechselfunktionen.
10. Verschiedene MCS-Betroffene können bei gleicher Exposition unterschiedliche Symptome zeigen.
11. Nicht alle angegebenen Überempfindlichkeiten sind somatisch bedingt – einige sind psychisch verursacht und damit real, andere möglicherweise simuliert und damit nicht-real. Umgekehrt sind viele angeblich primär funktionelle, psychische, psychosomatische oder psychiatrische Störungen tatsächlich durch Umwelt- und Arbeitsnoxen bedingt und werden falsch diagnostiziert.
12. Betroffene sind oft psychisch auffällig – nicht notwendigerweise aufgrund einer psychischen Verursachung von MCS, sondern häufig umgekehrt als psychische Sekundär-Reaktion auf Leiden und Diskriminierung nach Auftreten von MCS, oder als Folge einer unerkannten Exposition, die sowohl überempfindlich als auch psychisch krank macht.
13. MCS ist definitionsgemäß nicht stoffspezifisch und läßt sich dadurch abgrenzen von Phänomenen wie Malerkrankheit, Holzschutzmittel- und Sick-Building-Syndrom.
14. MCS läßt sich mit herkömmlichen Methoden nicht erfolgreich behandeln. Zudem besteht eine Tendenz zur Auslösung der Symptomatik durch immer neue Reize (Generalisierung). Wo realisierbar, ist eine spezifische oder unspezifische Vermeidung von Chemikalien oft sinnvoll.
15. Besonders von MCS betroffen sind hochexponierte oder hochempfindliche Personen (z. B. Kinder, Alte, Kranke).
16. MCS-Betroffene sind keine seltenen Ausnahmen. Statt dessen sind in der BRD Zehntausende und mehr Betroffene anzunehmen (bei Übertragung der US-Schätzungen auf die BRD und Zugrundelegung der strengen MCS-Kriterien von CULLEN).
17. Überempfindliche Reaktionen werden in verschiedenen Ländern und Fachdisziplinen in verschiedenen Zusammenhängen be-

schrieben und erklärt: als psychosomatische Störung, Folge von Streß, psychischem Trauma, Alkohol- beziehungsweise Drogenmißbrauch, als Mykose, EBV-Infektion, Elektrosensitivität, Amalgamvergiftung, chronisches Müdigkeits-, Lösemittel-, Holzschutzmittel-, Pestizid-, Pyrethroid-, Formaldehyd- oder Sick-Building-Syndrom. Viele MCS-Fälle sind wahrscheinlich unter diesen Diagnosen eingeordnet.

18. MCS-Betroffene erhalten bisher wenig allgemeine soziale Unterstützung: Sie gelten oft als merkwürdig, lästig, aufdringlich, beunruhigend, verdächtig, also insgesamt als abweichend.
19. MCS-Betroffene werden bisher im Arbeits-, Umwelt-, Verbraucher- und Patientenschutz nicht berücksichtigt, beispielsweise bei der Anerkennung von Berufskrankheiten. Statt dessen werden sie bevorzugt psychiatrisiert und psychosomatisiert und dadurch aus wichtigen Schutzsystemen hinausdefiniert.
20. Die gesellschaftliche, wissenschaftliche und politische Anerkennung von MCS wird auch in der BRD erfolgen. Dieser Prozeß wird aber noch viele Jahre dauern und von heftigen Kontroversen begleitet sein.

In Nordamerika ist MCS bereits hinreichend gesellschaftlich und politisch – weniger wissenschaftlich – akzeptiert, um Anlaß für staatliche Forschungsaufträge zu sein. Das Gesundheitsministerium der kanadischen Provinz Ontario gab eine Studie über „Environmental Hypersensitivity“ in Auftrag, die 1985 von THOMSON fertiggestellt wurde. ASHFORD und MILLER erstellten 1989 einen analogen Bericht für das Gesundheitsministerium des US-Bundesstaates New Jersey, und BASCOM – ebenfalls 1989 – für das Umweltministerium des Bundesstaates Maryland. Das Arbeits- und Industrieministerium des Bundesstaates Washington fördert seit längerem Studien über Chemically Related Illnesses (CRI), davon drei zu MCS.

Der National Research Council (NRC) der USA organisierte im Frühjahr 1991 im Auftrag der Umweltbehörde (EPA) und des US-Instituts für Umweltmedizin (NIEHS) eine Statuskonferenz in Washington, D.C. [313]. Im Herbst 1991 führten die US-Behörde für Gift- und Krankheitsregistrierung (ATSDR) und die Vereinigung der Arbeits- und Umweltkliniken (AOEC) eine arbeitsmedizinische Konferenz zu MCS in Washington, D.C., durch [19]. Im Frühjahr 1994 veranstaltete die ATSDR im Auftrag des US-Kongresses eine weitere MCS-Konferenz in Baltimore [21].

In der amerikanischen Öffentlichkeit ist das Thema MCS oft schon weitgehend abgehakt. Im US-Bundesstaat Washington etwa ist das vielerorts verfügbare Angebot von parfümfreien und hypoallergenen

Produkten wie Waschmittel oder Kosmetika ebenso eine Selbstverständlichkeit wie die strikte Durchsetzung rauchfreier Zonen.

Die Ansprüche an die Qualität der Innenraumluft sind enorm gestiegen, die Festsetzung entsprechender Standards wird nicht mehr Ingenieuren überlassen. Kirchen werben mit ihren parfümfreien Gottesdiensten, Bettenhersteller mit flammschutzmittel-freien Matratzen und Teppichhersteller mit pyrethroid-freien Teppichen. Verbraucher-Organisationen entdecken ständig neue Fronten im Kampf gegen MCS: z. B. die schlechte und oft pestizidhaltige Luft in Flugzeugen, übelkeitserregende Duftseiten in Zeitschriften, Grundwasser-Verseuchung mit Pestiziden, rücksichtslose Benutzung von Parfüms oder exzessive Ungezieferbekämpfung in Wohnanlagen.

Was dringend in den USA fehlt, ist eine epidemiologische Bestandsaufnahme der bereits an MCS Erkrankten (Prävalenz) und der jährlichen Neuerkrankungen (Inzidenz). Solange diese quantitative Abschätzung des Problems nicht geleistet ist, läßt es sich immer wieder als politisch irrelevant abtun. Trotz der bekundeten Einsicht in diesen Zusammenhang konnten sich die Experten auf der NRC-Konferenz 1991 nicht auf eine Falldefinition für MCS einigen – womit das Problem wissenschaftlich und politisch auf die lange Bank geschoben wurde. Dabei ist auch in den USA mit vielen falsch-negativen Diagnosen von MCS zu rechnen, z. B. aufgrund einer Verwechslung mit CFS oder Fibromyalgie [72].

Eine Reihe von Gründen führt dazu, daß die Wissenschaft nicht in der Lage oder bereit ist, eine Bestandsaufnahme zu MCS durchzuführen: Es gibt kein Geld für große Projekte, das Thema ärgert konservative Wissenschaftler, Industrie und Behörden und schadet daher auch einer Forscherkarriere. Als Konsequenz haben Betroffenenorganisationen selbst mit einer Bestandsaufnahme begonnen. So wurde z. B. im US-Bundesstaat Washington eine MCS Northwest Database eingerichtet, die in etwa drei Jahren über 800 vermutliche Fälle von MCS fand – bei einer Bevölkerung von zirka 5,5 Millionen Menschen.

Interessant war neben der völlig unterschätzten Zahl der Betroffenen auch ihre Konzentration auf spezifische Arbeits- und Umwelt-Bedingungen (sogenannte „occupational and environmental clusters"): z. B. Beschäftigte beim Flugzeughersteller Boeing (> 200), Schüler und Lehrer einer sanierten Schule (> 70), Büroangestellte in einigen Firmen (> 40), Anwohner zweier Papierfabriken (> 40), Farmarbeiter nach großflächigem Pestizideinsatz (> 20), Laborpersonal der Universität (> 20), Beschäftigte des Flughafens (> 15), Fahrer von Dieselbussen (> 10) etc. Dieser Nachweis einer großen Zahl Betroffener und das Auftreten von spezifischen Arbeits- und Umwelt-Clustern haben die politischen Durchsetzungschancen der Betroffenen-Organisationen deutlich erhöht.

Natürlich wehrt sich die Industrie, in den USA ebenso wie bei uns. Eine neue Strategie besteht darin, renommierte wissenschaftliche und/oder politische Institutionen (z. B. John-Hopkins-University, Yale-University, WHO) als quasi „nützliche Idioten“ zu nominellen Mitveranstaltern oder Ausrichtern von Tagungen zu machen, die von interessierten Industrie-Unternehmen finanziert, geplant und „bemannt“ werden. Der Part der akademischen Institutionen oder Behörden besteht nur darin, mit ihrem guten Namen für das Tagungsergebnis zu bürgen und zu werben.

So wurde z. B. Ende Oktober 1995 an der John-Hopkins-University in Baltimore eine Tagung zu „MCS: State of the Science Symposium“ abgehalten, allein finanziert von der International Society of Regulatory Toxicology and Pharmacology (ISRTP), die viele Chemiehersteller vertritt. Sprecher waren vor allem Ärzte, Psychiater und Psychologen (z. B. TERR, SALVAGGIO, GOTS und STAUDENMAYER; die beiden letzteren waren auch auf der WHO-Tagung in Berlin), die oft seit Mitte der 80er Jahre von der chemischen Industrie immer wieder als Entlastungszeugen aufgeführt werden und meist für Chemiekonzerne, Versicherungen oder Consulting-Firmen arbeiten. MCS-Betroffene, sie behandelnde Ärzte und Vertreter der 16 US-Behörden, die MCS anerkennen, waren nicht eingeladen.

Beliebt ist auch eine Art Persönlichkeitsspaltung von Industriemanagern. So attackierte beispielsweise im April 1996 ZOBER, der ärztliche Direktor der BASF, im Leitartikel der Zeitschrift „Arbeitsmedizin – Sozialmedizin – Umweltmedizin“ diverse Ärzte und Wissenschaftler in der BRD, die sich für MCS-Betroffene einsetzen. Er polemisierte gegen Untersuchungsmethoden wie SPECT, PET und evozierte Potentiale, die nach Auffassung vieler Mediziner (FABIG, HEUSER, MORROW, T. SIMON) MCS am besten erkennen lassen und empfahl Zusatzuntersuchungen auf Psychosen.

Wenige Wochen vorher, bei der Berliner WHO-Tagung zu MCS, trat ZOBER noch als Vertreter einer NGO aus Ludwigshafen auf. Die Beteiligung von NGO (Non-Governmental Organizations) an Ursachenforschung und Entscheidungsfindung im Arbeits- und Umweltschutz entspricht sowohl dem Pluralismus-Gebot (POPPER), als auch einer alten Forderung kritischer Ärzte, um die Dominanz der Industrie und der von ihr abhängigen Wissenschaft etwas abzumildern. Gedacht war dabei allerdings an Vertreter eines öffentlichen Interesses (Public Interest Groups), wie Gewerkschaften und Betroffenen-Organisationen, nicht dagegen an „umetikettierte“ Chemie-Manager.

Trotz solcher auch in den USA anzutreffenden Probleme gibt es dort viele Beispiele für politischen Pragmatismus zugunsten der Betroffenen: Das Ministerium für Wohnung und Städtebau (HUD) und das Sozialministerium haben Anweisung gegeben, MCS-Betroffene nach Einzelfallprüfung bei verschiedenen Programmen und Maßnahmen speziell zu berücksichtigen, gemäß dem Behindertengesetz (ADA; Americans with Disability Act). Das Ministerium für ehemalige Soldaten und Kriegsveteranen (DVA), das wegen Agent Orange in Vietnam bereits unter großem Druck stand, hat nach langem Sträuben eingewilligt, in wahrscheinlich drei seiner Krankenhäuser Environmental Hazards Research Centers einzurichten, die das Golfkriegs-Syndrom untersuchen sollen [392].

Viele Betroffene haben sich in Selbsthilfegruppen organisiert, es gibt über 20 nationale oder regionale MCS-Newsletters. Erstmals 1979 wurde ein Fall von MCS in den USA als arbeitsbedingt anerkannt und entschädigt. Diesem Fall sind viele gefolgt, wobei die Tendenz auf Seiten der Produzenten oder Arbeitgeber erkennbar ist, solche Fälle unterhalb der rechtlichen Ebene ohne Aufsehen durch finanzielle Entschädigung oder Abfindung zu regeln.

In Europa stehen wir ganz am Anfang einer entsprechenden Entwicklung, auch wenn es hier schon die ersten Betroffenengruppen gibt und ein EG-finanziertes Forschungsprojekt zur Bestandsaufnahme von MCS in Europa Ende 1994 seinen Bericht vorgelegt hat [15]. Dieser Auftrag zur Erstellung eines Berichts war aber wohl nur als symbolische Geste gemeint. Weder wird der Bericht aktiv verbreitet, noch soll aus ihm etwas Substanzielles folgen.

Bei uns scheint ein Teil der allgemeinen MCS-Problematik bisher mit den spezifischeren Problemen Malerkrankheit, Holzschutzmittel- und Sick-Building-Syndrom – neuerdings auch Amalgam-Vergiftung, Pyrethroid-Vergiftung und Elektrosensibilität – aufgefangen zu werden. Wahrscheinlich sind viele MCS-Kranken falls überhaupt, in Gruppen zu diesen spezifischeren Noxen organisiert. Solange Kranke mit Exposition gegenüber diesen Noxen zumindest eine kleine Chance auf Entschädigung haben, wird sich an dieser Fehlzuweisung vermutlich wenig ändern. Damit wird aber auch die quantitative Unterschätzung und qualitative Verkennung dieses Problemes festgeschrieben.

2. Begriffsbestimmung und Beispiele

Der Begriff MCS wird meist als verallgemeinernde Beschreibung unterschiedlicher beobachtbarer Gesundheitsstörungen verwendet, ohne Anspruch auf eine theoretische Erklärung. Die Definitionen konzentrieren sich auf die gesundheitlichen Wirkungen und ihre Auslöser unter Vernachlässigung der Ursachen. Eine Arbeitsgruppe im Auftrag des Gesundheitsministers des kanadischen Bundesstaates Ontario, das „Committee on Environmental Hypersensitivity Disorders", definierte MCS folgendermaßen:

„Überempfindlichkeit gegen Umwelteinflüsse ist eine chronische (d. h.: länger als drei Monate andauernde) Mehrfachstörung, die gewöhnlich Symptome des Zentralnervensystems und mindestens eines anderen Systems umfaßt. Betroffene vertragen oft bestimmte Lebensmittel, Chemikalien und Umwelteinflüsse nicht, einzeln oder in Kombination, bei Dosierungen, die von der Bevölkerungsmehrheit gewöhnlich vertragen werden. Betroffene haben unterschiedlich schwere Gesundheitsstörungen, von einer leichten Befindlichkeitsstörung bis zu einer völligen Handlungsunfähigkeit. Bei einer körperlichen Untersuchung lassen sich meist keine ungewöhnlichen Befunde feststellen." [442]

Diese Definition betont den chronischen und komplexen Charakter der Störung, die Betroffenheit des Zentralnervensystems, die unterschiedliche Herkunft und ungewöhnlich niedrige Dosierung der Auslöser, das unterschiedlich schwere Krankheitsbild und das Fehlen somatischer Befunde.

McLELLAN [272] schlägt vor, mit MCS nur eine Untergruppe der chemisch Empfindlichen zu bezeichnen, die folgende Merkmale haben:

- Symptome bei sehr niedriger Exposition,
- generalisierende und zunehmende Empfindlichkeit,
- komplexe und polysymptomatische Störungen, meist unter Beteiligung des Zentralnervensystems (ZNS) und der Atemwege.

CULLEN [96] akzeptiert als MCS nur Fälle mit klarer Beziehung zwischen chemischer Exposition und Krankheit. Unklare und verdeckte Beziehungen zwischen Exposition und Krankheit sind deshalb seinem Vorschlag nach anders zu kennzeichnen. Er definiert MCS enger:

„Chemikalienunverträglichkeit (MCS) ist eine erworbene Störung, die durch wiederkehrende Symptome an mehreren Organsystemen gekennzeichnet ist, die als Reaktion auf nachweisbare Exposition gegenüber vielen chemisch nicht verwandten Verbindungen auftreten, bei Dosierungen weit unterhalb derer, die in der Allgemeinbevölkerung Gesundheitsstörungen verursachen. Kein einziger verbreiteter Test physiologischer Funktionen zeigt eine Beziehung zu den Symptomen."

Das Schwergewicht liegt hier auf dem erworbenen Charakter der Störung, der Betroffenheit verschiedener Organe, der Gesetzmäßigkeit und Eindeutigkeit der Auslösung, der Unspezifität und niedrigen Dosierung der Auslöser und dem Fehlen eines breit verwendeten Biomarkers. Entsprechend seiner Definition gibt er sieben Kriterien für das Vorliegen einer MCS an (siehe Tabelle 1):

Tabelle 1

Kriterien für das Vorliegen von MCS (nach Cullen [96])

- Die Störung wird erworben im Zusammenhang mit einer nachweisbaren Umwelt-Exposition, -Verletzung oder -Krankheit,
- die Symptome treten an mehreren Organsystemen auf,
- die Symptome treten auf und verschwinden in Abhängigkeit von vorhersagbaren Reizen,
- die Symptome werden hervorgerufen durch Stoffe aus verschiedenen chemischen Gruppen und mit verschiedenen toxischen Wirkmechanismen,
- die Symptome werden durch nachweisbare, wenn auch niedrig-dosierte Expositionen hervorgerufen,
- die Expositionen sind sehr niedrig, d. h. viele Standardabweichungen unterhalb der durchschnittlichen Exposition, die sonst eine Schadwirkung bei Menschen hervorruft,
- kein einziger weit verbreiteter Test von Organfunktionen kann die Symptome erklären.

Die Kriterien sind eine Operationalisierung der MCS-Merkmale aus CULLENs oben genannter Definition. Zu ergänzen wäre meines Erachtens noch, daß die Störung chronisch ist, unterschiedlich schwer sein kann, vielfältige Auslöser haben kann und eine Tendenz zur Generalisierung hat.

Dieser Kriterienkatalog wird inzwischen zunehmend akzeptiert, oder zumindest diskutiert. Kritisiert wird etwa von MILLER [282], daß CULLEN bestehende somatische Krankheiten wie z. B. Asthma, Arthritis und Epilepsie als Ausschlußkriterium für MCS versteht. Ihrer Meinung nach können die genannten Erkrankungen auch durch MCS verursacht sein. Zugleich kritisiert sie, daß CULLEN psychische Erkrankungen nicht aus der Falldefinition von MCS ausschließt. Dies führe zu einem Überwiegen psychischer Befunde in den Daten und lege eine psychogene Erklärung von MCS nahe.

ZIEM [492] kritisiert, daß CULLENs Kriterium, die Krankheit müsse im Zusammenhang mit einer nachweisbaren Umwelt-Exposition erworben worden sein, häufig nicht erfüllbar sei. Nach diesem Kriterium müßten auch viele Fälle von Mesotheliom als unerklärt gelten, nur weil man die Jahrzehnte zurückliegende Asbest-Exposition nicht nachweisen könne.

Das Syndrom, das in den USA und Kanada jetzt meist mit MCS bezeichnet wird, hatte und hat noch andere englische Bezeichnungen [nach 438]:

- environmentally induced illness,
- complex allergy,
- environmental hypersensitivity syndrome,
- cerebral allergy,
- chemical hypersensitivity syndrome,
- total allergy syndrome,
- chemically induced immune disregulation,
- ecologic illness,
- food and chemical sensitivity,
- allergic toxemia,
- twentieth century disease.

Selbst der Begriff „Chemical AIDS“ wurde schon benutzt, was der theoretischen Klärung wenig dienlich ist. MILLER [282] ergänzt noch um die Bezeichnungen „chemical sensitivity“, „universal allergy“ und „environmental maladaptation syndrome“. Die Kranken sollen sich selbst als „universal reactors“, „chemies“ oder „canaries“ bezeichnen – also als „Kanarienvögel“, die früher in Bergwerken als Bioindikatoren zur Entdeckung von Grubengas eingesetzt wurden.

Nach ASHFORD [15] werden in europäischen Ländern folgende Bezeichnungen für MCS (in englischer Fassung) verwendet: „hyperreactivity“, „hypersensitivity“, „hypersusceptibility“, „toxicopy“, „fibromyalgia“, „allergy“, „pseudo-allergy“, „organic solvent syndrome“, „organic brain syndrome“, „environmental stress syndrome“, „ecosyndrome“ und „non-specific hyperresponsiveness“.

Im deutschen Sprachraum werden für vergleichbare Phänomene u. a. folgende Bezeichnungen bzw. Erklärungen verwendet: vor allem psychosomatische Störung und larvierte Depression, weiterhin Umweltkrankheit, Neuroallergie, hirnorganisches Psychosyndrom, vegetative Dystonie, neurohormonelle Disregulation, Malerkrankheit, Lösemittel-, Holzschutzmittel-, Sick-Building-, Chronic-Fatigue- und Amalgam-Syndrom [256, 259]. Diese Begriffsvielfalt und -verwirrung weist nicht nur auf geringe Denkökonomie und unpräzise Begrifflichkeit hin, sondern auch auf eine Vielzahl konkurrierender Erklärungsversuche.

Im Bereich der Arbeitsmedizin ist nach CULLEN [96] die Abgrenzung von MCS gegen Sick-Building-Syndrom (SBS) und Massenhysterie wichtig. Bei SBS träten vor allem zentralnervöse Störungen[8] auf. Bei den stärksten Symptomträgern sei die Unterscheidung zwischen SBS und MCS oft schwierig. Allerdings generalisiere SBS kaum auf andere Situationen, und die Kollegen des Betroffenen zeigten meist ähnliche Symptome, wenn auch abgeschwächt.

Bei Massenhysterie verbreiteten sich Symptome unklarer Herkunft epidemisch. Da meist keine plausible toxische Ursache gefunden werde[9], würden sozialpsychologische Ursachen (z. B. „psychische Ansteckung") angenommen. Auch hier wiesen manche Fälle Überschneidungen mit MCS auf. Im Unterschied zu MCS seien die Beschwerden wiederum spezifisch lokalisiert und vergleichbar bei den Kollegen.

Für die Bundesrepublik wären Abgrenzungen gegenüber Malerkrankheit bzw. Lösemittel-Syndrom [257] und Holzschutzmittel-Syndrom [246, 247] wichtig. Die Malerkrankheit unterscheidet sich von MCS vor allem durch die spezifischeren Manifestationen im zentralen, peripheren oder vegetativen Nervensystem. Das Holzschutzmittel-Syndrom unterscheidet sich von MCS vor allem durch die spezifischeren Auslöser. Allerdings lassen sich Malerkrankheit und Holzschutzmittel-Syndrom auch als Formen von MCS verstehen, wenn die von CULLEN und anderen Autoren betonte Vielfältigkeit der Auslöser nur für die Betroffenen insgesamt, aber nicht notwendig für jeden einzelnen MCS-Fall gilt.

In der wissenschaftlichen Literatur finden sich zahlreiche Fallberichte, sowohl von Befürwortern als auch Kritikern des MCS-Konzepts. Diese Fälle wurden natürlich selektiv wahrgenommen und dargestellt, sind vielleicht einzigartig ohne Möglichkeit zur Verallgemeinerung. Entsprechend haben sie nur illustrativen Wert und keinen Beweischarakter. Allerdings können sie Probleme veranschaulichen und Frustrationen verständlich machen, die sich bei den Betroffenen, ihrer sozialen Umgebung, den professionellen Helfern und der Wissenschaft oft einstellen. Den folgenden Fall schildert BRODSKY [66]:

„Eine 50-jährige Frau, die eine Erwerbsunfähigkeitsrente erhielt, erschien zu dem Gespräch mit einem großen Sauerstoffbehälter und einer Tasche für ihre Atemmaske. Sie erklärte, daß sie sehr hinfällig sei und daß ich die schwierigen Fragen möglichst bald stellen sollte,

da wegen der Kohlenwasserstoffe im Raum ihre Symptome zunehmend stärker werden würden ... Trotz ihrer Warnung zeigte sie während des Gesprächs keine Zeichen von Streß und mußte auch nicht ihren Sauerstoff benutzen. Sie hatte früher als Statistikerin bei einer staatlichen Behörde gearbeitet, nach vorher elfjähriger Tätigkeit in anderen staatlichen Einrichtungen. Sie sagte, daß ihre ersten Symptome vor etwa sieben Jahren auftraten, als sie bemerkte, daß sie sich nicht daran erinnern konnte, was sie gelesen hatte. Damals sagte ihr ein Arzt, daß sie auf ‚chemische Dämpfe' empfindlich reagiere. Es sei wie ein ‚Kriminalroman' gewesen ...

Zunächst dachte sie, sie reagiere auf Nahrungsmittel; Eliminationsdiäten wurden verschrieben, halfen aber nicht. Zwei Jahre später wurde sie zu einem Spezialisten nach Chicago geschickt, der sie zwei Wochen lang in einem Krankenhaus in eine ‚chemiekalienfreie' Umgebung steckte. Die ersten fünf Tage fastete sie und nahm nichts außer Wasser zu sich. Nach der Untersuchung wurde ihr gesagt, sie reagiere auf eine Gruppe gewöhnlicher Chemikalien und könne eventuell nicht weiterarbeiten. Zunächst ging sie aber noch mit einer Atemschutzmaske zur Arbeit. Das half zwar ihr selbst, erschreckte aber ihre Kollegen ...

Ihre Symptome wurden stärker, bis sie ‚vier- oder fünfmal pro Tag ohnmächtig wurde'. Es gab Warnzeichen, so daß sie zur Toilette gehen und sich hinlegen konnte; danach war sie manchmal eine ganze Stunde lang ohnmächtig. Sie klagte über völlige Antriebslosigkeit und Lethargie.

Dieser Symptome wegen hat sie vor drei Jahren aufgehört zu arbeiten ... Sie ließ sich verrenten und hält sich jetzt immer sehr viel draußen auf."

Dieser Fall scheint in der Darstellung von BRODSKY eher auf ein psychisches Problem der Betroffenen hinzuweisen, das, vom ersten Arzt möglicherweise falsch diagnostiziert, eine unnötige Krankenkarriere in Gang setzte. Allerdings scheint BRODSKY den Fall nur durch die „psychiatrische Brille" zu sehen: entweder, weil andere Erklärungsmöglichkeiten schon hinreichend abgeklärt sind, oder aufgrund eines individuellen oder professionellen Vorurteils.

CULLEN schildert folgenden Fall [96]:

„Ein Mann mittleren Alters wurde überwiesen wegen verzögerter Genesung nach einer Lungenentzündung, die durch einen Chemieunfall am Arbeitsplatz verursacht worden war. Als die Röntgenbilder klarer wurden, ging es ihm nicht besser, sondern schlechter. Besonders auffällig war, daß Chemikaliengerüche die Atemstörung und den Brustschmerz verstärkten. Zurück am Arbeitsplatz, wurde er mehrfach ohnmächtig, als er nur Rauch schnupperte.

Die Zubilligung einer Erwerbsunfähigkeit brachte keine Besserung. Zunehmend lösten auch übliche Haushaltswaren und Umwelteinflüsse die entkräftenden Atemprobleme aus, was sein früher sehr aktives Leben auf ein Dahinvegetieren zu Hause reduzierte.

Als Antwort darauf untersuchten wir umfassend alle seine Auslöser und versuchten diese toxikologisch mit seiner früheren Lungenentzündung zu verknüpfen, aber ohne Erfolg. Ebenso erfolglos blieben ausführliche klinische Tests, um seine 'Läsion' pathophysiologisch zu definieren. Therapeutisch haben wir, ehrlich gesagt, sehr wenig erreicht."

Hier ist auffällig die Generalisierung der Auslöser und die allgemeine Verschlechterung des Gesundheitszustands trotz Reduzierung und schließlich weitgehender Vermeidung bekannter Expositionen. Ein Krankheitsprozeß scheint hier, einmal angestoßen, sich völlig verselbständigt zu haben. Sehr ähnliche Fälle schildern BROOKS [69] und PROMISLOFF [333]. Ein weiteres Beispiel gibt LEWIS [242]:

„Herr C. erhielt eine Rente für eine dauerhafte Teilberufsunfähigkeit aufgrund von MCS nach Exposition gegenüber industriellen Lösemitteln. Er erhielt eine Umschulung für eine expositionsfreie Arbeit; die Umschulung erfolgte als täglicher Unterricht. Nach einigen Wochen verließ er die Umschulung aber mit der Begründung, er könne den Geruch der Möbelpolitur im Unterrichtsraum nicht ertragen.

Nach einem Gespräch mit seinem Arzt entschied sich Herr C., eine Arbeit als Busfahrer anzunehmen, wo er zwar Dieseldämpfen ausgesetzt war, sich aber mit seinen Fähigkeiten eher am rechten Platz fühlte. Er hat seitdem diesen Arbeitsplatz behalten, mit notwendigen Anpassungen an seine bleibende Empfindlichkeit, und sucht seinen Arzt nur alle drei bis sechs Monate wegen psychischer Stützung auf."

Dieses Beispiel zeigt die nicht unproblematische, aber letztlich erfolgreiche berufliche Rehabilitation eines Betroffenen trotz Fortbestehens eines chronischen MCS-Syndroms. Zugleich zeigt es die starke psychische Komponente bei der Krankheitsbewältigung. Die folgende Falldarstellung stammt von einer Betroffenen selbst [203]:

„Ich bin Rechtsanwältin bei der US-Umweltbehörde. Ich arbeite für die EPA, seitdem ich 1979 mein Jurastudium abschloß. Ab 1985 begannen chemische Expositionen im EPA-Hauptgebäude in Washington, D.C., mein berufliches und persönliches Leben stark zu beeinträchtigen ... 1985 wurde mein Büro in das EPA-Hauptgebäude, Waterside Mall, verlegt ... Als ich in die Waterside Mall ... umzog, war mein Büro frisch gestrichen, mit neuen Vorhängen und neuem Teppich. Beinahe vom ersten Tag an hatte ich immer einen schlech-

ten Geschmack im Mund ... Ich hatte auch fast jeden Tag Kopfschmerzen und begann, riesige Packungen Aspirin und Tylenol in meiner Schublade aufzubewahren. Auch die meisten Sekretärinnen hatten Kopfschmerzen und holten sich bei mir Aspirin.

Ich flog beruflich oft nach Chicago ... Ich bekam Probleme mit den Ohren, wenn ich flog ... Wenn ich in Chicago nach einem Flug ankam, waren meine Ohren so verstopft, daß ich kaum hören konnte, was für eine Rechtsanwältin bei Verhandlungen ungünstig ist ... Ich ließ mein Gehör untersuchen, aber alles war normal. Manchmal morgens, wenn ich aufwachte, hatte ich ein Rauschen im Ohr ...

Oft montags, nach einem Wochenende zu Hause, verlor ich meine Stimme. Ich ging Montag morgens ins Büro, und meine Stimme wurde immer leiser ... Ich verstand nicht, was passierte ... Ich rationalisierte, daß es wohl deswegen sei, weil ich soviel Zeit am Telefon verbrachte, ... als würde ich am Wochenende zu Hause nicht reden.

1987 bekam mein Büro einen neuen Teppich. Gerade zwei Jahre vorher hatte es einen neuen Teppich bekommen. In der ersten Woche, nachdem der neue Teppich auf den Zement geklebt worden war, hatte ich entsetzliche Kopfschmerzen, so daß ich kaum arbeiten konnte.

Ab 1987 war ich abends nach der Arbeit, wenn ich nach Hause kam, so müde, daß ich kaum noch die kleinen Hügel in der Nachbarschaft hochjoggen konnte. Ich hatte mindestens zwölf Jahre lang regelmäßig gejoggt, und es war traurig, etwas widerwillig zu machen, was ich früher genossen hatte. ... Mir wurde auch öfter schwindlig ... Ich erzählte meinem Hausarzt von der Müdigkeit und Schwindligkeit. Ihm fiel dazu überhaupt nichts ein, außer daß er mir ein Eisenpräparat verschrieb.

Zwischen 1986 und 1990 leitete ich eine Gruppe von mindestens sechs Rechtsanwälten bei der EPA, neben meinen eigenen Fällen und meiner politischen Arbeit ... Ich war die ganze Zeit müde. Ich vergaß Dinge, die früher selbstverständlich waren, wie Namen von Bewerbern bei Einstellungsgesprächen oder Namen von Gästen auf einer Party.

... Ich sah damals keinen Zusammenhang meiner Probleme mit dem Gebäude ... Ich war so uneffektiv bei der Arbeit, daß alles viel länger dauerte, als es durfte. Ich vergaß Verabredungen, was ich gerade gelesen hatte, wo ich mein Auto geparkt hatte, Telefonnummern, wie ich fahren mußte, um irgendwohin zu kommen ...

... Im Herbst 1988, nach einem einwöchigen Strandurlaub ..., kam ich in mein Büro zurück und fand, daß es schon wieder gestrichen worden war ... Als ich am nächsten Tag aufwachte, waren meine Augen so rot und geschwollen, daß ich kaum sehen konnte. Ich ging ... zu einem Dermatologen. Er vermutete eine allergische Reaktion.

Ich hatte noch nie Allergien gehabt, und er schlug keine Tests vor. Er verschrieb Kortisonsalbe. Er fragte nach Kosmetika und dergleichen. Von meinem Büro wollte er nichts hören ...

Im September 1989 ... war eines morgens in der Waterside Mall der Lösemittelgeruch so extrem, daß das ganze Gebäude evakuiert wurde ... Nach diesem Vorfall bemerkte ich, daß an manchen Abenden nach 17.30, wenn die Lüftung abgeschaltet wurde, das Gebäude so stickig wurde, daß ich kaum atmen konnte und mir schwindlig wurde.

... Mir wurde jetzt schon übel, wenn ich hinter einem Bus herfuhr oder selber in einem fuhr. Parfüm an Personen in meiner Umgebung war mir so widerwärtig, daß ich von ihnen wegging. Ich träumte oft, daß ich ersticke. Ich bekam immer wieder Nasenbluten und hatte ein Zucken im linken Auge.

... Meine beiden Söhne hatten Highschool bzw. College abgeschlossen. Ich hatte eine Vorgesetztenposition. Mein Mann war sehr erfolgreich, aber ich kämpfte, kämpfte, kämpfte, nur um meinen Kopf über Wasser zu halten, zu einem Zeitpunkt, wo ich das Leben genießen sollte ... Ich war immer deprimiert. Ich regte mich über Kleinigkeiten auf ...

Im März 1990 fragte ich meinen Vorgesetzten, ob ich ein paar Tage zu Hause arbeiten könnte. Ich hatte seit sechs Monaten eine immer wiederkehrende Atemwegsinfektion, hatte drei verschiedene Antibiotika genommen, ohne Erfolg. Ich konnte es nicht mehr ertragen, mein Auto zu betanken, durch die Waschmittelreihe eines Supermarkts zu gehen, eine Zeitung zu lesen. Bekleidungsgeschäfte machten mich krank, Einkaufszentren machten mich krank ...

Es ist jetzt länger als vier Jahre her, seitdem mein Vorgesetzter im März 1990 einwilligte, daß ich ein paar Tage zu Hause arbeiten könnte. Ich habe immer noch meine Arbeit, aber natürlich keinerlei berufliche Entwicklung in den vier Jahren. Einige meiner Kollegen glauben, daß mir irgend etwas zugestoßen ist, aber sie verstehen es nicht und fragen nicht.

Im April 1990, nachdem ich einen Monat lang zu Hause arbeitete, suchte ich einen Arzt auf, der vorher Betriebsarzt bei der EPA war ... Er wurde gefeuert, nachdem er an den EPA-Direktor geschrieben und wegen der erheblichen Innenraumluft-Probleme eine Evakuierung des Gebäudes empfohlen hatte ...

... Mein Arbeitsplatz ist die US-Umweltbehörde, und es gibt dort jetzt mehr als 60 Angestellte, die nicht mehr in einem normalen Bürogebäude arbeiten können und wahrscheinlich einige Hundert, die Gesundheitsprobleme in diesem Gebäude haben. Unlängst hat eine kleine Zahl von geschädigten Angestellten erfolgreich den Besitzer

des Hauses (Waterside Mall; W.M.) wegen Gesundheitsschäden verklagt. Beide Seiten sind in die Berufung gegangen"

Dieser Bericht spricht wohl für sich selbst. Interessant ist, daß eine Institution, die der Öffentlichkeit als Hort des Umweltbewußtseins präsentiert wird, zumindest in den Innenbeziehungen zum Thema Arbeitsumwelt und Gesundheit ähnlich ignorant und repressiv verfährt wie die meisten Firmen und Behörden.

3. Symptome und klinische Befunde

MCS kann sich in und an vielen Körperorganen zeigen. Die Bedeutung dieser Beobachtungen ist aber oft nicht klar. Sind beispielsweise die Candida-Infektion, die Depression und die Verminderung der T4-Helferzellen Wirkungen, notwendige oder zufällige Begleiterscheinungen oder sogar Ursachen von MCS? Die Bezeichnung dieser Phänomene als „Symptome" löst dieses Problem nicht wirklich. Erforderlich sind Prüfungen der zeitlichen Sequenz und inhaltlichen Beziehung. Ausführliche Darstellungen der Vielfalt der Symptome finden sich bei ASHFORD/MILLER [18], GALLAND [142], LEVIN/BYERS [236], RANDOLPH [337] und REA [345]. Nach einer Untersuchung des Gesundheitsministeriums von Ontario [442] waren bei MCS-Kranken hauptsächlich ZNS (77 %), Atemwege (45 %) und Verdauungstrakt (44 %) betroffen. ZIEM [492] berichtet von ihren MCS-Patienten über ungewöhnliche Müdigkeit, Denk- und Konzentrationsstörungen und vermindertes Kurzzeitgedächtnis. Außerdem fand sie Schwindelgefühl, Kopfschmerzen vor allem im Stirnbereich sowie Atemprobleme, Muskel- und Gelenkschmerzen, manchmal auch Störungen in den Harn- und Geschlechtsorganen, im Magen-Darm-Trakt und am Herzen (z. B. Rhythmusstörungen).

HILEMAN [173] nennt folgende häufigste Symptome, die bei MCS einzeln, aber auch kombiniert, auftreten können:

- Kopfschmerzen
- Reizbarkeit
- Depression
- Müdigkeit
- Augenprobleme
- Atemprobleme
- grippe-ähnliche Symptome
- Hautprobleme
- Störungen von Hals, Nase und Ohren
- Magen-Darm-Störungen
- Störungen von Herz und Kreislauf
- Muskel- und Gelenkschmerzen
- Störungen der Harn- und Geschlechtsorgane

Betroffene haben in der Regel mehrere Symptome, oft in verschiedenen Organsystemen, die sie Ärzten auch so schildern. Ärzte lernen aber in der Ausbildung, daß ein Leiden um so unglaubwürdiger in somatischer Hinsicht sei, je mehr Symptome der Patient präsentiere [282]. Patienten, die dieses medizinische Dogma kennen, werden so gezwungen, entweder tunlichst Symptome zu verschweigen, oder sich an dem offenen oder versteckten Vorurteil des Arztes, es sei wohl eher ein psychogenes Leiden, abzuarbeiten.

Symptome sollen sich mitunter sehr schnell, manchmal nur Sekunden nach Exposition, zeigen [282]. Das Auftreten der Symptome sei nicht notwendig an die Geruchswahrnehmung gebunden. Auch Personen mit fehlender Geruchswahrnehmung (Anosmie) zeigten Symptome. Einige Betroffene berichten, daß Atmen durch Mund statt Nase die Symptome verzögere, was etwa in Fahrstühlen mit parfümierten Mitfahrern sehr hilfreich sein kann. Oft besteht auch extreme Empfindlichkeit gegenüber physischen Reizen, wie z. B. Licht, Lärm und Berührung [42]. Die Betroffenen haben in diesem Fall das Gefühl, ihr Nervensystem wäre – analog einem Radio – „zu laut eingestellt".

Bei sonst meist geringer Auffälligkeit scheinen MCS-Patienten in bestimmten Situationen spezifische oder unspezifische Reize, die andere Personen vielleicht gar nicht wahrnehmen, quantitativ sehr viel stärker und/oder qualitativ anders wahrzunehmen [282] – was sie etwa ein dezent erotisches Parfüm als „chemische Keule" empfinden läßt.

3.1 Psychische Symptome und Befunde

Im psychischen Bereich berichten LEVIN/BYERS [236] über folgende Symptome bei MCS-Patienten: Kopfschmerzen, Schwindel, Müdigkeit, Abgestumpftheit, Konzentrationsschwäche, Gedächtnisschwäche, Reizbarkeit, Depression, Übelkeit und Appetitmangel[10)]. Häufig sind auch Verwirrtheit, ein Gefühl von Irrealität und „chemischer Kopfschmerz" [343] nach Art einer Migräne. LEVIN/BYERS erwähnen weiterhin Denkstörungen, beispielsweise das Verpassen von Autobahnausfahrten, Stimmenhören, eine Tendenz zum Fallen sowie visuelle und fein-motorische Störungen: Betroffene fühlen sich körperlich unbeholfen.

Einige Patienten berichten eine Abhängigkeit von Nahrungsmitteln (z. B. Schokolade, zuckerhaltigen Nahrungsmitteln) oder Chemikalien[11)], die der Alkohol- oder Drogenabhängigkeit ähneln soll [17, 339]. Diese Abhängigkeit wäre ihnen oft selbst lange nicht bewußt gewesen. Bestimmte Chemikalien können dosisabhängig bei normalempfindlichen Personen zu Vergiftungen des Nervensystems führen, den sogenannten neurotoxischen Störungen[12)], die sich auch im

Verhalten[13] zeigen. Wenn solche Vergiftungen schon bei normalempfindlichen Personen möglich (und häufig) sind, liegt für unspezifisch hochempfindliche Personen die Annahme nahe, daß sie bei denselben Stoffen, aber niedrigeren Dosen dieselben Vergiftungserscheinungen zeigen. Die Alternativannahme, daß sie qualitativ andere Reaktionen zeigen, ist ebenfalls möglich, wäre aber schon weitergehend. Zunächst sollte der Erklärungswert der einfachen Annahme (quantitativ höhere Empfindlichkeit) ausgeschöpft sein, bevor auf die kompliziertere Annahme (qualitativ andere Empfindlichkeit) übergegangen wird.

Die folgende Tabelle zeigt psychische Veränderungen durch Arbeitsstoffe, die bislang bekannt sind. Die psychischen Veränderungen werden dabei nach neurologischer Lokalisation im vegetativen (VNS), peripheren (PNS) oder Zentralnervensystem (ZNS) unterteilt. Sie lassen sich prinzipiell mit psychologischen oder verhaltenstoxikologischen Testverfahren nachweisen.

Tabelle 2

Mögliche Auswirkungen von Arbeitsstoffen auf Erleben und Verhalten (nach [257])

Ebene	Krankheiten	Subjektive Symptome
VNS (vegetatives Nervensystem)	• vegetative Neuropathie	Herzrhythmusstörungen Sexualstörungen Voralterung
PNS (peripheres Nervensystem)	• sensomotorische Neuropathie • Polyneuropathie	Fehlempfindungen Spontanschmerzen Krämpfe, schlaffe Lähmungen Gleichgewichtsstörungen Reflex- und Muskelschwäche
ZNS (zentrales Nervensystem)	• zerebrale Asthenie • toxische Enzephalopathie • präsenile Demenz	Kopfschmerzen, Schwindel, Übelkeit, Appetitmangel, Müdigkeit, Abgestumpftheit Reizbarkeit, Aggression Konzentrations- und Gedächtnisschwäche, Depression, Rausch

Solche psychischen Veränderungen und Krankheiten können z. B. ausgelöst werden von organischen Lösemitteln, Pestiziden, Pyrethroiden oder bestimmten Metallverbindungen [255]. Diese treten nicht nur als Arbeitsstoffe auf, sondern sind auch als Umweltchemikalien relevant. Es gibt zahlreiche Studien zu chemisch bedingten Nervenschäden und ihren Auswirkungen auf Verhalten und Erleben [153, 210, 280, 329, 406, 433, 474, 489].

Über psychische Veränderungen im Zusammenhang mit MCS oder mit vermutlich MCS-relevanten Expositionen berichten viele Forscher, beispielsweise über

- Kopfschmerzen, Schwindel, Übelkeit und Schwäche bei MCS-Patienten [93]
- extreme Müdigkeit, Geruchs- und Lernstörungen bei Umwelt-Exposition durch Sondermüll-Deponien mit diversen Chemikalien [112]
- Gedächtnis- und Konzentrationsstörungen, Angst, Depression und Geruchsempfindlichkeit bei chemisch-empfindlichen Personen [134]
- Gedächtnis- und Konzentrationsstörungen, Psychose und Depression bei Pestizid-Exponierten [145]
- Geruchsstörungen bei diversen neuropsychiatrischen Erkrankungen (v. a. Alzheimer, Parkinson) [162]
- Kopfschmerzen, Depression, Gedächtnis- und sensumotorische Störungen bei Umwelt-Exposition mit Trichlorethylen oder Schwefelwasserstoff [212, 213]
- Denk- und Konzentrationsstörungen, Angst und Depression bei Lösemittel-Exponierten [294]
- Lern-, Gedächtnis- und Geruchsstörungen bei Lösemittel-Exponierten [368]
- Angst und Depression bei MCS-Patienten [401].

Die Befunde der Studien mit bekannter Exposition legen nahe, daß das menschliche Gehirn auf unterschiedliche Vergiftungen oft unspezifisch reagiert, vor allem mit Kopfschmerzen, Gedächtnis-, Konzentrations- und Geruchsstörungen sowie Angst, Depression und Müdigkeit.

3.2 Neurologische Symptome und Befunde

Neurologie und Psychologie sind eng miteinander verbunden, da viele Prozesse im Nervensystem auch bewußtseinsfähig sind. Dies gilt vor allem für Vorgänge im ZNS und VNS, die Denken, Erleben und Fühlen bestimmen, und damit unsere Persönlichkeit. PNS-Prozesse haben dagegen einen indirekteren Bezug zur Persönlichkeit. Sie werden meist erst dann zum Thema, wenn sie gestört sind.

Solche PNS-Störungen werden meist als Polyneuropathie diagnostiziert. Entsprechende Veränderungen berichten LEVIN/BYERS

[236] von MCS-Patienten: periphere Nervenschädigungen mit Schädigung oder Verlust peripherer Wahrnehmungen, Verlust der Unterscheidbarkeit von spitz und stumpf in den Extremitäten, elektromyographische Abnormalitäten sowie Störungen der Eingeweide- und Blasenkontrolle.

Neurologische ZNS- oder VNS-Störungen zeigen sich zum einen in subjektiven psychischen Phänomenen, also Denken, Fühlen und Verhalten. Zum anderen zeigen sie sich in objektiven, bewußtseins- und willens-unabhängigen Hirnfunktionen und -strukturen. Bildgebende und andere elektrophysiologische Verfahren können teilweise funktionelle oder morphologische Veränderungen im Gehirn nachweisen:

- Veränderungen in Gehirnprozessen, v. a. in Stirn- und Schläfenlappen, Thalamus, Basalganglien und Cerebellum, gemäß PET und SPECT, bei Chemisch-Exponierten [81]
- charakteristische Minderungen in der Gehirndurchblutung gemäß rCBF bei Dioxin-Exponierten [131]
- SPECT-Auffälligkeiten nach chemischer Exposition bei MCS-Patienten, vor allem bei intraindividuellen Vergleichen [171]
- verminderte Gehirndurchblutung, v. a. der rechten Hemisphäre, gemäß rCBF bei Pestizid- und Lösemittel-Exponierten [169]
- nachweisbare chemosensorisch evozierte Potentiale (CSERP) nach Vorgabe von Gerüchen bei Normalpersonen [220]
- deutliche evozierte Potentiale und EEG-Reaktionen bei unterschwelligen Geruchsreizen bei Normalpersonen [248]
- gestörte vegetative Anpassung an Stressoren gemäß funktionellen Untersuchungen (rCBF, PET, SPECT, evozierte Potentiale, Pupillenreaktion, Herzschlag) bei Lösemittel-Exponierten [296]
- deutliche EEG-Reaktionen bei unterschwelligen Geruchsreizen bei Normalpersonen [385]
- im SPECT diffuse Großhirn-Defekte, vor allem im Stirn-, Schläfen- und Scheitelbereich, bei MCS-Patienten [404]
- typische SPECT-Muster (verschiedene heiße und kalte Foci über den Kortex verteilt, erhöhte Aktivität in den Basalganglien) bei Chemisch-Empfindlichen [405]
- bei MCS-Patienten im Ruhezustand ähnliche EEG-Muster wie bei Psychiatrie-Patienten [421].

Mehrere Autoren betonen, daß funktionelle Abbildungen (PET, SPECT, rCBF) morphologischen Abbildungen wie Computertomogramm oder Kernspintomographie an Sensitivität weit überlegen seien.

3.3 Symptome und Befunde im Bereich der Atemwege

Da die Atemwege gegen luftgetragene Gifte stark exponiert sind, zeigen sich hier viele Symptome und Krankheitsbilder. Häufig sind asthma-ähnliche Beschwerden. Atemfunktionen stehen im Mittelpunkt einiger Erklärungsansätze von MCS oder verwandten Umweltkrankheiten, als zentraler Manifestationsbereich oder Kausalmechanismus:

- Das Nervensystem beeinflußt diverse Atmungsparameter wie Bronchokonstriktion, Schleimausschüttung, Muskelkontraktion, Mikroblutungen und Entzündungen über Neurotransmitter, wie SP, NKA und CGRP [30].
- Viele Chemikalien reizen unspezifisch chemosensitive C-Nervenfasern, was lokale (z. B. Entzündung) und systemische Wirkungen haben kann (z. B. Veränderung der Enzymaktivität). MCS ist wahrscheinlich eine Verstärkung unspezifischer Immunreaktionen auf niedrigdosierte Reizstoffe aufgrund eines Funktionsmangels des Enzyms NEP (Neutralendopeptidase) im Atemtrakt [36].
- Nach nur einmaliger Hochdosis-Exposition gegenüber Reizstoffen in der Luft kann auch bei vorher gesunden Personen eine asthma-ähnliche, dauerhafte Hyperreaktivität der Atemwege (RADS = Reactive Airways Dysfunction Syndrome) auftreten. Diese läßt sich nicht immunologisch erklären, sondern durch chemische Verletzung mit anschließender Entzündung der Atemwege [69, ähnlich 333].
- MCS ist eine psychogen ausgelöste Hyperventilation [243, ähnlich 397].
- MCS und einige andere Umweltkrankheiten beruhen auf neurogenen, nicht immunogenen Entzündungen. Diese neurogenen Entzündungen werden nach Reizung von chemischen Rezeptoren durch sensorische C-Nervenfasern ausgelöst und vermittelt über die Neuropeptide SP, NKA und CGRP. SP wird durch NEP abgebaut, NEP wird durch diverse Chemikalien gehemmt [275].
- Viele MCS-Patienten haben Erkrankungen der Nase mit Entzündung, sehr starker Schleimbildung und Schnupfen [277].
- Viele Asthmatiker berichten, daß ihre Krankheit durch bestimmte Gerüche (z. B. Parfüm) verschlimmert wird, was sich als rapide, plötzliche Verminderung des Ausatmungsvolumens zeigt. Die Autoren vermuten direkte Irritation der Bronchialschleimhaut, immunologische Reaktion mit Freisetzung chemischer Mediatoren oder einen lokalen Nervenreflex [395].

Im Zusammenhang mit der Atmung stehen der Geruchssinn und der chemische Sinn. Hier betonen viele Autoren [44, 46, 47, 91, 162, 212, 368, 397, 485] die Veränderung der Geruchsempfindlichkeit bei MCS-Kranken oder chemisch Empfindlichen: entweder enorme Steigerung oder umgekehrt Ausschaltung (Anosmie). Eine weitere Möglichkeit ist häufiges oder gar dauerndes Wahrnehmen von üblen Gerüchen (Kakosmie), das von der Belästigung bis zum Krankwerden reichen kann.

DOTY betont dagegen [119], daß MCS-Patienten nicht geruchsempfindlicher sind, aber eine höhere Atemfrequenz und einen höheren Nasenwiderstand aufweisen, was auf eine vegetative Fehlregulation hinweise.

3.4 Symptome und Befunde im Magen-Darm-Bereich

Über Stoffwechsel-Anomalien, „nervösen Magen", Krämpfe, Durchfall und/oder Verstopfung berichten MCS-Patienten [17, 236, 492]. Bei einer Untergruppe von MCS-Patienten ist eine teilweise sehr starke Nahrungsmittel-Empfindlichkeit bis hin zu Unverträglichkeit das wichtigste Syndrom neben teilweise starken psychischen Symptomen [332, 341, 342].

Zu diesem Symptombereich gibt es zahlreiche, oft kontroverse Berichte aus Studien [47, 62, 217, 271, 318, 327, 332, 347, 356, 389].

Der neue „metabolische Erklärungsansatz" der MCS (siehe Kapitel 5.6) kann solche Magen-Darm-Symptome als Folge chemisch ausgelöster Porphyrinopathien erklären. Solche Porphyrinopathien sind zumindest bei einer Minderheit von MCS-Patienten diagnostisch nachweisbar [118].

3.5 Symptome und Befunde im Herz-Kreislauf-Bereich

Auch bei normalempfindlichen Personen reagieren Herz und Kreislauf auf toxische Arbeits- und Umwelteinflüsse [48, 150, 183, 228, 230, 252, 362, 476]. Als akute oder chronische Wirkungen werden dabei beobachtet: Arteriosklerose, Bluthochdruck, ischämische Herzkrankheiten, Herzmuskelkrankheiten und Herzrhythmusstörungen [258]. Eine wichtige Rolle bei solchen stoffbedingten Herzschädigungen spielen Lösemittel [261]:

- Trichlorethylen: Rhythmusstörungen, Kammerflimmern, Herzversagen (bei akuter Einwirkung)
- Tetrachlorkohlenstoff: Herzrhythmusstörungen (bei akuter Einwirkung)
- Benzolhomologe, Toluol, Xylole: Störungen der Erregungsbildung und -leitung
- Schwefelkohlenstoff: Arteriosklerose
- Fluorkarbone (Freone) und 1,1,1-Trichlorethan: Kontraktilitätshemmung des Herzmuskels
- N-Butyl-Isozyanat: Schädigung des Erregungsleitungssystems.

Solche Störungen im Herz-Kreislauf-Bereich sind bei dafür hochempfindlichen Personen wahrscheinlicher als bei Normalpersonen, etwa Störungen im Reizleitungssystem des Herzens [62, 236, 344, 347]. Diese können sich auch als funktionelle Störungen des Herzens äußern (Herzneurose, Herzphobie).

3.6 Weitere Symptome und Befunde

Neben den genannten können bei MCS weitere Symptome in verschiedenen anderen Manifestationsbereichen auftreten, die sich aber weniger leicht systematisieren lassen und hier nur summarisch genannt werden sollen:

- Nesselsucht, Gewebsverhärtung, Hautausschlag [20, 39, 190, 218, 236, 279, 316, 320, 352, 408, 425, 473]
- Ausbleiben der Regel oder schmerzhafte Regelblutung bei Frauen mit der Diagnose MCS [236]
- Augenprobleme [23, 139, 212, 278]
- chronische Nasen- oder Neben-/Stirnhöhlenentzündung [207, 275, 315]
- rheumatische Beschwerden [318].

4. Empirische Untersuchungen zu MCS

Die empirischen Untersuchungen zu MCS sind bisher sehr heterogen in disziplinärer Zuordnung, theoretischem Ansatz, methodischem Vorgehen und Art der Schlußfolgerung. Zudem bestehen enorme qualitative Unterschiede.

Der insgesamt beklagenswerte Stand dieser Forschung ist Ausdruck der mangelnden wissenschaftlichen und gesellschaftlichen Anerkennung und der fehlenden politischen und finanziellen Unterstützung [282]. Das daraus resultierende weitgehende Fehlen brauchbarer empirischer Daten wird wiederum interpretiert als Beleg für die Nicht-Existenz von MCS – ein beliebter und marktfähiger Fehlschluß.

Neben direkter MCS-Forschung kann auch Forschung zu ähnlichen Krankheitsbildern (SBS, CFS, Fibromyalgie, Lösemittel-, Pestizid-, Holzschutzmittel- und Amalgam-Vergiftung) oder vermuteten Mechanismen relevant sein (Konditionierung, Somatisierung, Kindling, Behavioral Sensitization, Time-Dependent Sensitization, neurogene Entzündung und Porphyrinopathie). Bereits die Forschung zu MCS ist umfangreich. Die Forschung in den benachbarten Feldern ist praktisch nicht zu überschauen.

Die folgende Darstellung der empirischen Untersuchungen zu MCS und ähnlichen Phänomenen ist nur für MCS ansatzweise repräsentativ, mit Schwergewicht auf wichtigen neuen Arbeiten. Untersuchungen aus anderen Bereichen werden nur sporadisch erwähnt oder ganz vernachlässigt (z. B. Neurotoxikologie und kardiovaskuläre Toxikologie, wie [255, 258]).

Die folgende Aufstellung enthält Einzelstudien und Forschungs-Überblicke zu den genannten Bereichen, untergliedert nach Fall-, experimentellen, Vergleichs-, Prävalenz- und Inzidenz-Studien und Überblicken. Meist wird die aktuelle Darstellung der betreffenden Forscher angegeben.

Umfassende Forschungs-Überblicke mit Diskussion/Wertung der verschiedenen Ansätze und Studien und Integration in eine Gesamtbewertung im Sinne von Reviews gibt es für den Bereich MCS meines Wissens noch nicht.

Die Resümees der verschiedenen MCS-Konferenzen (AOEC 1992, ATSDR 1994, NRC 1992) sind hierfür nicht ausreichend. Die zusammenfassenden Wertungen [7, 9, 17, 35, 442] geben in der Regel der Gegenposition zuwenig Raum.

Tabelle 3

Empirische Studien und Forschungs-Überblicke zu MCS oder mit Relevanz für MCS

Fallstudien über MCS-Kranke, chemisch sensitive oder exponierte Personen

ALTENKIRCH (1995); ARNETZ u. a. (1995); BOLLA-WILSON u. a. (1988); BRANDT-RAUF u. a. (1991); BRODSKY (1983); BROOKS u. a. (1985); CALLENDER u. a. (1993, 1994); CONE u. a. (1987); ENGLISH u. a. (1987); FAUST/BRILLIANT (1981); FIEDLER u. a. (1992); FREED/KANDEL (1988); GERSHON/SHAW (1961); GUGLIELMI u. a. (1994); HALL/JOHNSON (1989); HALLER (1993); HEUSER u. a. (1992, 1994); KAILIN/BROOKS (1963); KRAUS u. a. (1995); LEZNOFF (1993); MAGUIRE (1978); MEGGS/CLEVELAND (1993); MILLER/MITZEL (1995); MORROW u. a. (1989); MORTON (1995); PROMISLOFF u. a. (1990); ROSENBERG u. a. (1990); SCHAPOWAL/ENZMANN (1987); SCHOTTENFELD (1987); SHUSTERMAN u. a. (1988); SIMON T. u. a. (1994); STELLMAN u. a. (1987); STEWART/RASKIN (1985); STRAUS u.a. (1985); TERR (1986); THRASHER u.a. (1988); TOBI u. a. (1982); WELCH/SOKAS (1992); ZIEM (1992)

Experimentelle Studien an Tieren und nichtkranken Menschen

ATKINS u. a. (1990); BELL u. a. (1993a, b); BOKINA u. a. (1976); BURRELL (1992); COMETTO-MUÑIZ/CAIN (1993); GHANTOUS u. a. (199o); HACKNEY u. a. (1977); HASTINGS/EVANS (1991); HATTIS u. a. (1987); HEUSER u. a. (1994); KARE u. a. (1968); KJAERGAARD u. a. (1990); KOBAL/HUMMEL (1994); LEVINE/REINHARDT (1983); LORIG (1994); PARAMSOTHY u. a. (1988); PARKER u. a. (1988); SCHWARTZ u. a. (1994); SHIM/WILLIAMS (1986)

Prävalenz- und Inzidenz-Studien

CULLEN u. a. (1992); KREISS (1989); MOOSER (1987); YOUNG u. a. (1994)

Vergleichsstudien an MCS-Patienten (und chemisch sensitiven Personen)

BERG u. a. (1992); BLACK u. a. (1990); BOXER (1976); BUCHWALD (1994); CATHEBRAS u. a. (1992); DAVIDOFF (1992); DAYAL u. a. (1995); DIDRIKSEN (1993); DOTY u. a. (1988); GALLAND (1987); HALLER (1993); HEUSER u. a. (1993); HOLMES u. a. (1988); JONES (1984); KAILIN/HASTINGS (1966); KILBURN/THORNTON (1995); KILBURN/WARSHAW (1993b, 1995); KING (1981, 1984); KOLLER (1985); KREBS u. a. (1995); LEWIS (1987); McGOVERN u. a. (1983); PEPER u. a. (1993); PHILPOTT (1980); REA (1978); RYAN u. a. (1988); SIMON G. u. a. (1990, 1993); SIMON T. u. a. (1992); STAUDENMAYER/SELNER (1990); TRUSS (1984); WADE (1993)

Überblicke

ALBRIGHT/GOLDSTEIN (1992); AMERICAN ACADEMY (1981); AMERICAN COLLEGE (1989); ANTELMAN (1994); BARDANA/MONTANARO (1989); BARNES (1990); BASCOM (1992); BELL u. a. (1992); BELL (1994); BRAUTBAR u. a. (1992); BRODSKY (1987); BROWN (1954); BURRELL (1992); COLLIGAN (1981); DAVIDOFF (1992); DAVIDOFF/FOGARTY (1994); DRUET (1993); DUEHRING (1996); FIEDLER u. a. (1994); FRIEDMAN (1994); GILBERT (1994); GOTS u. a. (1993); HARRISON/PEARSON (1989); HESSL (1987); KILBURN (1989, 1993); KOLLER (1985); LANDRIGAN (1990); LEVIN/BYERS (1987); McLELLAN (1987); MEGGS (1992, 1993); MILLER (1994); MILLER/ASHFORD (1992); MONTGOMERY/REASOR (1994); MORROW u. a. (1994); NETHERCOTT u. a. (1993); PANUSH (1986); PAYAN u. a. (1984); PENNEBAKER (1994); RANDOLPH/MOSS (1980); RAPP (1979); REST (1992); SALVAGGIO (1994); SIMON (1994); SORG u. a. (1994); SPARER (1987); SPARKS u. a. (1994); WADDELL (1993); WALSH/EMERICH (1988); WEISS (1994); WEISS/POST (1994); WILCOSKY (1993); WITEK (1993); WOLF (1994)

Im folgenden werden die wesentlichen Ergebnisse und Aussagen der wichtigeren und/oder häufiger zitierten Studien kurz dargestellt.

4.1 Fallstudien

Unter Fallstudien werden hier Fallberichte und unkontrollierte Studien an Fällen verstanden.

■ ALTENKIRCH [6]: Sogenannte „Pyrethroid-Studie“. Darstellung von zehn Fällen mit unterschiedlicher (meist Mehrfach-) Exposition (nur viermal Pyrethroide) und unterschiedlichen Symptomen. In allen Fällen stereotype Feststellung: „neurologischer Status und internistische Befunde unauffällig”. Kurze Darstellung einiger Erklärungsansätze mit Ablehnung immunologischer, neurologischer und neurotoxikologischer Ansätze. Explizite Verwerfung des Ansatzes von BELL, vor allem weil Geruchsreize und -störungen nur in einem Teil der Fälle auftreten.

Propagierung der psychologischen Ansätze von BLACK und G. SIMON. Die Befassung der Medien mit dem Thema und der Druck „medikolegaler“ Überlegungen seien bedauerlich. – Eine gründliche Kritik [310] weist hin auf eine Einbeziehung der Berufsgenossenschaften, die arbeitsbedingte MCS entschädigen müßten, in die Planung. Eine schwer durchschaubare Finanzierung der Studie, die systematische Einbeziehung von Misch-Exponierten, grobe HNO- und internistische Untersuchungen bei sehr feinen psychologischen Untersuchungen, unsinnige Befundinterpretationen und widersprüchliche Aussagen werden ebenfalls kritisiert. Offensichtlich solle der Versicherungswirtschaft signalisiert werden, daß bei MCS aufwendige medizinische Diagnostik überflüssig sei.

■ ARNETZ u. a. [14]: Der US-Umweltkrankheit entspreche die Elektrosensitivität in Schweden. 20 Patienten der dermatologischen Abteilung einer arbeitsmedizinischen Klinik, mit Elektrosensitivität als Einlieferungsdiagnose, wurden erfolgreich mit Akupunktur behandelt. Die Erfolge waren zumindest mittelfristig dauerhaft. Akupunktur beeinflußt die Aufnahme von Sinnesreizen, deren Weiterleitung im Gehirn, die „Einstellung“ des vegetativen Nervensystems (vermittelt über den Hypothalamus) und die Ausschüttung von Endomorphinen.

■ BOLLA-WILSON u. a. [57]: Darstellung von zwei Fällen, bei denen nach neurotoxischer Exposition bleibende psychische und somatische Gesundheitsstörungen auftraten, die zur Berufsunfähigkeit führten. Ohne somatische Untersuchungen, nur mit Berufung auf BRODSKY, SCHOTTENFELD/CULLEN und TERR, erklären die Autoren diese Fälle nach PAWLOWs klassischer Konditionierung als gelernte Reaktionen, ausgelöst durch Umweltreize, die bei der früheren neurotoxischen Exposition zufällig mit anwesend waren.

■ BRANDT-RAUF u. a. [63]: In einem großen städtischen Krankenhaus traten beim Personal einer Abteilung plötzlich gehäuft Augen- und Atemwegsreizungen auf, begleitet von Kopfschmerzen, Schwindel, Müdigkeit und Übelkeit. Als Ursache wurden Dieselabgase aus der Klimaanlage vermutet. Nach Behebung dieser Ursache dauerten die Beschwerden aber an und verbreiteten sich auf Nachbarabteilungen. Messungen auf Kohlenmonoxid, Formaldehyd, Narkosegase und die Überprüfung der Krankenakten zeigten nichts Auffälliges, so daß nichts weiter unternommen wurde. Nach einigen Wochen verschwanden die Beschwerden von selbst.

■ BRODSKY [66]: Fallberichte über acht MCS-Patienten und die „medizinische Subkultur", die ihre Krankenkarrieren formte. Erhebung durch kurze psychiatrische Interviews. Fazit: Die klinische Ökologie biete Personen mit chronischen psychiatrischen Problemen eine attraktive Erklärung ihrer Gesundheitsstörung. Ein entsprechendes Arbeitsschutz- und Rechtssystem belohne diese Deutung auch finanziell. Die Gesellschaft akzeptiere dies wegen ihres schlechten Gewissens hinsichtlich der Umweltbelastung.

■ BROOKS u. a. [69]: Darstellung von zehn Fällen, bei denen nach einer einzigen Hochdosis-Exposition gegenüber Luft-Reizstoffen sehr schnell eine langfristige Hyperreaktivität der Atemwege mit asthma-ähnlicher Entzündung auftrat. Keine der Betroffenen hatte vorher Atemwegsprobleme gehabt. Alle zeigten eine positive Reaktion im Methacholin-Test. Nach Ansicht der Autoren, die zahlreiche ähnliche Fallberichte anderer Forscher erwähnen, ist diese Gesundheitsstörung nicht immunologisch zu erklären, sondern durch eine Inhalationsverletzung mit folgender Atemwegs-Entzündung. Sie nennen sie „Reactive Airways Dysfunction Syndrome" (RADS).

■ CALLENDER u. a. [82]: Fallberichte von 33 Arbeitern mit massiven Gesundheitsproblemen nach chemischer Exposition. Metabolische bzw. funktionelle Gehirnabbildungen (PET, SPECT) seien morphologischen Abbildungen (CT, Kernspintomographie) an Sensitivität weit überlegen. Letztere zeigten auch bei massiven Schäden selten Befunde. PET sei teurer und viel seltener vorhanden als SPECT. Neurotoxische Schäden zeigten sich meist in Stirn- und Schläfenlappen, Thalamus, Basalganglien und Cerebellum.

■ CALLENDER u. a. [81]: Bericht über eine Frau, die durch einmalige mehrstündige Exposition gegenüber einem Insektizid, das Piperonylbutoxid und Pyrethrin enthielt, Symptome einer Vergiftung mit Acetylcholinesterase-Hemmern entwickelte. Später traten grobe neurologische Störungen auf. Eine SPECT-Untersuchung nach drei Jahren zeigte stark verminderte Durchblutung im linken Schläfenlappen und den rechten und linken Basalganglien. Behandlung mit

Phenytoin verschlimmerte die Bewegungsstörungen. Behandlung mit Amantadin und Selegilin (Deprenyl) führte zu dramatischen Verbesserungen, die sich auch im SPECT zeigten.

CONE u. a. [93]: Fallstudie an 13 Patienten, die strenge MCS-Kriterien erfüllten, aufgefunden unter 1.250 Patienten dreier Jahrgänge zweier arbeitsmedizinischer Kliniken. Erste Auslöser waren fast immer Lösemittel. Die Expositionsdauer war sehr unterschiedlich. Aktuelle Auslöser waren sehr vielfältig, als Symptome traten v. a. Kopfschmerzen, Halsschmerzen, Übelkeit und Schwäche auf. Einige der Patienten hatten während oder vor der ersten Exposition Schilddrüsenerkrankungen. Drei deutliche Untergruppen mit verschiedenen Leitsymptomen:

a) psychoorganisches Syndrom (meist ausgelöst durch Lösemittel);
b) chemischer Kopfschmerz (migräneartig, pulsierend, oft mit Übelkeit, Schwindel, Bauchkrämpfen) weniger Symptome, keine psychischen Ausfälle
c) erworbene Lösemittel-Intoleranz (mit Schwindel, Übelkeit, Schwäche). Die Autoren vermuten eine immunotoxische Verursachung. Das National Institute of Environmental Health Sciences [113] habe dafür eine gute Diagnostik entwickelt.

FAUST/BRILLIANT [133]: Die Autoren beschreiben eine Epidemie von schweren Befindlichkeitsstörungen bei Teilnehmerinnen einer Versammlung und zu Hilfe eilenden Feuerwehrleuten und Polizisten, die verschiedene Diagnosen erhielten: Massenhysterie, Kohlenmonoxid- und Freon-Vergiftung. Messungen ergaben nur geringe toxische Belastungen, aber Befragungen des Personals zeigten, daß während der Versammlung wesentlich höhere Belastungen aufgetreten waren (z. B. Luftzufuhr massiv gedrosselt, falsch installierte Rauchschlucker). Die Autoren zeigen an verschiedenen Hinweisen, daß wahrscheinlich eine Interaktion schwach-toxischer Belastungen die Epidemie ausgelöst hat.

FIEDLER u. a. [134]: Psychologische Fallstudie. Von 25 wegen chemischer Empfindlichkeit eingewiesenen Patienten erfüllten elf die Kriterien von CULLEN, wiesen keine einschlägigen körperlichen oder psychiatrischen Diagnosen auf und waren nicht in klinisch-ökologischer Behandlung. Die MCS-Symptome in dieser Gruppe waren weder psychiatrisch noch immunologisch zu erklären. Es schien eine ZNS-Beteiligung vorzuliegen mit Symptomen wie bei Lösemittel-Schäden: Gedächtnisstörungen, Konzentrationsstörungen und Geruchsempfindlichkeit; daneben Depression, Angst und als Folge der MCS erheblicher Vertrauensverlust in Ärzte. Die Wirkungen würden durch Stirn- und Schläfenlappen des Gehirns vermittelt.

GERSHON/SHAW [145]: Fallstudie an 16 Personen (Landarbeiter, Gärtner, Wissenschaftler), die längere Zeit gegenüber Pestiziden exponiert waren. Sie zeigten psychiatrische (schizophrene, depressive) und psychologische Symptome (schwere Gedächtnis- und Konzentrationsstörungen). Die Autoren erklären dies durch die irreversible Hemmung des Enzyms Cholinesterase.

GUGLIELMI u. a. [155]: MCS ist eine Angststörung, die sich mit dem Zweifaktoren-Modell der Vermeidung erklären läßt. Ausgehend von drei Fällen wird ein „umfassendes Behandlungspaket" empfohlen, mit Biofeedback, gestützter In-vivo-Desensitivierung und kognitiver Restrukturierung.

HALLER [159]: Bericht über die erfolgreiche stationäre Behandlung von drei MCS-Patienten in einer psychiatrischen Universitätsklinik. Die Patienten waren mit dem Erfolg zufrieden, obwohl die Symptome geblieben waren. Die Behandlung erfolgte durch unterstützende Gruppen- und Einzeltherapie, Hypnose, angeleitetes Phantasieren mit Musik und eine Reduzierung der Medikation. Prinzip war, die Beschwerden ernst zu nehmen, ohne die Verursachung zu thematisieren. Ziel war eine verbesserte Bewältigung.

HEUSER u. a. [171]: Bericht über 135 Patienten mit MCS. Diese Patienten klagen über so viele Beschwerden und in einer solchen Form, daß sich eine psychiatrische Diagnose aufdrängt. Die berichteten „weichen" Symptome entziehen sich häufig einer Objektivierung. Bei körperlichen Untersuchungen zeigen sich keine Auffälligkeiten. Auch die üblichen Labortests, Blutuntersuchungen und das EKG ergeben nichts. Eine gezielte Exposition gegenüber Chemikalien lehnen die Patienten ab.

Erfolgreicher ist es, die Patienten als ihre eigenen Kontrollen zu nehmen (intraindividuelle Vergleiche). Bei spezifischeren SPECT-Untersuchungen ohne zeitlichen Zusammenhang mit der Exposition zeigen sich viele Befunde außerhalb des Normbereichs. Bei Untersuchungen kurz nach Exposition stieg die Anzahl abnormer Befunde erheblich.

HEUSER u. a. [169]: Bericht über Patienten einer Universitäts-Klinik (1/3 pestizid-exponiert, 2/3 lösemittel-exponiert). Die nuklear-medizinische Untersuchung der regionalen Gehirndurchblutung (rCBF) zeigte eine verminderte Durchblutung, besonders in der rechten Hemisphäre, mit zufälliger Streuung. Diese Befunde bei chemisch Exponierten unterscheiden sich deutlich von Befunden bei Patienten mit Depression oder chronischer Müdigkeit und sprechen für einen primär kortikalen Effekt, möglicherweise verursacht durch Vaskulitis.

■ KAILIN/BROOKS [192]: In einer doppelblinden Fallstudie wurde nachgewiesen, daß bestimmte Patienten auf Polyethylen-Behälter für Nahrungsmittel reagieren. Aufgrund der Vielfältigkeit der Auslöser, der überraschenden Reaktionen auf Zucker und der Abhängigkeit vom Hormonstatus (die meisten Testpersonen waren Frauen) schlossen die Autoren, daß diese Reaktionen auf Stoffwechsel-, nicht allergischen Prozessen beruhten. Da viele der Auslöser überall vorhanden sind, nahmen sie begrenzte Adaptation mit Toleranzentwicklung an, mit der Folge von chronischer Krankheit ohne akute Beschwerden. Diese Ergebnisse gelten als frühe Vorläufer einer jetzt postulierten „metabolischen Wende" [123] der MCS-Theorie.

■ KRAUS u. a. [224]: Fallstudie an 94 Patienten, die die umweltmedizinische Sprechstunde des Erlanger Instituts für Arbeitsmedizin wegen umweltbedingter Gesundheitsstörungen aufsuchten. Erhöhte Schadstoffe wurden im Biomonitoring nur sehr selten und in geringem Ausmaß festgestellt. 2/3 der Patienten zeigten dagegen psychiatrische Auffälligkeiten (v. a. Somatisierungsstörungen).

■ LEZNOFF [243]: In einer Fallstudie wurden zwei Gruppen von MCS-Kranken untersucht: Personen mit Atemlosigkeit und Schwindel (Gruppe A) oder mit Halsbeschwerden (Gruppe B). „Chemische Provokation" führte bei Gruppe A zu Symptomen, aber ohne Veränderung von Atmungsparametern. Bei Gruppe B zeigten sich weder Symptome noch Parameteränderungen. Folgerung des Autors: MCS ist eine Folge von Hyperventilation und Chemophobie.

■ MEGGS/CLEVELAND [275]: Zehn MCS-Patienten wurden untersucht, die der CULLEN-Definition entsprachen. Alle hatten vielfältige Beschwerden nach einem chemischen Trauma, neun davon chronischen Schnupfen. Bei allen zeigten sich abnorme HNO-Befunde: Ödeme, starker Schleim, pflastersteinartiges Aussehen des hinteren Rachens und begrenzte Gebiete blassen Schleims um große Blutgefäße. Erkrankungen der Nase sind anscheinend ein wichtiges Kennzeichen für MCS.

■ MILLER/MITZEL [285]: Schriftliche Befragung von über 100 MCS-Patienten, bei denen die Erkrankung nach Pestizid-Exposition oder nach Gebäudesanierung auftrat. Auslöser und Art der Symptome stimmten zwischen den beiden Gruppen überein, nicht aber der Schweregrad der Symptome. Dieser war bei Pestizid-Exponierten höher, v. a. im Magen-Darm-, Herz-Kreislauf-, Bronchial- und neuromuskulären Bereich. Die Autoren schließen hieraus auf neurotoxische Verursachung und eine gemeinsame Endstrecke der Wirkung verschiedener Auslöser. Eine zahlenmäßig relevante Untergruppe der Bevölkerung sei durch Gebäudesanierung gefährdet.

MORROW u. a. [294]: Eine Fallstudie an Patienten einer arbeitsmedizinischen Klinik zeigte, daß Arbeiter mit chronischer Lösemittel-Exposition in einem klinisch-psychologischen Test auffällig waren, mit körperlichen Beschwerden, Angst, Denkstörungen, Konzentrationsschwäche, Depression, sozialer Isolierung und Angst vor Kontrollverlust. Die Größe der Abweichungen korrelierte mit der Expositionsdauer. Die psychischen Störungen waren eindeutig Folge der Exposition.

MORTON [297]: Bericht über einen Fall, bei dem 120 Angestellte in einem Bürogebäude Terpenen und Kunstharzen ausgesetzt waren, als die Klimaanlage saniert wurde – 75 erkrankten. Zwei Jahre später hatten sich fast alle gesundheitlich erholt. Nur fünf hatten weiterhin neurologische Symptome und zeigten eine extreme Chemikalienunverträglichkeit, die sie berufsunfähig machte. Alle fünf zeigten erhöhte Porphyrin-Ausscheidung. In Blutzell-Porphyrin-Enzymtests waren hier drei Arten von Porphyrie nachweisbar.

PROMISLOFF u. a. [333]: Fallbericht über drei Polizisten, die sehr kurz nach gemeinsamer Exposition gegenüber Giftrauch beim Brand eines Lastwagens mit Chemikalien ein chronisches RADS-Syndrom (Reactive Airway Dysfunction Syndrome) entwickelten, mit bronchialer Übererregbarkeit und Asthma-Symptomen. Die Betroffenen hatten vorher keine Atemwegserkrankungen. Lungenfunktionsprüfungen sind hier nicht aussagefähig. Dafür zeigte sich in allen Fällen erhöhtes Ansprechen auf Methacholin oder vergleichbare Substanzen, die eine unspezifische Atemwegs-Übererregung auslösen.

ROSENBERG u. a. [360]: Nach psychiatrischer Studie eines einzigen Falls behaupten die Autoren, MCS sei eine psychiatrische Störung, aber keine Somatisierungsstörung, wie Hysterie, Neurasthenie, sondern eine zwanghaft-paranoide Störung. Beleg hierfür sei das oft beobachtbare sachliche und intelligente Auftreten der Betroffenen, ihr präzises Wissen, etc. Erforderlich sei daher eine andere Therapie als bei Somatisierungsstörungen.

SCHOTTENFELD [382]: MCS-Kranke haben oft traumatische Kindheitserlebnisse durchgemacht, wie schwere Krankheit, Unfall, Tod, sexuellen Mißbrauch, Gewalt und Flucht. Solche Erfahrungen bedingen eine Unfähigkeit zu Entspanung und Beruhigung und erleichtern Symptomverstärkung, die Panikzustände auch in toxischen Umgebungen fördert. In der Allgemeinbevölkerung sind Depressionen weit verbreitet, aber oft in atypischer latenter Form, verborgen hinter körperlichen Beschwerden, Ängsten, Zwängen und Phobien. Diese Symptomatik überlappe sich mit MCS. Das Gemeinsame von normaler und atypischer Depression sind Störungen von Schlaf, Appetit, Libido, gestörte Sozialfunktion und Interessenverlust.

■ SHUSTERMAN u. a. [397]: Bericht über zwei Fälle, bei denen nach einmaliger Überexposition am Arbeitsplatz bleibende starke Befindlichkeitsstörungen und somatische Beschwerden bei erneuter Wahrnehmung dieser Gerüche auftraten, die in einem Fall zur Aufgabe des Arbeitsplatzes führte. Die medizinischen Untersuchungen zeigten keine Auffälligkeiten. Lerntheoretische Erklärung der Autoren: gelernte Panik- oder Hyperventilations-Reaktion auf den Chemikaliengeruch als gelernten Reiz, wahrscheinlich Reiz-Generalisierung. Diese Verhaltens-Sensibilisierung sei keine neurotische Fehlreaktion, sondern eine sinnvolle adaptative und protektive Reaktion mit minimaler Bewußtseinsbeteiligung.

■ SIMON T. u. a. [405]: Chemisch Empfindliche zeigen ein typisches Muster bei SPECT-Untersuchungen: Abweichungen zwischen frühen und späten Aufnahmen, verschiedene heiße und kalte Foci über den Kortex verteilt, manchmal erhöhte Aktivität in den Basalganglien. SPECT-Untersuchungen des Gehirns bei Golfkrieg-Veteranen mit auffälligen psychologischen oder neurologischen Symptomen zeigten ähnliche Muster wie bei Personen mit nachgewiesener neurotoxischer Exposition, die später MCS entwickelten.

■ STEWART/RASKIN [427]: Fallstudie an 18 Patienten mit „Totalallergie" bzw. „Krankheit des 20. Jahrhunderts". Die Mehrzahl hatte psychiatrische Störungen, wie Psychosen, Gefühls- und Angststörungen. Aufgrund eines psychiatrischen Interviews, ohne somatische Untersuchung oder Expositionsabschätzung, folgern die Autoren, daß „Krankheit des 20. Jahrhunderts" nur ein modischer Begriff für altbekannte psychiatrische Störungen sei, die früher u. a. Hysterie, Neurasthenie, vasomotorische Neurose, neurozirkulatorische Asthenie und Da-Costa-Syndrom genannt wurden.

■ STRAUS u. a. [429]: Fallstudie an 31 Erwachsenen mit atypischer chronischer Erkrankung (grippeartige Symptome, schwache Halsentzündung, Muskelschmerz, niedriges Fieber, extreme Müdigkeit). Die Mehrzahl (23) hatte eine chronische Infektion mit dem Epstein-Barr-Virus mit weitgehend normalen zellulären Immunparametern, aber einem abweichenden serologischen Profil: stark erhöhte Antikörper-Titer gegen VCA (Virus Capsid Antigen) oder EA (Early Antigen). Bei vielen wurden zirkulierende Immunkomplexe gefunden. Bei keinem zirkulierendes Interferon, aber bei einigen erhöhte Aktivität eines interferon-induzierten Enzyms (2-5-Oligoadenylatsynthetase). Bei fast allen fand sich eine dauerhafte Aktivität der T-Suppressorzellen, was auf die Erholung von einer akuten infektiösen Mononukleose hindeutet.

■ TERR [437]: Fallstudie an 50 Personen, die von klinischen Ökologen als umweltkrank diagnostiziert wurden und mehrheitlich (43 von 50) eine Anerkennung ihrer Gesundheitsstörung als Berufskrankheit beantragt hatten. Beim Vergleich mit Normalbereichen von Immunparametern (u. a. T-Zellen, B-Zellen, IgG, IgA, IgM, IgE) zeigten sich kaum Auffälligkeiten, außer einer Vermehrung der B-Zellen bei einem Drittel der Probanden.

■ THRASHER u. a. [444]: Fallstudie an sechs Patienten mit diversen subjektiven Gesundheitsbeschwerden und chronischer Formaldehyd-Exposition. Bestimmung von IgE-, IgM- oder IgG-Antikörpern gegen an Human-Serum-Albumin gebundenes Formaldehyd (F-HSA) und von Lymphozyten-Untergruppen. Die T-Helfer/Suppressor-Quotienten lagen zwischen 0,8 und 3,3. Zwei Patienten hatten IgE-Antikörper gegen F-HSA, drei IgM-Antikörper, fünf IgG-Antikörper. Nach gezielter Formaldehyd-Exposition zeigten fünf der Patienten grippeartige Symptome. Die Autoren schließen auf eine chronische antigenbedingte Immunstimulation.

■ TOBI u. a. [449]: Einjährige Fallstudie an sieben Patienten mit atypischer chronischer Krankheit. Nur einer hatte die Symptome der klassischen infektiösen Mononukleose. Serum-Untersuchungen in diesem Zeitraum zeigten deutlich erhöhte IgM-Antikörper-Titer gegen VCA (Virus Capsid Antigen) des Epstein-Barr-Virus. Bei vier Patienten zusätzlich Antikörper gegen den EA-Komplex (Early Antigen) von EBV. Die serologischen und klinischen Beobachtungen lassen nach Ansicht der Autoren vermuten, daß die atypische chronische Krankheit auf eine chronische EBV-Infektion zurückzuführen war.

■ WELCH/SOKAS [468]: Studie an 20 von 3.700 Angestellten, die in dem von einem Kaufhaus zum EPA-Hauptquartier umgebauten Gebäude arbeiteten und wie mindestens 40 weitere Kollegen Gesundheitsprobleme bekamen. Der Luftaustausch war sehr gering. Die Kohlendioxid-Konzentration stieg über den Tag von 300 auf 800 ppm. Toluol, Styrol, Xylol und Formaldehyd schienen irrelevant zu sein.

Die neuen Teppiche wurden nicht geklebt, durch Reaktion von Butadien und Styrol in der Latex-Unterseite der Teppiche entstand 4-Phenylcyclohexan, 5-15 ppb zum Zeitpunkt des Verlegens und 0,9-1,5 ppb zum Zeitpunkt der Untersuchung. Dies galt als wahrscheinlicher Auslöser der Epidemie. Die 20 Untersuchten hatten v. a. Atemwegsbeschwerden, neurologische Beschwerden, Kopfschmerzen und extreme Müdigkeit; die Hälfte von ihnen hatte früher allergischen Schnupfen, Heufieber oder Asthma, was dem US-Durchschnitt entspricht. Drei der Untersuchten entwickelten MCS gemäß der CULLEN-Definition.

■ ZIEM [492]: Nach ihrer Erfahrung mit MCS-Patienten ist die Führung eines Expositions-Tagebuchs („Logs“) mit genauer Registrierung der Symptome oft sehr hilfreich bei der Identifizierung von Auslösern.

Ärzte, die die Patienten nicht kennen, neigten zur Psychologisierung. Durch Meidung der Auslöser und allgemeine Reduzierung der chemischen Exposition habe sie fast alle Fälle langfristig bessern können. Über die individuelle Behandlung hinaus sei eine Einflußnahme – im Sinne von Sanierung – auf die allgemeine und Arbeitsumwelt erforderlich, um die Erfolge langfristig zu sichern.

4.2 Experimentelle Studien

Unter experimentellen Studien werden hier analytische (kontrollierte oder unkontrollierte) Studien zu Expositionswirkungen oder Krankheitsursachen bei Tieren oder nicht MCS-kranken Menschen verstanden.

- BELL u. a. [46]: Befragung von 643 College-Studenten auf Geruchsbelästigung durch Pestizide, Autoabgase, Farbe, neue Teppiche, Parfüm. Zwei Drittel fühlten sich beeinträchtigt durch mindestens einen dieser Stoffe. Frauen waren empfindlicher, auch bei Berücksichtigung von Depression. Es gab kaum Korrelationen mit psychologischen Variablen. Allerdings erkläre Schüchternheit als Indikator limbischer Hyperreaktivität einen kleinen Teil des berichteten Unwohlseins.

- BELL u. a. [47]: Fragebogen-Studie bei alten Menschen. Ausgehend von den Erklärungsansätzen Time-Dependent Sensitization (TDS) und Kindling wurde das Auftreten von Kakosmie (Übelkeit durch Gerüche) bei Nicht-Patienten untersucht. Kakosmie korrelierte mit Nahrungsmittel-Allergien. Anders als bei jungen Menschen wurden keine Korrelationen mit psychologischen Variablen gefunden, aber Hinweise auf eine Beteiligung von endogenen Opioiden, dopaminergen Substanzen, exzitatorischen Aminosäuren und dem Hypothalamus.

- COMETTO-MUÑIZ/CAIN [91]: Experimentelle Studie über Schwellen für Geruch und stechenden Geruch (Pungency) von Ketonen, Alkoholen und Azetaten bei Personen mit fehlender (Anosmikern) und normaler Geruchswahrnehmung. Theoretisch begrenzt, aber methodisch sehr klar. Schwellen sinken mit steigender Kohlenstoff-Kettenlänge. Pungency scheint, anders als Geruch, nicht auf einer chemischen, sondern physikalischen Reaktion mit der Schleimhaut zu beruhen.

- GHANTOUS u. a. [146]: Bei Versuchen mit Mäusen zeigte sich nach Inhalation der radioaktiv markierten Lösemittel Toluol, Styrol und Xylol eine Akkumulation nicht-flüchtiger Metaboliten in der Nasenschleimhaut und dem Riechkolben des Gehirns. Dies weist hin auf einen spezifischen, möglicherweise axonalen Transport dieser Lösemittel direkt von der Nasenschleimhaut ins Gehirn.

HASTINGS/EVANS [163]: Bei Versuchen mit Ratten konnte gezeigt werden, daß Kadmium direkt über die primären sensorischen Nervenzellen des Geruchssystems ins Gehirn transportiert werde, unter Umgehung der Bluthirnschranke.

KARE u. a. [199]: Traubenzucker und Kochsalz gelangen schneller über den Rachen als über den Magen-Darm-Trakt ins Gehirn einer Ratte. Versuche zeigen, daß dieser Transport durch unspezifische Diffusion erfolgt, unter Umgehung aller bekannten Wege ins Gehirn.

KOBAL/HUMMEL [220]: Gerüche lösen elektrophysiologisch nachweisbare Reaktionen im Gehirn aus. Der Einsatz chemosensorisch evozierter Potentiale (CSERP), etwa des Elektro-Olfaktogramms (EOG), ist bei der Untersuchung der Trigeminus- und Geruchsfunktion sinnvoll, z. B. bei Parkinson- und Alzheimer-Patienten, wahrscheinlich auch bei MCS-Kranken.

LORIG [248]: Menschen haben ein hochentwickeltes Riechhirn und steuern ihr Verhalten oft nach subtilen Geruchsreizen, die bewußt gar nicht wahrgenommen werden. Angesichts dieser Fakten erscheint die Geringschätzung des Geruchssinns und Grobheit der Geruchswahrnehmung bei Menschen paradox. In vier Experimenten wurde gezeigt, daß unterschwellige Geruchsreize deutliche Veränderungen der Neurophysiologie (EEG, evozierte Potentiale) und des Verhaltens (Wahrnehmung) auslösen. Es erscheint denkbar, daß MCS-Kranke auf unentdeckte Geruchsreize sehr anders als „Normale“ reagieren, aufgrund von Kindling oder Geruchskonditionierung. Dies könnte auch das spontane Auftreten von Störungen bei von Arzt und Patient unentdeckten Geruchsreizen erklären, was Ärzte gern als Hysterie deuten.

SCHWARTZ u. a. [385]: In Experimenten mit „normalen“ Versuchspersonen und Kakosmikern wurde gezeigt, daß Expositionen gegenüber Gerüchen unterhalb der Riechschwelle, die also nicht bewußt wahrgenommen werden, dennoch im EEG nachweisbare spezifische Gehirnreaktionen hervorrufen. Dies läßt sich diagnostisch einsetzen zur subjekt-unabhängigen Beurteilung der ZNS-Empfindlichkeit gegenüber Chemikalien.

SHIM/WILLIAMS [395]: Viele Patienten berichten, daß Asthma durch Gerüche (v. a. Parfüm, Kölnischwasser, Zigarettenrauch, Insektizide und Haushaltsreiniger) verschlimmert wird, selbst bei Asthmatikern mit fehlender Geruchswahrnehmung. Ärzte ignorieren diese Aussage in der Regel. Einfachblinde Versuche mit vier solcher Patienten (mit Placebo-Vorbehandlung) zeigten bei Provokation mit Kölnischwasser eine sehr schnelle und starke Verminderung des Ausatmungsvolumens. Dies lasse sich erklären durch direkte Irritation der Bronchialschleimhaut, eine immunologische Reaktion in der Schleimhaut mit sekundärer Freisetzung von chemischen Mediatoren oder durch einen lokalen Nervenreflex.

4.3 Vergleichsstudien

Unter Vergleichsstudien werden hier kontrollierte Studien an MCS-Patienten und Chemisch-Sensitiven verstanden. Es handelt sich meist um Fall-Kontroll-Studien.

BERG u. a. [49]: Psychophysiologische Fall-Kontroll-Studie über Angestellte mit und ohne Hautprobleme bei Bildschirmarbeit. Die bei Bildschirmarbeit berichteten Gesundheitsbeschwerden ähneln MCS. Die Fälle zeigten höhere Werte in den streßempfindlichen Hormonen Thyroxin und Prolactin und niedrigere Werte im Hormon Testosteron. Die Autoren erklären ihre Beobachtungen durch ein Lernmodell. Beruflicher Streß (unbedingter Reiz) erzeuge Hormonänderungen (unbedingte Reaktion). Der Computer werde zum bedingten Reiz, der als bedingte Reaktion analoge Hormonänderungen hervorrufe.

BLACK u. a. [54]: Psychiatrische Fall-Kontroll-Studie an 26 MCS-Patienten. Zwei Drittel erfüllten die Kriterien einer aktuellen oder früheren Gefühls-, Angst oder somatoformen Störung. Allerdings hatte die Studie keine guten Kontrollen, prüfte nicht eine mögliche somatische Verursachung und verzichtete auf eine Klärung der Krankheitsentstehung der restlichen Patienten ohne psychiatrische Diagnose. Erklärung der Autoren: Selbstbewußte Patienten mit vagen Symptomen, die mit psychiatrischen Erklärungen ihres Leidens unzufrieden sind, suchen sich Ärzte („doctor-shopping"), die sie in ihrer Auffassung unterstützen. Ärzte müßten hier sensibler werden.

BUCHWALD/GARRITY [72]: Vergleich von Patienten mit CFS (Chronic Fatigue Syndrome), FM (Fibromyalgia) und MCS. Es zeigten sich große Übereinstimmungen in demographischen Merkmalen, in Symptomen (jeweils über 80 Prozent der MCS- und FM-Patienten erfüllten die CDC-Kriterien für CFS) und in Reaktionen auf Chemikalien (etwa 60 Prozent der CFS- und FM-Patienten berichteten adverse Reaktionen). Kommentar von ZIEM: die Anzahl anerkannter CFS- oder FM-Fälle ist in den USA viel größer als die der MCS-Fälle.

DAVIDOFF [105]: Fall-Kontroll-Studie mit drei Kontrollgruppen (Atopiker, SBS-Patienten, „normale" Kontrollen). MCS- und SBS-Patienten scheinen verschiedene Schweregrade derselben Krankheit zu repräsentieren. MCS-Patienten mit verschiedenen Expositionen (Gebäude, Pestizide, Lösemittel) unterscheiden sich demographisch. MCS-Patienten hatten als Kinder, Jugendliche und junge Erwachsene keine Gesundheitsprobleme, auch keine psychologischen oder psychiatrischen. Einige von ihnen waren zwar als Erwachsene in psychologischer Beratung, aber v. a. wegen Todesfällen oder Eheproblemen. Sie haben trotz der Beeinträchtigung mehrheitlich eine positive Lebenseinstellung und differenzierte Bewältigungsstrategien.

■ DAYAL u. a. [112]: Vergleichs-Studie bei Anwohnern zweier benachbarter Sondermüll-Deponien in Texas, auf denen bis Anfang der 70er Jahre Benzol, Toluol, Blei, Naphthalin, etc. abgeladen wurde. In einer schriftlichen Befragung wurden hoch- mit niedrigexponierten Personen verglichen. Hoch-Exponierte hatten viel häufiger neurologische Mehrfachstörungen, geminderten Geruchssinn, Wahrnehmung von unangenehmem Geruch oder Geschmack, Zittern, Lernschwierigkeiten und ungewöhnliche Müdigkeit.

■ DELUCA u. a. [115]: Neuropsychiatrische Studie von CFS-Patienten. Diese ähnelten in der Symptomatik MCS-Patienten, zudem seien viele CFS-Patienten chemisch sensitiv. Diskussion somatogener und psychogener Erklärungen. Eine einheitliche Erklärung sei unwahrscheinlich, da es mehrere Untergruppen von CFS-Patienten gebe. Ein Vergleich CFS-Kranker, Depressiver und normaler Kontrollen zeigte, daß sich CFS-Kranke umfassend kognitiv beeinträchtigt fühlten, aber nur wenige Störungen bei komplexer Informationsverarbeitung hätten. CFS sei nicht als Depression erklärbar.

■ DOTY u. a. [119]: In einer Fall-Kontroll-Studie wurde die Geruchswahrnehmung von MCS-Patienten untersucht. Es zeigten sich keine Unterschiede gegenüber den Kontrollen hinsichtlich Geruchsschwellen und Blutdruck, aber ein höherer Nasenwiderstand bei Ein- und Ausatmung, eine höhere Atemfrequenz und höhere Depressivität. Die Autoren schlossen hieraus, daß MCS nicht mit größerer Geruchsempfindlichkeit, sondern mit veränderten vegetativen Funktionen zusammenhänge.

■ GALLAND [142]: MCS-Patienten sind, verglichen mit Allergikern, kränker und zeigen mehr physiologische und biochemische Auffälligkeiten. In einer Fall-Kontroll-Studie zeigten MCS-Kranke viel häufiger Schilddrüsenunterfunktion, autoimmunbedingte Schilddrüsenentzündung, geringe Ausscheidung von Aminosäuren und essentiellen Fettsäuren sowie verminderte Werte von Antioxidantien. Es ist möglich, daß diese Auffälligkeiten durch eine unbekannte Stoffwechsel- oder neurohormonelle Störung verursacht werden. Mehr als 20 Prozent der MCS-Kranken hatten eine Schilddrüsenstörung.

Die Behandlung der Schilddrüsenstörung und der vegetativ-nervösen Funktionen habe bei MCS-Patienten den größten Erfolg. Meist erfolge keine Minderung der Überempfindlichkeit, aber ein Anstieg des allgemeinen Wohlbefindens.

- HEUSER u. a. [170]: In einer Fall-Kontroll-Studie fanden sich in der MCS-Gruppe diffuse Großhirn-Defekte, v. a. im Stirn-, Schläfen- und Scheitel-Bereich, beidseitig, aber eher in der rechten Hemisphäre. Das Muster ähnelte dem bei Vaskulitis.

- KAILIN/HASTINGS [194]: Doppelblinde und extern kontrollierte Vergleichsstudie bei Chemisch-Sensitiven und Kontrollpersonen zur Wirkung von geruchsfreiem kristallinem DDT, das in Öl gelöst und eingeatmet wurde. Chemisch-Sensitive entwickelten signifikant häufiger Kopfschmerzen, Sehstörungen, Muskelschwäche, kognitive und motorische Verlangsamung, Angst und Feindseligkeit. Die Reaktionen traten innerhalb weniger Minuten auf und waren dosisabhängig.

- KILBURN/THORNTON [211]: Vergleichsstudie über 250 Kinder und Erwachsene, die langfristig gegenüber Chlordan exponiert waren, seit ihr Appartementblock gegen Termiten gesprüht wurde. Die Exponierten zeigten noch Jahre später im Vergleich zur Kontrollgruppe mehr affektive Störungen, Atemwegs-, rheumatische, neurologische und Verhaltens-Symptome.

- KILBURN/WARSHAW [213]: Berufliche Trichlorethylen-Exposition kann bekanntlich psychische Störungen verursachen. In einer Vergleichsstudie wurden 170 Personen untersucht, die jahre- bis jahrzehntelang mit Trichlorethylen und anderen Lösemitteln belastetes Brunnenwasser trinken mußten. Die Exponierten waren im Vergleich signifikant höher beeinträchtigt in neurophysiologischen Funktionen (visuelle Reaktionszeit, Blinkreflex, Augenschließgeschwindigkeit, Balance) und in v. a. sprachfrei gemessenen psychologischen Funktionen, wie Zahlennachsprechen, Mosaiktest, visuelle Erinnerung, Nacherzählung und Stimmung.

- KILBURN/WARSHAW [214]: Schwefelwasserstoff ist in höheren Dosen tödlich, in niedrigen Dosen angeblich harmlos. In einer Vergleichsstudie wurden Anwohner und ehemalige Arbeiter einer Raffinerie, die saures Rohöl verarbeitete, mit v. a. sprachfreien Tests psychologisch untersucht. Die Untersuchten klagten über Kopfschmerzen, Nasenbluten, Atemprobleme, Übelkeit, Brechreiz, Depression und Persönlichkeitsveränderung. Im Vergleich zu Kontrollpersonen zeigten Exponierte deutliche Störungen bei Farbunterscheidung, Reaktionszeit, Gleichgewichtssinn, Zahlensymboltest, Spurverfolgung, Nacherzählung einer Geschichte und Stimmung.

■ KING [216]: Fallstudie an Allergie-Patienten, die mindestens ein psychisches Symptom berichteten. Die Patienten wurden doppelblind auf Allergene getestet, danach befragt, ihr Puls wurde gemessen und sie wurde psychologisch getestet. Pulsänderungen und berichtete kognitive und emotionale Symptome waren bei Allergenen größer als bei Placebos. Schlußfolgerung: Allergene können bei einigen Personen psychopathologische Erscheinungen fördern.

■ KING [217]: Ein Zusammenhang von Nahrung und Psyche wird seit langem immer wieder angenommen, zum Beispiel Weizengluten und Schizophrenie, künstliche Nahrungsmittelfarben und Hyperaktivität von Kindern (sogenannte FEINGOLD-Hypothese), Zucker und Verhaltensstörungen. Ein Problem besteht darin, daß immer nur ein Teil der Kranken so reagiert („Responder"). Ein doppelblinder Versuch mit Respondern, die unter anderem mit Weizen, Rindfleisch, Milch, Rohrzucker und Tabakrauch getestet wurden, zeigte diverse kognitiv-emotionale Reaktionen, wie Heiterkeit, Depression, ungezielte Wut, „körperliche Entrücktheit", „Nebel im Gehirn", Nervosität, Motivationsverlust und „geistige Leere".

■ KREBS u. a. [225]: Bericht über eine Fall-Kontroll-Studie in einem Autovergaser-Werk. In dem Werk war eine Häufung von Multiple-Sklerose-ähnlichen neurologischen Erkrankungen beobachtet worden. Die 18 identifizierten Fälle waren, verglichen mit Kontrollen aus dem Werk, deutlich häufiger Triarylphosphat (in Hydraulikölen, Schneidölen) und Metallrauchen (Zink, Blei, Aluminium) ausgesetzt. Die Autoren vermuten verzögerte Neuropathie durch Organophosphate.

■ McGOVERN u. a. [271]: Serologische Fall-Kontroll-Studie von Allergikern mit experimenteller Exposition gegenüber allergenen Nahrungsmitteln und Chemikalien. Die nur bei den Allergikern beobachtbaren Blutveränderungen bei bzw. nach Exposition entsprachen Immunreaktionen vom Typ 1 (IgE) und/oder Typ 3 (IgG) und waren mit den sonstigen allergischen Symptomen synchronisiert.

■ REA [346]: Zwölf Patienten mit unerklärten nicht-arteriosklerotischen Herzrhythmusstörungen und diversen anderen, jeweils unterschiedlichen Symptomen wurden in expositionsfreier Umgebung untersucht. Bei zehn Patienten ergab sich eine starke Verbesserung durch Ausschaltung der Exposition, meist nach einer anfänglichen Verschlechterung. Die Symptome ließen sich wieder auslösen durch Vorgabe allgemein üblicher Nahrungsmittel und Chemikalien, denen die Patienten lebenslang ausgesetzt waren.

■ RYAN u. a. [368]: Eine Fall-Kontroll-Studie untersuchte den Zusammenhang von Lösemittel-Exposition, kognitiver und affektiver Funktion und Kakosmie. Beim Vergleich von Arbeitern mit kognitiven oder affektiven Funktionsstörungen, die sie selbst auf Lösemittel zurückführten, mit Kontrollen zeigte sich, daß kakosmische Arbeiter im verbalen Lernen und visuellen Gedächtnis sehr schlecht abschnitten. Die Autoren vermuten, daß chronische Lösemittel-Exposition rhinencephalische Strukturen im Gehirn schädigt.

■ SIMON G. u. a. [402]: Psychiatrische Fall-Kontroll-Studie in der Flugzeug-Industrie nach Einführung neuer Arbeitsstoffe (das Boeing-Cluster, von dem weiter unten mehr berichtet wird, siehe Kap. 13.3). Die MCS-Gruppe hatte im Vergleich mit Kollegen vor der Erkrankung („prämorbid") mehr Depressionen und Angststörungen. Ebenso hatte sie höhere Werte auf den Somatisierungs-Unterskalen mehrerer Symptomlisten. Trotz geringer Stichprobengröße, möglichem Auswahlfehler und fraglicher postmorbider Erfassung prämorbider Befindlichkeit schlossen die Autoren toxische Effekte aus und erklärten ihre Ergebnisse als psychologischen Lerneffekt.

■ SIMON G. u. a. [403]: In einer weiteren Fall-Kontroll-Studie fanden sich in der MCS-Gruppe im Vergleich mit Unfallpatienten wiederum mehr akute, aber nicht prämorbide Depressionen, Panik- und Angststörungen und mehr medizinisch ungeklärte somatische Symptome. Trotz des Eingeständnisses, daß die meisten MCS-Patienten keine psychiatrischen Auffälligkeiten zeigten, zudem solche Auffälligkeiten Folge und nicht Ursache von MCS sein könnten, folgerten sie, daß es keinen Hinweis auf chemische Verursachung des Syndroms gebe.

■ SIMON T. u. a. [1992]: In einer Fall-Kontroll-Studie fanden sich mit SPECT in der MCS-Gruppe diffuse Großhirn-Defekte, v. a. im Stirn-, Schläfen- und Scheitel-Bereich, beidseitig, aber eher in der rechten Hemisphäre. Das Muster ähnelte dem bei Drogen- und Lösemittel-Abhängigen mit möglichen kleinen Infarkten.

■ STAUDENMAYER/SELNER [421]: In einer Fall-Kontroll-Studie von EEG-Befunden zeigten sich in der MCS-Gruppe (verglichen sowohl mit Psychiatrie-Patienten, als auch Patienten ohne psychiatrische Krankheit) im Ruhezustand ähnliche EEG-Muster wie bei Psychiatrie-Patienten. Die Autoren folgern, daß MCS eine psychiatrische Erkrankung mit falscher Deutung der Symptome sei. Einige, nicht in dieses Bild passende Befunde (z. B. die deutlich höhere EMG-Aktivität der Kopfhaut bei MCS-Kranken), erwähnen sie zwar, aber ohne sie zu erklären.

4.4. Prävalenz- und Inzidenz-Studien

Prävalenz- (Querschnitts-) und Inzidenz- (Kohorten-) Studien sind neben den eben aufgeführten Fall-Kontroll-Studien die klassischen epidemiologischen Studien. Bisher gibt es zu MCS praktisch keine richtigen empirischen Prävalenz- und Inzidenz-Studien.

CULLEN u. a. [99]: Die arbeits- und umweltmedizinische Klinik der Yale-University hat von 1986 bis 1991 2.760 Patienten untersucht, von denen 49 als MCS-krank nach der CULLEN-Definition von 1987 diagnostiziert wurden. Diese Patienten waren – verglichen mit sonstigen arbeitsmedizinischen Patienten – jünger, mit höherem Sozialstatus, häufiger Frauen und arbeiteten öfter im Erziehungs- und Gesundheitsbereich. Auswahlfehler sind unwahrscheinlich. Wesentliche Ergebnisse: Die Anzahl von MCS-Kranken ist sehr klein. Schätzungen von Inzidenz und Prävalenz in der Bevölkerung sind dringend erforderlich. Die Krankheit entsteht meist nicht im Hochdosis-Bereich.

MOOSER [292]: Trotz großer gesellschaftlicher Beachtung von MCS gibt es praktisch keine Daten zur Prävalenz. Ein Grund hierfür sind die Variabilität der Symptome und das Fehlen einer einheitlichen Definition. Die Inzidenz scheint bei Mittelschicht-Frauen deutlich höher zu sein. Es ist möglich, daß die bisher mit MCS bezeichneten Gesundheitsstörungen verschiedene Ursachen haben – z. B. Toxizität, Autoimmunität, Virusinfektionen, Pilzinfektionen und Stoffwechselstörungen. Die Kontroverse um SBS habe gezeigt, daß die Chemikalien-Belastung erheblich zugenommen hat, daß die Chemikalien-Empfindlichkeit in der Bevölkerung sehr unterschiedlich ist und daß eine relevante Minderheit die durchschnittliche Exposition nicht mehr verträgt. Weitere Forschung sei notwendig, um Auslöser zu identifizieren und die Betroffenen besser zu charakterisieren.

4.5 Überblicke und weitere einschlägige Studien

ALBRIGHT/GOLDSTEIN [4]: MCS gelte häufig als Immunstörung oder als psycho-neuro-immuno-endokrinologische Störung, aber es gebe keine überzeugenden empirischen Belege für eine Immunstörung oder eine immunologische Übererregbarkeit. MCS sei keine typische Allergie, denn es gebe kaum Hinweise auf IgE-vermittelte Reaktionen. Es sei keine Komplementstörung, denn zwar seien C3-Werte oft erniedrigt und C4-Werte erhöht, aber lägen weitgehend im Normalbereich. Es gebe keine klaren Belege für Immunkomplexe, etwa gegenüber Formaldehyd; auch das C4/C8-Verhältnis der T-Zellen sei bei der hohen Varianz dieses Quotienten nicht aussagekräftig. Schließlich widerspreche das Konzept der „chemischen Überlastung" der nachgewiesenen enormen Kapazität und Reservekapazität des Immunsystems.

AMERICAN ACADEMY OF ALLERGY [7]: Positionspapier über kontroverse allergologische Techniken, v. a. aus dem Bereich der klinischen Ökologie. Die fünf Techniken (Zytotoxitäts- bzw. BRYAN's Test, Eigenurin-Injektion, Haut-Titration nach RINKEL, subkutaner

Provokations- und Neutralisations-Test, sublingualer Provokations-Test) seien mit Ausnahme der RINKEL-Methode wegen mangelhafter theoretischer Fundierung und negativer empirischer Ergebnisse alle abzulehnen und nur als experimentelle Methode in gutgeplanten Versuchen zulässig. Die Eigenurin-Injektion sei gefährlich für den Patienten.

AMERICAN COLLEGE OF PHYSICIANS [9]: Positionspapier von TERR über die klinische Ökologie. Der Erklärungsanspruch (Umweltkrankheit) sei sehr umfassend, die Theorie (Immunstörung, Autoimmunstörung, Antioxidantien-Mangel) sei uneinheitlich und oft vage, die Diagnostik (Anamnese, körperliche Untersuchung, Provokations-Neutralisations-Tests, Umwelteinheit und Labortests) wenig objektiv, die Behandlung (Meidung, Diät, Medikation und Neutralisierung) wenig erfolgreich. Die empirische Überprüfung sei sehr mangelhaft: Meist fehlen Kontrollen, gute Placebos, Zeitvorgaben, ein Versuchsprotokoll und eine doppelblinde Versuchsanordnung. Selektionskriterien für die Untersuchten sind unklar, Meß-Endpunkte variieren. Die Ergebnisse differieren oder widersprechen sich sehr stark. Die klinische Ökologie sollte sich denselben rigorosen Überprüfungen unterziehen wie andere medizinische Disziplinen.

ANTELMAN [12]: Time-Dependent Sensitization (TDS) bezeichnet das Phänomen, daß milde Umwelt- oder pharmakologische Reize Wirkungen im Nerven-, Hormon-, Immun-, Stoffwechsel- und Herz-Kreislauf-System bei Ratten hervorrufen können, die im Laufe der Zeit stärker werden, was sich bei erneuter Exposition zeigt. TDS läßt sich z. B. auslösen durch Stimulantien wie Kokain und Amphetamin, Medikamente wie Antidepressiva, Neuroleptika, Tranquilizer, Alkohol, Hormone, Zytokine und Nikotin, aber auch nicht-pharmazeutische Reize. TDS in Ratten habe große Ähnlichkeit mit MCS bei Menschen.

BARDANA/MONTANARO [28]: Viele Fälle von behaupteter MCS würden fehldiagnostiziert, und es lägen tatsächlich „banale" Allergien (z. B. atopische Dermatitis, Hypersensitivitäts-Pneumonitis) vor, Stoffwechselstörungen (z. B. Diabetes, Schilddrüsenüber- oder -unterfunktion), Infektionen (z. B. Mononukleose, chronische oder akute Sinusitis), Vergiftungen durch nicht genannte Substanzen (z. B. Drogen, Alkohol) oder sonstige Erkrankungen (z. B. Nasenpolypen oder -tumore, Polypen oder Tumore der Stimmbänder). Die Autoren geben Empfehlungen für eine kostengünstige Diagnose solcher Fälle.

BARNES [30]: Das Nervensystem beeinflußt Atmung und Entzündung, indem sensorische Nerven Neurotransmitter ausschütten, z. B. Peptide wie die Tachykinine SP (Substanz P), NKA (Neurokinin A) und CGRP (Calcitonin Gen-Related Peptide). Diese haben vielfältige Wirkungen auf die Atemwege, u. a. Bronchodilatation und -konstriktion, Schleimausschüttung, Muskelkontraktion, Mikroblutungen und Entzündung.

■ BASCOM [36]: MCS habe mit der geänderten Funktion der Schleimhaut im Atemtrakt zu tun. Ursachen und Auslöser von MCS werden häufig inhaliert, die Expositions-Wahrnehmung der Kranken beginnt meist mit einem Geruch oder mit Schleimhautreizung. Die Auslöser sind chemisch so verschieden, daß spezifische Immunmechanismen als Erklärung unwahrscheinlich sind.

Aber die meisten dieser Chemikalien könnten die in der Schleimhaut verbreiteten chemosensitiven C-Faser-Nervenzellen stimulieren, was eine unspezifische Reaktion darstelle. Tierversuche zeigten, daß Nasenreizung lokale (z. B. Entzündung) und systemische Wirkungen haben kann (z. B. Blutdrucksteigerung, Tachykardien, Ausschüttung von Zytokinen, Veränderung der Enzymaktivität). MCS sei vermutlich eine Verstärkung der unspezifischen Immunreaktion auf niedrig-dosierte Reizstoffe aufgrund eines (Funktions-) Mangels des Enzyms Neutralendopeptidase (NEP) im Atemtrakt.

■ BELL [42]: Umfangreicher Überblick über aktuelle Gehirnforschung. Einige wichtige Punkte: TDS und teilweises limbisches Kindling beschreiben bei Tieren Sensibilisierungsphänomene, die gute Übereinstimmung mit MCS beim Menschen zeigen. TDS und Kindling lassen sich nicht nur durch diverse Medikamente, Suchtstoffe und sonstige Chemikalien auslösen, sondern auch durch nicht-chemische Reize (Streß). Kakosmiker, denen durch chemische Gerüche übel wird, sind eine bessere Untersuchungsgruppe als MCS-Patienten, da nicht so durch Ärzte geprägt.

Kakosmie, MCS und Schüchternheit korrelieren, wahrscheinlich aufgrund einer gemeinsamen höheren Ansprechbarkeit des limbischen Systems. PTSD läßt sich nicht nur durch psychosoziale und physische Traumata, sondern auch chemisch auslösen. Die Riechbahn ist mit dem limbischen System gewissermaßen kurzgeschlossen. Daher können Gerüche sehr schnelle und weitgestreute ZNS-Wirkungen hervorrufen.

■ BRAUTBAR [64]: Silikon wurde viel in der wiederherstellenden Chirurgie benutzt und sehr häufig für Brustimplantate – bei über zwei Millionen Frauen in den USA. Es galt als biologisch träge und praktisch harmlos. In einzelnen Fällen entwickelte sich aber eine systemische Erkrankung mit immunologischen Auffälligkeiten. Silikon-spezifische Antikörper traten auf. Blieb die Exposition bestehen, kam es zur progressiven systemischen Sklerose. Wurde die Exposition beendet, trat langfristig Besserung ein. Es ist bisher unklar, warum nur wenige Personen die Störung entwickelten.

BRODSKY [68]: Die klinische Ökologie und ihre Patienten bilden eine sich wechselseitig bestätigende „medizinische Subkultur". Die klinische Ökologie akzeptiert Patienten, die als schwierig, ermüdend, „zu intelligent" und wahrscheinlich „hysterisch" von anderen Ärzten offen oder versteckt abgelehnt werden, und bietet ihnen eine Erklärung für ihr Leiden. Diese Patienten leiden meist sehr und sollten vom Arzt gestützt werden, auch im sozialen Funktionieren. Die traditionelle Medizin ist sich der Grenzen ihres Wissens oft wenig bewußt und diffamiert das, was sie nicht erklären kann. Es stellt sich allerdings die Frage, ob Patienten ein Recht darauf haben, nach ihren eigenen Wünschen behandelt zu werden – und dies bezahlt zu bekommen.

BROWN/COLOMBO [70]: Allergien auf Gerüche von Pflanzen (Gras, Rose, Pinie, Lilie), von Nahrungsmitteln (Ei, Erbse, Bohne, Linse, Kartoffel), Tabak, Kaffee und Chemikalien (Lösemittel, Öl) sind seit langem beschrieben, werden aber immer wieder bestritten, auf Pollen zurückgeführt etc. Diese Reaktion auf Gerüche tritt bei etwa 15 Prozent der Asthmatiker auf. Symptome sind Keuchen, Schnupfen und Niesen. Es ist schwer, z. B. bei Tabakarbeitern zwischen allergischen, toxischen und mechanischen Schädigungen zu unterscheiden. RANDOLPH nimmt eine spezifische Sensitivierung für Kohlenwasserstoffe an.

BURRELL [76]: Überempfindlichkeit (hypersensitivity) hat eine unterschiedliche Bedeutung in Immunologie und Toxikologie. Die Immunologie hat jahrzehntelang die Antigen-Spezifik der Immunreaktion herausgearbeitet und betont. Neuere Erkenntnisse zeigen aber, daß Immun- und Nervensystem eng verknüpft sind und daß das Immunsystem antigen-unspezifisch reagieren kann, z. B. auf Immunmodulatoren. Eine Vielzahl solcher unspezifischen Immunreaktionen ist inzwischen bekannt, wie Endothelzell-Reaktionen, Beta-Endorphin-Aktivität, Erzeugung von toxischen Sauerstoffradikalen, Erzeugung von Neuropeptiden etc.

Zur Frage, warum nur eine kleine Untergruppe von Exponierten geschädigt wird, hat die Pharmakogenetik wertvolle Vorarbeit geleistet. Zur Frage, wieso auf chemisch unterschiedliche Stoffe so gleich reagiert wird, gibt es Vorarbeiten aus der Asthma-Forschung. Außerdem ist inzwischen bekannt, daß die zeitliche Konstellation von Auslösern ihre Wirkung sehr entscheidend beeinflussen kann, wie z. B. in der Shwartzman-Reaktion.

COLLIGAN [88]: Die Diagnose „Massenhysterie" ist oft leichtfertig beim gehäuften Auftreten von Beschwerden verwendet worden, als Vertuschung mangelhafter arbeits- oder umweltmedizinischer Untersuchung. Nach einer gründlichen Untersuchung ist diese Diagnose aber als Ausschlußdiagnose zulässig. Psychosoziale Prozesse sind ebenso real wie physikochemische. „Psychogen" ist nicht gleichzusetzen mit „neurotisch" oder „psychopathologisch". Psychogene Erkrankungen sind nicht selbstverschuldet, die Unterscheidung von psychosozialen und physikochemischen Krankheitsursachen oft illusionär. Es gibt aber keine Berechtigung, psychosoziale, ergonomische und organisatorische Stressoren bei der Aufklärung einer Massenerkrankung zu vernachlässigen.

DAVIDOFF [105]: Drei Erklärungsmodelle für MCS (psychiatrische Krankheit, Geruchskonditionierung, chronische somatische Krankheit) werden ausführlich diskutiert hinsichtlich Grundannahmen, empirischer Bestätigung oder Widerlegung und notwendiger Forschung. Das psychiatrische Modell macht unsinnige Grundannahmen, ist widersprüchlich, wird methodisch sehr schlecht umgesetzt und widerspricht vielen empirischen Befunden. Außerdem ist eine psychiatrische Diagnose immer nur als Ausschlußdiagnose sinnvoll, nach Erschöpfung aller anderen Erklärungsmöglichkeiten. Das Lernmodell ist zu eng und widerspricht empirischen Befunden. Das Modell von MCS als chronischer Krankheit stimmt am besten mit den Beobachtungen überein. Die Suche nach physiologischen Mechanismen (z. B. Störung des Glukose- oder Amino-/Fettsäure-Stoffwechsels, der Serotonin-Aufnahme in den Blutplättchen, der Immunfunktion) ist dringend erforderlich.

DAVIDOFF/FOGARTY [104]: Sehr klare methodische und theorische Analyse von zehn Studien (54, 67, 119, 360, 383, 402, 421, 427, 437, 439) zur Psychogenität von MCS. Nachweis massiver Design-, Meß- und Stichprobenprobleme in diesen Studien. Differenzierte Analyse des Unterschieds von Psychogenität und dem Auftreten psychiatrischer Symptome. Alle chronisch Kranken und Schmerzpatienten haben sekundäre psychiatrische Probleme. Diskussion der Vorliebe der Ärzte für psychogene Erklärungen. Angabe von Kriterien für bessere Studien zur Psychogenität.

DRUET [121]: Mehrere Metalle wirken auf das Immunsystem. Dabei treten zwei Arten von Reaktion auf: Hypersensitivitätsreaktionen sind Folge zellulärer oder humoraler Abwehr gegen das Metall, das sich als Hapten verhält. Dies sind Verstärkungen normaler Immunreaktionen gegen exogene Antigene. Autoimmunreaktionen sind sehr anders, da sie, ebenfalls zellulär oder humoral vermittelt, gegen ein Autoantigen gerichtet sind.

DUEHRING [123]: Sie schlägt eine Erklärung von einigen oder vielen Fällen von MCS als Stoffwechselstörung vor, mit ALA als „vereinheitlichendem metabolischem Faktor". ALA sei hochgradig neurotoxisch, die ALA-Synthese sei der erste und wachstumsbegrenzende Schritt der Hämsynthese. Verschiedene (nach WILSON über 3.700 kommerziell verfügbare) porphyrogene Chemikalien können direkt oder indirekt durch Hämabbau die Produktion von ALA-Synthase, dem ALA bildenden Enzym, und damit auch ALA, anregen. Veränderungen der Hämsynthese hätten z. B. Auswirkungen auf Blutzucker, Hormone, Fettsäuren, antioxidante Enzyme und Aminosäuren, v. a. aber auch auf das für die Entgiftung wichtige Cytochrom-P450-System. DUEHRING zufolge haben MCS-Patienten mehrheitlich keine klassische – latente oder manifeste – Porphyrie, sondern eine erworbene Störung des Porphyrin-Stoffwechsels, die zahlreiche Prozesse im Körper beeinträchtige.

- FIEDLER [135]: MCS-Patienten hätten kaum kognitive Einschränkungen, außer der Schwierigkeit, Wichtiges von Unwichtigem zu unterscheiden. Sie beschäftigten sich stark mit der Sorge um ihre Gesundheit. Die Symptome von MCS-Patienten beruhten auf neurologischen und psychosomatischen Prozessen und stimmten mit somatoformen Störungen überein.

- FRIEDMAN [141]: Neurobiologische Sensibilisierung wird als Erklärung für eine posttraumatische Belastungsreaktion vorgeschlagen und durch drei Modelle erklärt: Kindling, Behavioral Sensitization und Time-Dependent Sensitization. Diese unterscheiden sich und machen unterschiedliche Prognosen. Allgemein scheint Behavioral Sensitization die meisten Beobachtungen erklären zu können. Beziehungen von MCS zu neurobiologischer Sensibilisierung sind wahrscheinlich, die Art der Beziehung läßt sich experimentell prüfen.

- GILBERT [148]: Limbisches Kindling ist ein Modell für Epilepsie, bei dem durch wiederholte schwache elektrische oder chemische (u. a. durch Lindan) Reizung zunehmend in EEG und Verhalten wahrnehmbare Anfälle hervorgerufen werden, ohne erkennbare Gewebsschädigung. Das Tier wird in einen Zustand dauerhaft erhöhter Anfallsbereitschaft versetzt. Kindling wird durch eine bleibende Erhöhung der ZNS-Erregbarkeit begleitet. Die Empfindlichkeit limbischer Strukturen gegenüber Kindling erklärt die dabei auftretende Störung von Denken (v. a. Gedächtnis) und Fühlen (Depression, Angst).

- GOTS u. a. [152]: MCS läßt sich aufgrund pansystemischer Manifestation, widersprüchlicher Symptome und Fehlen spezifischer meßbarer Endpunkte nicht diagnostisch fassen. Aber MCS ist zum Kristallisationspunkt einer quasi-religiösen Bewegung eifernder Befürworter und Anhänger geworden. MCS findet Unterstützung vor Gericht, beim Gesetzgeber und bei (Arbeits-, Umwelt-, Pharma-) Behörden, bevor es wissenschaftlich belegt wurde. Auf einem Symposium wurde MCS von der Mehrheit der Referenten in Frage gestellt.

HARRISON/PEARSON [162]: Klinische Studien haben Defizite im Geruchssinn bei mehreren neuropsychiatrischen Krankheiten nachgewiesen: Alzheimer und Parkinson, vielleicht auch Korsakoff, Chorea Huntington, Down-Syndrom, Schizophrenie und Depression. Ursache hierfür sei die Lokalisation der Hirnschädigung. Es bestehe die Möglichkeit, daß Noxen über die Nase ins Gehirn eindringen. Geruchstests zur Früh- und Differentialdiagnose neuropsychiatrischer Störungen sollten in klinische Routine-Untersuchungen mit aufgenommen werden.

HESSL [168]: Die schwierige Behandlung von MCS-Patienten erfordert ein multidisziplinäres Team (Arbeitsmediziner, Berufsberater, Sozialarbeiter, Physiotherapeut, Psychologe). Wichtige Ziele sind vollständige Berücksichtigung der Expositionsgeschichte und medizinischen Befunde, Förderung von „gesundem" Verhalten, Vermeidung weiterer Erkrankung und Gesundheitserziehung des Patienten. Psychologische und pharmakologische Stützung kann sinnvoll sein. Kontakte mit Dritten (Arbeitgebern, Versicherungen etc.) dürfen nur sehr vorsichtig und sorgfältig vorbereitet erfolgen und müssen vom Patienten genehmigt sein.

KILBURN [206]: Das menschliche Nervensystem ist sehr empfindlich und extrem gefährdet durch Umweltgifte. Nervenschäden können aber lange verborgen bleiben, da das Nervensystem eine erhebliche Reservekapazität hat, gewisse Funktionen substituieren kann und bei qualitativen klinischen Versuchen Funktionseinbußen nicht auffallen oder psychogen erklärt werden. Erforderlich sei daher eine quantitative neuropsychologische und neurophysiologische Diagnostik: Nervenleitgeschwindigkeit, Blinkreflex, Körperbalance, visuelle und auditorische evozierte Potentiale sowie Temperatur- und Vibrationswahrnehmung.

KOLLER [223]: Das Immunsystem ist äußerst komplex und sehr störanfällig. Sehr viele Chemikalien beeinträchtigen die Immunreaktion auch in nicht-toxischen Dosierungen. Je nach Unterdrückung oder Verstärkung der Immunreaktion führt dies zu Immunschwäche oder Immunüberreaktion, mit Überempfindlichkeit und Autoimmun-Störungen. Dieselbe Chemikalie kann verschiedene Teile des Immunsystems unterschiedlich beeinflussen, oft abhängig von der Dosis. Ähnliche Chemikalien können sich in ihrer immunmodulatorischen Wirkung stark unterscheiden. Es gibt keinen einzelnen Immunparameter, der eine Gesamtbeurteilung des Immunsystems erlaubt. Nerven-, Hormon- und Immunsystem beeinflussen sich gegenseitig. Chemisch bedingte Immunstörungen können sich daher auch mit hormonellen oder neurologischen bzw. psychischen Symptomen äußern.

■ LANDRIGAN [233]: Die Einführung neuer Technologien hat schon oft, trotz regelmäßig behaupteter Unschädlichkeit, zu unerwarteten arbeits- und umweltbedingten Krankheiten geführt: Blei- und Quecksilber-Vergiftung, Silikose und schwarze Lunge von Bergarbeitern, Hodenkrebs von Schornsteinfegern, Blasenkrebs von Anilin-Arbeitern, Mesotheliom und Lungenkrebs von Asbest-Arbeitern, Enzephalopathie bei Pestizid-Herstellern, Nervenlähmung bei Polyurethan-Arbeitern, Leberangiosarkom bei VC-Arbeitern, Leukämie und Lymphome bei Benzol-Arbeitern, Leukämie und solide Tumore bei AKW-Beschäftigten etc. Um dies in Zukunft zu vermeiden, sind dringend zwei Prinzipien zu beachten: Risikoabschätzung vor und gesundheitliche Überwachung nach Einführung neuer Technologien. Wird dies vernachlässigt, treten im 21. Jahrhundert unweigerlich neue toxische Epidemien auf.

■ LEVIN/BYERS [236]: Hoch-dosierte Toxine töten Zellen, niedrigdosierte stören Regelsysteme: Erzeugung freier Radikale und Alkylierung, strukturelle Veränderung von Antigenen, Auslösung von Hapten-Carrier-Reaktionen. Die biochemischen Schutzsysteme des Organismus sind durch die umfassende Chemisierung sehr viel stärker strapaziert. Der Verdacht auf eine umweltbedingte Störung ist gegeben, wenn zugleich neurologische, immunologische, Magen-Darm- und Herz-Kreislauf-Symptome auftreten. Eine Fallstudie an 78 Frauen, die in der Computer-Herstellung über 600 Chemikalien ausgesetzt waren, zeigte eine deutliche Senkung des Helfer-/Suppressorverhältnisses der Lymphozyten.

■ McLELLAN [272]: Die Behandlung muß bei MCS individuell auf den Patienten abgestimmt sein, nach gründlicher biomedizinischer und psychosozialer Diagnose. Genaues Zuhören ist sehr wichtig für Diagnose und Compliance. Die Familiendynamik und soziale Probleme (z. B. Rechtsstreit) können die Rehabilitation behindern. Bei chronischer MCS ist die psychosoziale Behandlung wichtiger als die medizinische. Erste medizinische Maßnahme ist die Vermeidung der Auslöser. Dies muß aber vorsichtig gehandhabt werden, damit sich keine unerwünschten Behinderungen verfestigen.

Langfristiges Ziel ist die Verbesserung der chemischen Toleranz durch Chronohygiene (ausreichend Schlaf, Meidung von Stimulantien, Beendigung von Schichtarbeit), Psychohygiene (Entspannung etc.), Ernährung, Vermeidung von Infektionen und Entgiftung (Sauna, Bewegung, Vitamin- und Mineralausgleich). Eine ganzheitliche Herangehensweise ist dringend erforderlich.

■ MEGGS [274]: Er schlägt zur Grobklassifikation von MCS und verwandten Krankheiten das „Hypothetical Chemical Stress Syndrome“-Modell vor. Personen in Phase 0 ertragen chemische Expositionen ohne Problem. Nach Exposition mit hoher Dosis und/oder von langer Dauer tritt Phase 1 ein: Symptome, Schmerzen, aber keine körperlichen Befunde („-algie-Phase"). Dauert die Exposition an, können sich in Phase 2 Entzündungsherde bilden: körperliche Befunde, eine somatische Diagnose ist möglich („-itis-Phase"). Wird der Prozeß nicht aufgehalten, kommt es in Phase 3 zur irreversiblen Gewebszerstörung („-osis-Phase"). Wegen dieser Entwicklung sind Längsschnittstudien von umweltbedingten Gesundheitsstörungen sehr wichtig. MCS-Kranke befinden sich meist in Phase 1. Meggs schlägt zur Erklärung von MCS ein neuroimmunologisches Modell vor:

Irritation
↓
Entzündung (und vasomotorische Veränderungen)
↓
Immunreaktion
↓
Immunmodulation des ZNS

MEGGS [277]: Viele chemisch bedingte Umweltkrankheiten (SBS, MCS, RADS) lassen sich wahrscheinlich besser durch neurogene Entzündung statt durch antigen-bedingte immunvermittelte Entzündung erklären. Chemische Rezeptoren als Basis des chemischen Sinns (unterschieden von Geruch und Geschmack) sitzen in der Haut und im Atemtrakt und können bei Stimulation neurogene Entzündungen über sensorische C-Fasern auslösen. Diese Entzündungen werden vermittelt über die Neuropeptide Substanz P (SP), Neurokinin A (NA) und Calcitonin Gene-Related Peptid (CGRP) in den C-Fasern, die als starke Vasodilatoren wirken. SP wird durch das Zellenzym Neutralendopeptidase (NEP) abgebaut. Verschiedene Stoffe hemmen NEP und fördern SP, wie Toluoldiisozyanat und Zigarettenrauch.

MILLER [282]: Überblick über die historische Entwicklung des MCS-Konzepts, die wissenschaftliche Untersuchung und politische Regelung. Betonung einiger Merkmale von MCS: Entwicklung in zwei Phasen (Sensibilisierung, Auslösung). Analogie mit stofflicher Abhängigkeit (Stimulation, Entzugserscheinungen, überschießende Reaktion bei erneuter Exposition). Im Alltag komplexe Überlagerung von Stimulations- und Entzugsphänomenen mit teilweiser Adaptation und Maskierung, die sich nur in der Umweltkontrolleinheit trennen lassen.

Auftreten in sehr unterschiedlichen demographischen Gruppen: Industriearbeiter, Bewohner versiegelter Gebäude, Einwohner in verseuchten Gebieten, Einzelpersonen, Golfkrieg-Veteranen. Der ungesicherte wissenschaftliche Status und die möglichen politischen Folgen verhindern Forschung, was wiederum als Beleg für den ungesicherten wissenschaftlichen Status dient.

MILLER/ASHFORD [284]: Das limbische System mit Hypothalamus, Hippokampus und Amygdala ist ein Gehirnteil, der wichtige psychische Prozesse beeinflußt. Amygdala: v. a. Gefühle; Hippokampus: Lernen, Gedächtnis; Hypothalamus: Steuerung vegetativer Funktionen.

Im Hypothalamus treffen Immun-, Nerven- und Hormonsystem aufeinander; eine Störung des Hypothalamus hat daher sehr breite und unspezifische Auswirkungen. Der Nasen-Rachen-Raum hat eine direkte Verbindung zum limbischen System, die den Transport über die Blutbahn abkürzt. Gerüche oder chemische Reize können so schnell und stark das Gehirn beeinflussen. Diese olfaktorisch-limbischen Verbindungen können durch Kindling oder TDS „gängiger gemacht" werden. Das limbische System reagiert auf chemische und kortikale Reize, was eine wechselseitige Beeinflussung von Umweltwahrnehmung, Denken und Fühlen möglich macht.

MONTGOMERY/REASOR [290]: Unspezifität der Auslöser und Symptome wird sowohl für SBS wie MCS behauptet. Eine leidenschaftslose Überprüfung der behaupteten Zusammenhänge ist notwendig, mit Ausschluß bekannter medizinischer Erkrankungen, Überprüfung der zeitlichen Beziehung, qualitativer Plausibilität der Symptome bei gegebener Exposition und quantitativer Plausibilität der Symptome bei gegebener Dosis. Ein Problem sind hier genetisch bedingte idiosynkratische Reaktionen auf sonst nicht-toxische Dosen. Die Häufigkeit solcher Reaktionen ist völlig unbekannt, außer in einigen wenigen Fällen (z. B. Isoniazid-Toxizität bei langsamen Azetylierern).

Einige bekannte Krankheiten werden oft als MCS fehldiagnostiziert: Infektionen (z. B. Mononukleose, chronische oder akute Nebenhöhlenentzündung), Allergien und Entzündungen (z. B. allergische Rhinokonjunktivitis, nicht-allergische Erkrankung der oberen Atemwege), Stoffwechselkrankheiten (z. B. Diabetes, Schilddrüsenüber- oder -unterfunktion), Vergiftungen (z. B. Drogen, Medikamente).

MORROW u. a. [296]: Bericht über ihre Forschung zu Lösemittel-Exposition. Die Einigung auf eine Schädigungs-Typologie auf einer Konsensus-Konferenz war sehr hilfreich. Probleme: Fehlen von Dosis-Wirkungs-Beziehungen (allgemeines Problem der Neurotoxikologie) und Schwierigkeit der Erfassung vergangener Expositionen (geringe Halbwertszeit der Lösemittel). Morphologische Untersuchungen des Gehirns mit Computertomogramm (CT) und Kernspintomogramm (MRI) sind viel weniger sensibel als funktionelle Untersuchungen des Blutflusses in Gehirnbereichen (rCBF, SPECT, PET) und v. a. psychophysiologische Messungen (evozierte Potentiale, Pupillenreaktion und Herzpuls).

Lösemittel-Exponierte zeigen eine gestörte Anpassung an Stressoren. Diese autonome Fehlregulation ist sehr dauerhaft. Eine

Erklärung durch Kindling mit langfristiger Veränderung der Erregbarkeit limbischer Nervenzellen ist gut mit den Daten vereinbar. Hier bestehen erhebliche Parallelen zu MCS.

■ NETHERCOTT u. a. [305]: Befragung von 148 Ärzten, die an MCS interessiert sind. Die Mehrheit nimmt MCS bei Erfüllung von fünf Kriterien an:

1) Die Symptome sind reproduzierbar durch Exposition,
2) die Symptome sind chronisch,
3) die Auslösung kann auch durch niedrige Dosen erfolgen,
4) die Symptome verschwinden bei Beendigung der Exposition,
5) die Symptome lassen sich auslösen durch verschiedene Substanzen ohne chemischen Bezug.

■ PANUSH [318]: Es gibt immunologisch bedingte Nahrungs-Überempfindlichkeiten. Sie können durch IgE, aber auch anders vermittelt sein. Verzögerten Nahrungs-Allergien werden zahlreiche Gesundheitsstörungen zugeschrieben, wie Überaktivität und bestimmte rheumatische Erkrankungen. Der Zusammenhang Nahrung-Rheuma ist auf zwei Arten denkbar: Nahrungsbestandteile können die Magen-Darmwand durchdringen, als Antigene ins Blut gelangen oder als Immunkomplexe zirkulieren. Die Ernährungsweise (sehr extrem: Fasten) verändert den Immunstatus und damit z. B. auch die Entzündungsbereitschaft.

■ PAYAN u. a. [324]: Das Nervensystem wurde bisher nicht als immunkompetent angesehen, kann aber nach neuen Erkenntnissen doch immunologische Reaktionen beeinflussen. Die sensorischen Neuropeptide Substanz P (SP; zentraler und peripherer Neurotransmitter) und Somatostatin (SOM) steuern immunkompetente Leukozyten und hormonelle Komponenten der Entzündung.

■ PENNEBAKER [328]: Der Bericht somatischer Symptome wird stark von psychologischen Prozessen beeinflußt: In reizarmen Umgebungen werden selbst subtile Reize wahrgenommen. Frauen führen ihre Symptome eher auf Außeneinflüsse zurück. Personen mit chronischer Angst berichten mehr Symptome, ebenso Personen mit kurz zurückliegenden traumatischen Erlebnissen. Ärzte sollten die psychischen Probleme und Bedürfnisse ihrer Patienten ernster nehmen.

■ REST [350]: Bericht über den AOEC-Workshop zu MCS, veranstaltet 1991 in Washington, D.C. Kontroversen bestanden v. a. in folgenden Fragen: Sollen MCS-Kranke Auslöser radikal meiden oder sich an sie gewöhnen? Soll die Falldefinition auf schwere Fälle abzielen und damit auf ungünstige Prognosen? Sind Änderungen der Ernährungsweise zur Behandlung relevant? Als dringende Forschungsaufgaben wurden genannt: Prävalenz- und Inzidenzstudien, Untersuchungen des natürlichen Krankheitsverlaufs, Untersuchungen beruflicher Kohorten, „naiver“ Populationen und „natürlicher Experimente“, Interventions-Studien und Einrichtung eines MCS-Registers.

SALVAGGIO [369]: Immunstörungen durch Chemikalien können sich entweder als Immunsuppression (höhere Infektionshäufigkeit, geringere Tumorüberwachung) oder Immunaktivierung (Bildung von Autoantikörpern, Auftreten von Autoimmunkrankheiten und Hypersensitivität) zeigen. Trotz fehlender Belege für die Existenz des Phänomens gebe es immer mehr Untersuchungen immunotoxischer Wirkungen auf die zellulären und humoralen Komponenten des Immunsystems. Bestimmte chemische Elemente und ihre Salze können die Bildung von systemischen Autoantikörpern und Autoimmunkrankheiten auslösen.

SIMON G. [401]: Psychiatrische Symptome gehören zu den häufigsten und schwersten Folgen von MCS. Die Patienten zeigen immer erhöhte Angst und Depressivität. Diese psychiatrischen Befunde lassen sich sehr unterschiedlich erklären (maskierte psychiatrische Störung, klassische Konditionierung, Symptomverstärkung und Neurotoxizität), mit sehr unterschiedlichen Empfehlungen für die Behandlung. Die Forschung hat sich leider bisher auf die Frage konzentriert, ob MCS eine „echte“ Krankheit sei. Die Stigmatisierung der Patienten und die Haftungs- und Kompensationspolitik behindern die Forschung massiv.

SORG u. a. [412]: TDS (Time-Dependent Sensitization) ist eine dauerhafte und progressive Verstärkung von Verhaltensreaktionen bei Ratten, die durch nicht-ständige Stimulation durch Pharmaka oder Streß hervorgerufen wird. Bei Menschen läßt sich TDS durch Kokain, Amphetamin und Umweltstreß auslösen und äußert sich als PTSD (Post-Traumatic Stress Disorder), Panikstörung oder Schizophrenie. TDS und MCS zeigen große Ähnlichkeit, TDS könnte ein Tiermodell für MCS beim Menschen sein. Neben Amygdala, Hippokampus und der Riechbahn – wie bei MCS – scheinen weitere limbische Bahnen für TDS relevant zu sein, v. a. ein Dopamin-Regelkreis im mesolimbischen und mesokortikalen Bereich, der die Verhaltensreaktionen auf Außenreize beeinflußt. An Rattenversuchen wird Sensibilisierung durch Psychostimulantien, Kreuzsensibilisierung zwischen Kokain und Umweltstreß, diesbezügliche individuelle Variabilität und verhaltensändernde Bedeutung der Reizbewertung dargestellt.

SPARER [414]: Arbeitsmedizin hatte zum Ziel, „fast alle Arbeitnehmer“ zu schützen. Ein so umfassender Schutz gilt inzwischen als unrealistisch, da bestimmte Personen auch bei diesen Schutzstandards gefährdet seien, aufgrund von höherer Empfindlichkeit, Vorerkrankungen etc. Diese Arbeitnehmer gelten inzwischen als unschützbar bzw. ihr Schutz sei unpraktisch. Ziel sei jetzt, sie zu identifizieren, beraten und beobachten oder von Arbeitsplätzen fernzuhalten. SPARER kritisiert diese Auffassung als voreilig und oberflächlich, sie führe zur Diskriminierung. Durch sorgfältige Arbeitsplatz- und Expositionsanalyse ließe sich der Schutz angeblich „unschützbarer" Arbeitnehmer oft mit wenig Aufwand drastisch erhöhen.

■ SPARKS u. a. [416, 417]: MCS lasse sich mit traditioneller Toxikologie nicht erklären und umgreife offensichtlich sehr verschiedene Krankheitsprozesse. Starke soziale, politische und ökonomische Kräfte drängen auf eine medizinische Definition. MCS läßt sich auf mindestens vier Arten erklären als:

- somatische Reaktion auf chemische Niedrig-Exposition,
- psychosomatische Reaktion mit chemischen Auslösern,
- fehldiagnostizierte psychische oder somatische Krankheit,
- kulturell geprägter Krankheits-Glaube.

Zu fordern sei ein „umfassendes biopsychosoziales MCS-Modell" mit Betonung des sehr engen Zusammenhangs von Körper und Geist. Erörtert werden Diagnose (für Symptom-Tagebuch, Herausnahme aus der Exposition; gegen Umweltkontrolleinheiten, Provokations-Tests, toxikologische und immunologische Tests, EEG, PET, SPECT, evozierte Potentiale), Behandlung (für unterstützende Therapie, Streß-Reduktion, Entspannung, Biofeedback, Desensitivierung, Medikamente) und soziale Kosten von MCS.

■ WADDELL [459]: MCS passe nicht in die Toxikologie, da es keine spezifischen und konsistenten Reiz-Reaktions-Beziehungen zeige. Damit seien objektive Überprüfungen nicht möglich, subjektive Überprüfungen seien wertlos. Es spreche viel dafür, daß die von MCS-Befürwortern behaupteten Zusammenhänge rein zufällig sind. Die MCS-Literatur äußere sich unangenehm emotional über Chemie.

■ WALSH/EMERICH [461]: Der Hippokampus als Teil des limbischen Systems hat eine strategische Position bei der Verarbeitung von Informationen aus den Assoziationsfeldern des Neokortex und bei ihrer Weiterleitung an kortikale und subkortikale Bereiche, die komplexes Verhalten beeinflussen. Die synaptische Effizienz wird durch wiederholte Stimulation gesteigert.

Veränderungen in Synthese, Speicherung, Freisetzung und Inaktivierung der erregenden (Aspartat, Glutamat) und hemmenden (GABA) Aminosäuren können überall in den Schaltkreisen Erregungstoxizität (excitotoxicity) hervorrufen. Der Hippokampus und sein cholinerger Input sind ein wichtiges Substrat für Lernen und Gedächtnis, wie sich bei Störungen zeigt. Der Hippokampus ist sehr empfindlich gegenüber Neurotoxinen (z. B. Schwermetallen, Pestiziden), Drogen, Stoffwechselstörungen, neuroaktiven Viren, Hirngefäß-Insuffizienz und neurodegenerativen Erkrankungen. Schon kleine Störungen können große und dauerhafte Verhaltenseffekte haben.

■ WEISS [465]: Umwelttoxikologie hat sich schon immer mit Empfindlichkeit gegenüber niedrigdosierten Chemikalien beschäftigt. Diese Risikobeurteilung ist für Karzinogene entwickelt worden und läßt sich nur schwer auf Neurotoxine übertragen (Existenz von Schwellenwerten und verschiedenen Endpunkten, politische Akzeptanz viel höherer Risiken). Für MCS und SBS gilt, daß anders als bei der Krebs-Risikobeurteilung Auslöser kaum bekannt sind. Da nur ein Teil der Bevölkerung empfindlich ist, ist es wichtig, nur solche „Responder" zu untersuchen, da sonst extreme Fallzahlen benötigt werden, um „Responder" und „Non-Responder" statistisch unterscheiden zu können. Die Untersuchung sollte aber über längere Zeit, wiederholt und mit komplexeren Aufgaben erfolgen. Die Kurzuntersuchung beim Arzt oder Psychologen ist wenig aufschlußreich.

■ WEISS/POST [466]: Das Kindling-Modell ist nicht ideal als Tiermodell für Depression, PTSD oder MCS, kann aber die Untersuchung der Entwicklung dieser Störungen fördern. Beispiele: Kindling läßt sich gleichermaßen durch elektrische, chemische und Verhaltensreize auslösen. Die Reaktionen nehmen an Stärke zu, können zunehmend spontan auftreten, aber auch konditioniert werden. Die Sensitivierung gegenüber einer Art von Reizen überträgt sich auf andere Arten (Kreuzreaktivität). Eine frühe Auslösung solcher Reaktionen kann eine lebenslange Vulnerabilität erzeugen, die funktionell und genetisch fixiert wird („Gedächtnisspur").

Dieselben Reize können gleichzeitig bei einigen Reaktionen Sensitivierung und bei anderen Adaptation (Toleranz) erzeugen. Kindling, TDS (mit einer einzigen Exposition) und Sensitivierung (mit wiederholten Expositionen) unterscheiden sich, sind aber als Modelle für MCS denkbar und nebeneinander möglich. Deshalb sei es sinnvoll, MCS-Fälle nach den Auslösesituationen einzuteilen. Eine solche Differenzierung habe z. B. die PTSD-Forschung sehr gefördert.

■ WILCOSKY [475]: Die Bestimmung von Biomarkern für funktionelle Veränderungen als frühen Endpunkten ist der Diagnose von Krankheiten oft überlegen, da viele Krankheiten sich nur schwer oder erst zu spät diagnostizieren lassen. Oft sind nicht-invasive Marker aus Urin, Blut oder Nasenschleim schon ausreichend. Entscheidend für den Nutzen von Markern sind Sensitivität, Variabilität und ein großer positiver Vorhersagewert für die interessierende Krankheit.

WITEK [485]: Die Nase ist Eintrittspforte für viele Chemikalien. Sie dient als Klimaanlage, Sinnesorgan für Gerüche und chemische Reize, Reinigung und Filter. Dadurch werden die oberen Atemwege zu einem wichtigen Gebiet der Arbeits- und Umweltmedizin. Untersuchungen der Nase können u. a. erfolgen durch Rhinomanometrie, akustische Rhinometrie, Messung des Blutstroms in der Nasenschleimhaut, Nasenspülung, Messungen des Geruchssinns und des allgemeinen chemischen Sinns. Es besteht die Hoffnung, daß Tests der Nasen-Überreagibilität die Vorab-Erkennung überempfindlicher Arbeiter erlauben.

WOLF [486]: Keine der frühen klinisch-ökologischen Theorien kann MCS erklären, und eine erhebliche Gefahr geht von unverantwortlichen Ärzten und tendenziöser Medienberichterstattung aus. Aber es gibt zweifellos eine beachtliche Zahl von oft stigmatisierten Personen mit diversen unspezifischen Reaktionen auf niedrigdosierte Arbeits- und Umweltchemikalien.

Die Diagnose MCS sollte nur aufrechterhalten werden bei methodisch sauberer Herstellbarkeit und Reproduzierbarkeit der Symptome. Danach sollten zuerst toxische, irritative und neurophysiologische Ursachen geprüft werden. Nur wenn dies nicht erfolgreich ist, sollte als zweiter Schritt eine mögliche psychopathologische Ursache geprüft werden. Es ist zu beachten, daß sich unser Wissen schnell weiterentwickelt und wissenschaftliche Überzeugungen entsprechend verändern.

4.6 Zusammenfassende Wertung

Hier ein Versuch, die in den aus meiner Sicht wichtigsten oder klarsten der dargestellten Arbeiten enthaltene Information weiter zu komprimieren und in ein (sehr) grobes Bewertungsschema zu bringen, in Tabelle 4 für theoretische Arbeiten und Übersichten. Einige Arbeiten erscheinen in beiden Tabellen, wenn sie sowohl wichtige empirische als auch theoretische Aussagen enthalten.

Das Schema für Tabelle 4 enthält außer Autorennamen folgende Kategorien:

- Art: Fallbericht (B), Fallstudie (S), Tierversuch (T), Menschenversuch (M), Routinedatenauswertung (R), Fall-Kontroll-Studie (F), Querschnittstudie (Q) und Kohortenstudie (K)
- Größe: nicht anwendbar (/), unklar (?), zu klein (-), sehr klein (o), klein (+), mittel (++) oder groß (+++)
- Auswahl der Untersuchten: nicht anwendbar (/), unklar (?), mangelhaft (-), ausreichend (o), befriedigend (+), gut (++) oder sehr gut (+++)

- Messung: nicht anwendbar (/), unklar (?), mangelhaft (-), ausreichend (o), befriedigend (+), gut (++) oder sehr gut (+++)
- Kontrolle von alternativen Erklärungsmöglichkeiten: nicht anwendbar (/), unklar (?), keine (-), sehr wenig (o), wenig (+), viel (++) oder sehr viel (+++)
- direkte oder indirekte Aussage der Studie über MCS: nicht anwendbar (/), unklar (?), verschiedene mögliche Ätiologien (o), MCS als psychogene Erkrankung (P), Infektion (E), toxische (T), metabolische (M), immunologische (I) oder neurologische Umweltkrankheit (N).

Tabelle 4

Kurzübersicht über wichtige empirische Studien zu MCS

Autor(en)	Art	Größe	Ausw.	Mess.	Kontr.	Aussage
ALTENKIRCH (95)	S	o	o	o	-	?, P
ARNETZ u. a. (95)	B	++	?	-	-	P
BELL u. a. (93a)	Q	+++	/	+	+	?
BELL u. a. (93b)	Q	++	/	+	+	N
BLACK u. a. (90)	F	+	?	-	-	P
BOLLA-WIL.. (88)	B	-	-	-	-	P
BRANDT-R.. (91)	B	++	/	-	o	?
BRODSKY (83)	B, T	o	o	?	?	P
BROOKS u. a. (85)	B	+	/	+	?	T
BUCHWALD/G.. (94)	F	++	++	++	/	M, I
CALLENDER u. a. (93)	B	++	/	+++	+	T, N
CALLENDER u. a. (94)	S	-	/	+++	?	T, N
COMETTO-M.. (93)	M	++	/	+++	/	/
CONE u. a. (87)	S	+	+	+	/	T, N
CULLEN u. a. (92)	R	+++	+	/	/	/
DAVIDOFF (92)	F	++	++	o	?	P, M, I
DAYAL u. a. (95)	K	+++	o	o	o	T
DOTY u. a. (88)	F	+	+	+	+	N
FAUST/BR.. (81)	S	++	/	++	++	T
FIEDLER u. a. (92)	S	++	++	++	++	N

Fortsetzung Tabelle 4

Autor(en)	Art	Größe	Ausw.	Mess.	Kontr.	Aussage
GALLAND (87)	S, F	++	o	++	o	M
GHANTOUS u. a. (90)	T	?	/	+++	/	T
GUGLIELMI u. a.(94)	B	-	-	-	-	P
HALLER (1993)	B	-	/	-	/	/
HASTINGS/E .. (91)	T	+	/	+++	/	T
HEUSER u. a. (92)	S	+++	/	++	++	T, N
HEUSER u. a. (93)	F	+	/	++	o	N
HEUSER u. a. (94)	S	+	/	++	o	T, N
KAILIN/BR.. (63)	S	-	/	++	++	T, M
KAILIN/HA .. (66)	Q	+	+	+	++	T
KARE u. a. (68)	S	?	/	++	/	T
KILBURN/TH.. (95)	S	+++	+	+	/	T
KILBURN/W.. (93b)	K	+++	+	+	o	T
KILBURN/W.. (95)	K	+	o	+	o	T
KING (81)	S	+	/	+	+++	I
KING (84)	S	+	?	?	?	T
KRAUS u. a. (95)	S	++	?	?	+	P
KREBS u. a. (95)	F	++	++	+	o	T
LORIG (94)	T, M	+	o	+	+	N, P
MEGGS/CLE.. (93)	S	+	++	++	?	T
MILLER/MIT.. (95)	S	+++	o	-	-	T, N
MOOSER (87)	R	/	/	/	/	/
MORTON (95)	B	+++	/	+	?	M
REA (78)	S	+	+	++	?	T, I
ROSENBERG.. u. a. (90)	S	-	-	-	-	P
SCHOTTENF.. (87)	B	+	/	-	-	P
SCHWARTZ u. a. (94)	M	++	o	++	/	/
SHIM/WILL.. (86)	S	-	+	++	++	/

Fortsetzung Tabelle 4

Autor(en)	Art	Größe	Ausw.	Mess.	Kontr.	Aussage
SHUSTERM.. (88)	B	-	/	-	-	P
SIMON G. u. a. (90)	F	+	o	+	+	P
SIMON G. u. a. (93)	F	+	o	+	+	P
SIMON T. u. a. (92)	F	+	o	++	+	N
SIMON T. u. a. (94)	F	+	o	++	+	N
STAUD../S.. (90)	F	+	+	+	+	P
STEWART/R.. (85)	S	+	/	-	-	P
STRAUS u. a. (85)	S	++	o	+++	+	E
TERR (86)	S	++	o	++	o	P
THRASHER u. a. (88)	S	o	o	+	-	T
TOBI u. a. (82)	S	o	+	++	-	E
WELCH/SOKAS (92)	S	++	+	+	+	T
ZIEM (92)	B	+++	/	+	o	T, N

Das Schema für Tabelle 5 enthält außer Autorennamen folgende Kategorien:

- Art: theoretische (T), empirische (E), methodische (M), historische (H) und praktische Übersicht (P)
- Breite: nicht anwendbar (/), unklar (?), mangelhaft (-), ausreichend (o), befriedigend (+), gut (++) oder sehr gut (+++)
- Differenziertheit: nicht anwendbar (/), unklar (?), mangelhaft (-), ausreichend (o), befriedigend (+), gut (++) oder sehr gut (+++)
- Klarheit: nicht anwendbar (/), unklar (?), mangelhaft (-), ausreichend (o), befriedigend (+), gut (++) oder sehr gut (+++)
- Berücksichtigung von Alternativpositionen: nicht anwendbar (/), unklar (?), mangelhaft (-), ausreichend (o), befriedigend (+), gut (++) oder sehr gut (+++)
- direkte oder indirekte Aussage der Studie über MCS: nicht anwendbar (/), unklar (?), verschiedene mögliche Ätiologien (o), MCS als psychogene Erkrankung (P), Infektion (E), toxische (T), metabolische (M), immunologische (I) oder neurologische Umweltkrankheit (N).

Tabelle 5

Kurzübersicht über wichtige theoretische und Überblicks-Studien zu MCS

Autor(en)	Art	Breite	Diff.	Klarh.	Altern.	Aussage
ALBRIGHT/GO.. (92)	T, E	+	+	+	+	?
AMER.. ACA.. (81)	M, E	/	+	++	-	/
AMER.. COL.. (89)	E, M	++	++	++	-	/
ANTELMAN (94)	T, E	+	+	+	/	N
BARDANA/MO.. (89)	E	?	?	?	+	/
BARNES (90)	T, E	+	+	+	/	N
BASCOM (92)	T, E	/	/	/	/	I
BELL (94)	T	++	++	++	o	N
BRAUTBAR (92)	E	/	+	++	/	I
BRODSKY (87)	H, P	-	-	o	/	/
BROWN/CO.. (54)	E	o	+	+	+	I
BURRELL (92)	T	++	++	++	/	I
COLLIGAN (81)	T	+	+	++	+	P
DAVIDOFF (92)	T, M	+++	+++	+++	+++	P, M, I
DAVID../FO.. (94)	T, M	++	+++	+++	+++	/
DRUET (93)	T	+	+	+	/	T
DUEHRING (96)	T, E	+++	++	++	/	M
FIEDLER u. a. (94)	E	o	o	+	o	N, P
FRIEDMAN (94)	T	+	+	+	/	N
GILBERT (94)	T, E	+	+	+	/	N
GOTS u. a. (93)	P	+	-	o	-	P
HARRIS../.. (89)	T	+	+	+	/	N, T
HESSL (87)	P	+	++	+	/	/
KILBURN (89)	T	++	+	++	/	T
KOLLER (85)	T, E	+++	++	+++	+	T, I
LANDRIGAN (90)	T, H	++	+	++	/	/

Fortsetzung Tabelle 5

Autor(en)	Art	Breite	Diff.	Klarh.	Altern.	Aussage
LEVIN/BY.. (87)	T	++	+	++	-	I
McLELLAN (87)	P	/	+	++	-	/
MEGGS (92b)	T	++	+	++	-	I, N
MEGGS (93)	T	+	++	+	/	I, N
MILLER (94)	T, H, P	++	+	o	-	I, N
MILLER/ASH.. (92)	T	+	+	++	-	T, N
MONTGOM../.. (94)	M	o	o	+	/	/
MORROW u. a. (94)	E	/	/	/	/	N
NETHER.. u. a. (93)	P	+	o	++	/	/
PANUSH (86)	T	+	++	++	/	I
PAYAN u. a. (84)	T	o	+	+	/	I
PENNEBAKER (94)	T, E	+	o	+	-	P
REST (92)	T	/	/	/	/	/
SALVAGGIO (94)	M	+	+	+	-	/
SIMON G. (94)	T, E	o	o	+	++	?
SPARER (87)	T, H, P	/	++	++	/	/
SPARKS u. a. (94)	T, E, P	+++	++	++	++	o
WADDELL (93)	T	+	o	o	/	P
WALSH/E.. (88)	T	/	/	/	/	T, N
WEISS (94)	T	++	++	++	/	/
WEISS/POST(94)	T, E	++	++	++	++	N
WILCOSKY (93)	M	+	+	+	/	/
WITEK (93)	T	o	+	++	/	/
WOLF (94)	T	+	+	+	+	T, N, ?

5. Erklärung

Die klassische Allergologie (PIQUET 1906) mit ihrem breiten Ansatz hat zwei unterschiedliche Denkrichtungen angestoßen: einerseits die moderne Allergologie und Immunologie mit der Konzentration auf den reagierenden Organismus, andererseits die Umweltmedizin[14)] mit der Konzentration auf krankmachende Noxen [68].

Die moderne Allergologie unterstellt sehr spezifische Beziehungen zwischen Noxen und Gesundheitsstörungen und versucht, medikamentös die Krankheitserscheinungen zu mildern und den Organismus umzustimmen. Die meist natürlichen Noxen werden als gegeben hingenommen, sollen aber möglichst gemieden werden. Umweltmedizin und klinische Ökologie unterstellen dagegen eher unspezifische Beziehungen zwischen Noxen und Gesundheitsstörungen. Oft sei die zivilisatorische Umwelt krankmachend, also sanierungsbedürftig, und der Patient gesund bei Ausschaltung dieser Exposition.

Auf diesem Hintergrund läßt sich die wissenschaftliche Auseinandersetzung um MCS verstehen als „Kampf zweier Linien“:

- hier Umweltmediziner, Neuroimmunologen und klinische Ökologen, die das Krankheitsverständnis der Betroffenen zum Ausgangspunkt nehmen und MCS als neue Umweltkrankheit begreifen,
- dort Arbeitsmediziner, Toxikologen, Allergologen, Psychologen und Psychiater, die eine eingebildete Krankheit mit oft großem Leidensdruck annehmen und MCS als neues Etikett für altbekannte psychische Störungen ansehen.

Die Hauptkontroverse besteht also darin, ob MCS primär eine körperliche oder psychische Krankheit ist. Denkbar wäre auch eine multifaktorielle Genese von MCS mit somatischen und psychischen Anteilen oder MCS als Oberbegriff für verschiedene Einzelkrankheiten mit unterschiedlichen Ursachen wie Vergiftungen, Autoimmunprozessen, Hormonstörungen, Pilz- und Virusinfektionen [292].

Erklärungen für MCS kommen bisher aus sehr unterschiedlichen Disziplinen (Tabelle 6). Es wird jeweils nur die aktuellste oder umfassendste Publikation der jeweiligen Forscher(gruppe) genannt.

Tabelle 6

Forscher(gruppen) mit Erklärungsansätzen für MCS nach Wissenschaftsdisziplinen

Genetik, Ökogenetik und Toxikogenetik

HATTIS u. a. 1987, RÜDIGER/VOGEL 1992

Toxikologie und Neurotoxikologie

BARDANA/MONTANARO 1989, BUCHWALD 1972, CALLENDER u. a. 1994, GERSHON/SHAW 1961, KILBURN 1993c, MORROW u. a. 1989, PARKINSON u. a. 1990, WEISS 1994

Immunologie und Allergologie

BURRELL 1992, DEHART 1992, LEBOWITZ 1992, LEVIN/BYERS 1987, McCONNACHIE/ZAHALSKY 1991, McGOVERN u. a. 1983, MEGGS 1993, PANUSH 1986, SCHMIDT/BÖRSCH 1987, SPALLEK 1989, TERR 1987, THRASHER u. a. 1990, VENABLES 1989

Klinische Ökologie

ASHFORD/MILLER 1991/1993, BELL/KING 1982, MILLER 1994, RANDOLPH 1978, RAPP 1979, REA 1992, REA u. a. 1978

Endokrinologie

BEVING u. a. 1984, DAVIDOFF u. a. 1991, DAVIES u. a. 1969, GALLAND 1987, MORROW u. a. 1991, TRUSS 1984

Stoffwechseltheorie

DONNAY/ZIEM 1995, DUEHRING 1996, KAILIN/BROOKS 1963, MORTON 1995, THUNELL 1996, WILSON 1996

Neurologie, Neuropsychologie und Neuroimmunologie

ANTELMAN 1994, BALIN u. a. 1986, BARNES 1992, BELL 1994, DOTY 1994, FRIEDMAN 1994, GILBERT 1994, HARRISON/PEARSON 1989, HEUSER u. a. 1994, KANG u. a. 1991, KARE u. a. 1968, KING 1981, LITTORIN u. a. 1988, LORIG 1994, MALLER u. a. 1967, MILLER 1992, NEWLIN 1994, PAYAN u. a. 1984, SCHWARTZ u. a. 1994, SHEPPARD u. a. 1988, SIMON 1994, SORG u. a. 1994, WALSH/EMERICH 1988, WEISS u. a. 1994

Lerntheorie

BERG u. a. 1992, BOLLA-WILSON u. a. 1988, DAGER u. a. 1987, SHUSTERMAN u. a. 1988

Fortsetzung Tabelle 6

Klinische und Sozialpsychologie
ADAMEC 1994, BOXER 1984, BRANDT-RAUF u. a. 1991, COLLIGAN 1981, GUGLIELMI u. a. 1994, HALL/JOHNSON 1989, HOCKING 1987, KING 1992, LEVINE 1977, 1981, LEVINE u. a. 1974, MURPHY/COLLIGAN 1979, PENNEBAKER 1994, ROSENTHAL 1994, SIROIS 1974
Psychosomatik und Psychiatrie
BLACK 1987, BLACK u. a. 1990, BRODSKY 1987, DAVIDOFF/FOGARTY 1994 (Kritik), DELUCA 1994, FAUST/BRILLIANT 1981 (Kritik), FIEDLER 1994, KAHN 1993, McFARLANE 1988, RIX u. a. 1984, ROSENBERG u. a. 1990, SCHOTTENFELD 1987, SELNER/STAUDENMAYER 1992, SIMON 1994, SPARKS u. a. 1994, STEWART/RASKIN 1985, TERR 1989
Weitere theoretische und praktische Ansätze
BASCOM 1992, BOULET 1988, BROOKS u. a. 1985, COMETTO-MUÑIZ 1993, CONE u. a. 1987, KERN 1991, KRIEGER 1988, KRUEGER 1990, LUO u. a. 1990, MISRI/ALEXANDER 1978, MOISAN 1991, PROMISLOFF u. a. 1990, REA 1978, SHEPPARD u. a. 1988, SHIM/WILLIAMS 1986, SPARER 1987, STEIN/OTTENBERG 1958, SUPRAMANIAN/WARNER 1986, TARLO/BRODER 1989, WADE/ NEWMAN 1993, WITEK 1993, ZIEM 1992

Die folgenden konkreten Erklärungversuche finden bisher die größte Resonanz:

- unentdeckte traditionelle Krankheiten, Vergiftungen, Immunstörungen etc. [28]
- unerkannte Infektionserkrankungen [229, 429, 449]
- extreme Ausprägung der sehr heterogenen Wahrnehmungsempfindlichkeit oder Reaktionsbereitschaft gegenüber Chemikalien [414]
- allgemeine vegetativ-nervöse Übererregbarkeit [119, als Fortführung von 232]
- ungünstige Lernprozesse, die zur Verstärkung (Aufschaukelung) statt Dämpfung von Symptomen und Streß-Reaktionen führen [34, 57, 382, 397], eventuell gefördert durch Streßhormone [49]
- Fehlverarbeitung traumatischer Erlebnisse [383, 420]
- psychische Störung mit hypochondrischen oder hysterischen Zügen [34, 54, 68, 155, 402, 427, 437]
- psychische Störung mit zwanghaft-phobischen Zügen [360]

- psychosomatische Störung [135]
- chronische Vergiftung durch Lösemittel [153, 156, 206, 280, 294, 406, 474], Pestizide [145, 211, 225, 434], Amalgam und Palladium [102] und Schadstoffgemische [112, 212, 213]
- Abweichungen in der Hormonproduktion [142]
- Abweichungen im Stoffwechsel und seiner Entgiftungskapazität [105, 290, 345], z. B. Porphyrinopathien [118, 123, 192, 297]
- Reizung der Atemwege mit Ausschüttung von Immunmodulatoren [36, 69]
- Fehlregulation nervlich ausgelöster Entzündungen [32, 275, 324] mit Rückwirkung aufs ZNS [274]
- Fehlregulation von Immunprozessen [76, 93, 216, 223, 236, 240, 318, 336, 342, 444]
- Erhöhung der Erregbarkeit im limbischen System (durch Kindling, TDS), was chemische Reize stärker auf den Hypothalamus durchschlagen läßt und das Zusammenwirken von Nerven-, Hormon- und Immunsystem stört [12, 42, 141, 148, 248, 284, 296, 412, 461, 466]

Die psychologischen und psychiatrischen Erklärungsmodelle sind zwar bei Praktikern und industrienahen Forschern am populärsten, stagnieren aber theoretisch. Dagegen zeigt sich auf der „Umwelt-Seite" eine enorme theoretische Entwicklung und Differenzierung, die wahrscheinlich tiefgreifende Einflüsse auf Medizin und Psychologie haben dürfte.

Nach ASHFORD/MILLER [17] muß eine MCS-Theorie folgende klinische Beobachtungen erklären können:

- Symptome können an fast allen Funktionssystemen im Körper auftreten, oft an mehreren gleichzeitig und in der Regel unter Beteiligung des ZNS (Müdigkeit, Gedächtnis- und Konzentrationsstörungen, Stimmungsänderungen)
- verschiedene Personen zeigen bei gleicher Exposition oft unterschiedliche Symptome und Schweregrade
- Sensibilisierung kann durch sehr verschiedene Umweltnoxen erfolgen, u. a. Pestizide, Lösemittel und Verbrennungsprodukte
- nach erfolgter Sensibilisierung können die Symptome durch schwächere Expositionen als bei der Initialzündung ausgelöst werden
- die Sensibilisierung kann generalisieren, sich also auf andere, chemisch verschiedene Auslöser ausbreiten

- jeder Auslöser ruft eine spezifische Symptomkonstellation bei einer Person hervor, dies läßt sich durch Neu-Exposition wiederholen
- viele MCS-Betroffene vertragen Alkohol, bestimmte Nahrungsmittel und Medikamente nicht.

Jeder Mediziner weiß, daß ein Patient „Flöhe und Läuse gleichzeitig" haben kann. Bezogen auf MCS heißt dies, daß bei einer Person mehrere Erklärungsansätze zu(sammen)treffen können, z. B. vegetative Übererregbarkeit und chemisches Trauma oder genetisch bedingte Entgiftungs-Störung und chronische Exposition. Dieses Zusammentreffen mehrerer Bedingungen wird als „multifaktorielle Genese" bezeichnet. Eine andere Bezeichnung ist „verschiedene Wege"[15)] zu MCS, wenn nicht alle Bedingungen immer vorliegen müssen [254]. Der Heterogenität der Ursachen steht eine analoge Heterogenität der Wirkungen (Polymorphologie) gegenüber, da unterschiedliche Krankheitsbilder im Rahmen von MCS beschrieben werden.

5.1 Geschichte, Rolle und Theorie der klinischen Ökologie

Der Begriff „Multiple Chemical Sensitivity" wurde von einer medizinischen Außenseitergruppe geprägt und lange Zeit nur von ihr verwendet, den klinischen Ökologen. Da die klinische Ökologie und ihr Umweltansatz bei der Diagnose, Erklärung und Behandlung von Krankheiten von der traditionellen Medizin (v. a. Toxikologie und Immunologie) heftig abgelehnt wird [8, 9, 80], wurde auch das mit ihr assoziierte Konzept MCS verworfen.

Die Schulmedizin versuchte statt dessen, das mit MCS bezeichnete Phänomen psychogen zu erklären (psychologisch, psychosomatisch oder psychiatrisch). Dieser Versuch geriet bei einigen Schulmedizinern sehr breit, insofern sie nicht nur MCS, sondern die klinische Ökologie gleich mit psychologisch erklärten:

- „medical subculture" – medizinische Subkultur [68],
- „zealots" – Glaubenseiferer [152],
- „true believers" – Gläubige [420],
- „junk science" – Schrottwissenschaft [184].

Die Fronten waren und sind in den USA grotesk verhärtet.

In der BRD zeichnen sich ähnliche Konflikte ab, sind aber noch nicht so „heiß". Ein Grund sind wohl die bei uns im Vergleich zu den USA geringeren sozialen, politischen und finanziellen[16)] Kosten einer Anerkennung von MCS oder Umweltkrankheiten allgemein. Vielleicht bleiben uns eine Polarisierung wie in den USA und die unsinnige Vermischung von MCS mit klinischer Ökologie erspart.

Allerdings hat die klinische Ökologie bei uns schon Fuß gefaßt (z. B. Institut für Umweltkrankheiten, Bad Emstal), und die Mehrheitsfraktion der Deutschen Gesellschaft für Arbeitsmedizin (jetzt auch: Umweltmedizin) stellt seit Jahrzehnten einen Gegenpol dar.

Die klinische Ökologie ist eine alternative Medizin, praktiziert von einigen Hundert Ärzten, v. a. in den USA, Kanada und Großbritannien. Sie entstand aus der klinischen Allergologie. Heutige klinische Ökologen entstammen unterschiedlichen medizinischen Bereichen. Die klinische Ökologie wird nicht an medizinischen Hochschulen gelehrt, kann aber durch Weiterbildung gelernt werden.

Die klinische Ökologie entstand in den 30er und 40er Jahren, als ROWE, RANDOLPH und RINKEL das Konzept der Nahrungsmittelallergie auf chronische Krankheiten mit unbekannter Ursache (z. B. rheumatoide Arthritis, Colitis ulcerosa, Migräne) und auf unspezifische Symptome anwendeten (z. B. Kopf-, Muskel- und Gelenkschmerz, Depression, Irritabilität, Hyperaktivität, funktionelle Magen-Darmstörungen). 1954 führte SPEER [418] den Begriff des „allergischen Spannungs-Ermüdungs-Syndroms" für Verhaltens- und Denkstörungen bei Patienten ohne erkennbare Atopie ein.

In den frühen 50er Jahren beobachtete RANDOLPH, daß einige seiner Patienten auf synthetische Chemikalien ähnlich reagierten wie auf problematische Nahrungsmittel und führte dafür die Begriffe „Petrochemical Problem" und „Chemical Sensitivity" ein [282]. Seine Schüler nannten sich klinische Ökologen und behandelten diese Patienten mit Saunatherapie (zur Entgiftung), Vitaminen und Mineralstoffen (zum Ausgleich von Nährstoff-Defiziten) und zur Desensitivierung mit sorgfältig dosierter Verabreichung der kritischen Chemikalien unter der Zunge oder auf die Haut. Klinische Ökologen betonen weiterhin die mögliche Pathogenität von Nahrung und Umwelttoxinen, haben aber Hormone und Sproßpilze wie Candida albicans als MCS-Ursachen hinzugenommen.

1965 erfolgte die Gründung der Society of Clinical Ecology, die 1985 umbenannt wurde in American Academy of Environmental Medicine. Ausgangspunkt dieser Gründung war die Unzufriedenheit mit der traditionellen Allergologie, z. B. mit ihrer Verengung des Allergie-Begriffs von allgemein veränderter Reaktion zu sehr spezifischen Immunmechanismen. Damit wurden zahlreiche Reaktionen auf Nahrungsmittel und Umweltchemikalien per Definition ausgeschlossen oder höchstens als Pseudoallergien zugleich subsumiert, ausgegrenzt und diskriminiert.

Klinisch-ökologische Erklärungen lehnten und lehnen sich dagegen an medizinische, kulturelle und Laien-Konzepte über die Gesundheitsschädlichkeit von Chemikalien an. Die Beobachtung, daß allergische Reaktionen relativ unspezifisch viele Körpersysteme betreffen können [76, 223], erhöhte die Plausibilität der klinisch-ökologischen Theorie. Zentral ist der Begriff der Umweltkrankheit, der folgendermaßen definiert wird:

> "Umweltkrankheit ist eine chronische Erkrankung mehrerer Körpersysteme, meist mit mehreren Symptomen, die durch negative Reaktionen auf Umweltreize verursacht und durch individuelle Empfindlichkeit und spezifische Anpassung beeinflußt wird. Die Auslöser befinden sich in der Luft, im Wasser, in Nahrungsmitteln, Medikamenten und im Wohnbereich." (Standard-Vorspann der Zeitschrift „Clinical Ecology")

Umweltkrankheit, so verstanden, ist Folge psychosozialer, physikalischer, chemischer und biologischer Noxen. RANDOLPH unterschied zwischen lokalisierten und systemischen Syndromen [68]. Lokalisierte Manifestationen treten auf

- an den Atemwegen (Schnupfen, Bronchitis, Asthma),
- an Augen und Ohren,
- an der Haut (Jucken, Ausschlag),
- am Magen-Darmtrakt (Entzündungen von Mund, Speiseröhre, Magen und Dickdarm) und
- an den Harn- und Geschlechtsorganen (Drang, Häufigkeit).

Systemische Manifestationen können auftreten am

- Herz-Kreislauf-System (Ödem, Erkrankung der kleinen Arterien und Venen, Herzrhythmusstörungen, Bluthochdruck),
- Bewegungsapparat (Gelenk- und Muskelschmerz, Gelenkentzündung),
- Nervensystem (Müdigkeit, Kopfschmerz, Anfälle) und
- im Verhalten (Erschöpfung, Depression, körperlich-geistige Erstarrung).

Klinische Ökologen versuchen meist, diese Phänomene mit spezifischen immunologischen oder toxikologischen Mechanismen zu erklären, wobei die Genetiker [164, 367] zunehmend Unterschiede zwischen Menschen hinsichtlich Entgiftungspfaden und -kapazität entdecken. Da nicht alle Menschen adverse Reaktionen auf Nahrungsmittel und Chemikalien zeigen, wie sie beispielsweise RAPP [342] berichtet, sei es wichtig, zwischen Anfälligen (Responders) und Nicht-Anfälligen (Non-Responders) zu unterscheiden. Jede Übergeneralisierung sei kontraproduktiv [40, 217].

Chronische Exposition gegenüber Nahrungsmitteln und Chemikalien kann nach RANDOLPH [338] zu Anpassung und Abhängigkeit führen. Anpassung zeige sich in schwachen, chronischen und durch vielfältige Überlagerung „maskierten" Gesundheitsbeeinträchtigungen (z. B. Anpassung an Ozon). Die Anpassung sei aber meist nicht vollständig[17)]. Neben schwachen maskierten Wirkungen könnten zugleich starke manifeste Wirkungen auftreten, was die Analyse weiter erschwere. Klarheit über die Zusammenhänge zwischen Reizen und Gesundheitseffekten werde oft erst gewonnen, wenn die Anpassung durch Ausschaltung der Reize in der chemiearmen Umweltkontrolleinheit (Environmental Control Unit) rückgängig gemacht werde (Deadaptation) und dann, nach einigen Tagen, die Reize einzeln ausgetestet werden.

Abhängigkeit zeige sich durch Entzugsphänomene, also adverse Effekte bei Beendigung der Exposition. Die Überlagerung von Anpassung und Entzug entfalte eine komplizierte Dynamik, deretwegen eine Entsprechung von Dosis und Reaktion[18)] im Niedrigdosisbereich oft fehle [43].

Eine zentrale Bedeutung für die klinische Ökologie hat der Begriff der Gesamtbelastung (Total Load, [43]), der eine lebenslange Kumulation von verschiedenartigsten Einzelbelastungen meint, die trotz lange Zeit erfolgreicher Gegenregulation irgendwann die Verarbeitungskapazität des Organismus endgültig überfordern und zur Krankheit führen[19)]. Dieser Begriff ähnelt dem arbeitsmedizinischen Begriff der Mehrfachbelastung, der aber nicht langfristige Kumulation, sondern kurzfristige Interaktion von Belastungen meint.

Der Streit zwischen klinischen Ökologen und traditionellen Arbeitsmedizinern, Toxikologen, Immunologen und Allergologen ist zu einer Art Stellungskrieg entartet, der wenig neue Einsichten schafft. Die seit der Jahrhundertwende erfolgte Einengung des Allergiebegriffs auf sehr spezifische Immunmechanismen verhindert seine Anwendung auf viele damit früher bezeichnete Phänomene. Aus einer unpräzisen Theorie großer Reichweite ist eine präzise Theorie begrenzter Reichweite geworden.

Diese moderne Allergologie grenzt viele Phänomene aus, leugnet sie oder erklärt sich für sie unzuständig, die ihr gemäß erklärter oder unterstellter Arbeitsteilung der medizinischen Disziplinen zugewiesen werden. Daher mehren sich Stimmen [76, 223], die eine liberalere Fassung des modernen Allergiebegriffs fordern.

5.2 Psychiatrisch, psychosomatisch und klinisch-psychologisch

„Psyche“ (früher „Seele“) bezeichnet nicht die körperliche, sondern die sogenannte geistige Seite der inneren Verfassung eines Menschen. Sie umfaßt verschiedene Teilfunktionen, wie Wahrnehmen, Denken, Fühlen und Wollen, deren spezifische Ausprägung die individuelle Persönlichkeit ausmacht. Die Psyche ist an den Körper gebunden, was sich etwa in Psychopharmakologie und Verhaltenstoxikologie, an Schädelverletzungen und Neuroinfektionen zeigt. Die genaue Art dieser Beziehung wird seit Jahrhunderten in der Philosophie kontrovers diskutiert (Leib-Seele-Problem). Naturwissenschaftlich besteht aber Übereinstimmung, daß die Psyche nachhaltig von Nerven-, Hormon-, Immunsystem und Stoffwechsel beeinflußt wird; was in der biologischen Psychiatrie, Neuropsychologie und (Psycho-) Neuroimmunologie genauer untersucht wird.

Psychische Prozesse spielen sich auf verschieden hohen Bewußtseinsebenen ab, mit unterschiedlicher Bewußtseinsfähigkeit (bewußt bis unbewußt). Psychische Prozesse haben eine biologische und genetische Basis. Ihre konkrete Ausprägung ist meist stark durch soziale Lernprozesse (Sozialisation) bestimmt. Psychische Prozesse einer Person sind nicht konstant. Kurzfristige Schwankungen und langfristige Veränderungen (Entwicklung) überlagern sich, bei Erhalt einer unverwechselbaren Individualität. Wichtige außerpsychische Ursachen von meist negativen, psychischen Veränderungen sind Streß, Traumen, Krankheiten, Gifte, Drogen und Hunger.

MCS als Verstärkung unangenehmer Reize und Reaktionen

Ähnlich wie der Körper sich gegen eine innere Veränderung durch Schadstoffe mit Gegenregulation wehrt, so versucht er auch, Streß-Reize durch Anpassung zu neutralisieren oder die dazugehörigen Streß-Reaktionen durch Dämpfung zu beenden. Bei einzelnen Personen oder Auslösern können Anpassung oder Dämpfung versagen, was zur Verstärkung (Aufschaukelung) von Streß-Reaktionen (Symptomen) führt.

Viele MCS-Kranke unterscheiden sich von anderen Menschen dadurch, daß sie auftretende Symptome nicht dämpfen, sondern verstärken [382]. Solche Verstärkung von Körperempfindungen und Symptomen kann auf situativen Faktoren, der Persönlichkeit oder kognitiven Stilen beruhen [34]. Wie Versuche mit dem Entzug von Sinnesreizen, der sog. sensorischen Deprivation, zeigen, tritt sie auch bei langweiliger oder bedrohlicher Umwelt auf; z. B. häufen sich funktionelle Herzstörungen in Ruhe und nachts.

Ebenso können Erwartungen, selektive Wahrnehmungen und Interpretationsmuster zur Aufschaukelung von Empfindungen und Reaktionen führen. Die Entdeckung eines Geruchs, ein Hinweis auf erfolgte Exposition, ein Symptom kann einen kognitiven Prozeß in Gang setzen, der in Krankheit mündet.

Da die Ursache und Bedeutung von Symptomen oft unklar ist, hängt die Interpretation von Informationen, Erfahrungen, Mitteilungen und allgemein dem Kontext ab [382]. Einmal gebildet, stabilisieren sich Interpretationsmuster, werden bestätigt sowie gegen Kritik immunisiert und bestimmen so die emotionale Wertigkeit von Ereignissen.

Diese Deutung kann auf eine selbsterfüllende Prophezeiung hinauslaufen: Habe ich z. B. die Erfahrung oder Erwartung, daß mir bei ausreichender Dosis des Schadstoffs X übel wird, steigt bei Vorliegen von X meine Erregung, die Wahrnehmungsschwellen für X und für innere Prozesse sinken und mir wird prompt übel. Dieser Mechanismus einer kognitiv vermittelten Sensitivierung wirkt wahrscheinlich auch bei einigen MCS-Kranken. Dem widerspricht nicht, daß MCS oft am Arbeitsplatz entsteht.

MCS als gelernte (bedingte) Reaktion

Einige Autoren führen MCS auf Lernprozesse zurück [34, 57, 382, 397]. Interpretiert man MCS nach der klassischen Lerntheorie, läßt sich die Generalisierung der Auslöser (Reize) einfach erklären. MCS-Symptome sind hiernach gelernte (bedingte) Reaktionen auf neutrale (bedingte) Reize.

Diese bedingten Reize rufen an sich keine Reaktion hervor. Aber durch bewußtseinsmäßige Kopplung an den unangenehmen, unbedingten Reiz, der die Symptome als unbedingte Reaktion auslöste, können sie schließlich auch diese Symptome hervorrufen. Insbesonders Gerüche können zu solchen bedingten Auslösern bzw. Reizen werden (sog. Geruchskonditionierung).

MCS als PTSD oder Panikstörung

Starke Angstreaktionen lassen sich auch durch eine einzige schwere Belastung bzw. Exposition lernen. Der bedingte Reiz kann die bedingte Reaktion in zunehmender Stärke hervorrufen, ohne daß eine Löschung eintritt. Dieses Lernmodell (das sich auch neurologisch fassen läßt; siehe 5.4 zu TDS und Kindling) läßt sich noch kognitiv anreichern. Der psychische Prozeß wird eventuell gefördert durch Ausschüttung von Streßhormonen [49].

Dieses Phänomen wird seit einiger Zeit als posttraumatische Belastungsstörung (PTSD; post-traumatic stress disorder) bezeichnet. Ein- oder mehrmalige traumatische Erlebnisse werden abweichend verarbeitet [383, 420] und führen zu einer langfristigen psychischen Störung.

PTSD wurde in den USA häufig als Folge eines Vietnam-Einsatzes diagnostiziert. Es treten Angst- und Panikattacken auf, aber auch Entfremdungsgefühl, Interessenverlust, Affekteinschränkung, verbunden mit Erinnerungen an das traumatische Ereignis. Atypische PTSD werde oft bei Vergiftungen beobachtet: Es wiederholen sich Symptome, die erstmalig bei Exposition erlebt wurden, Irritation und Angst treten auf [382]. Die Auslösung erfolgt oft durch Gerüche, die der Ursprungs-Exposition ähneln. Patienten mit atypischer PTSD litten unter Erinnerungen an Expositionen (traumatische Konditionierung), nicht an Symptomen durch Expositionen.

Bei Panikstörungen treten häufige Panikattacken ohne hinreichenden Anlaß auf [382]. Zugrunde liege möglicherweise eine Fehlregulation im Zentralnervensystem. Bei empfindlichen Personen lassen sich solche Panikattacken z. B. durch Laktat-Infusion auslösen, durch zentral aktive Substanzen, die den Noradrenalin-Umsatz steigern oder durch Benzodiazepin-Antagonisten.

Eine ähnliche Wirkung könnten bestimmte Schadstoffe bei einigen MCS-Kranken haben. Viele MCS-Kranke nennen eine große Anzahl von Auslösern. Dies könnte gegen direkte Auslösung und für kognitive Mitbeteiligung sprechen.

MCS als hysterische Störung

Sehr verbreitet ist die Deutung von MCS als psychische Störung mit hypochondrischen oder hysterischen Zügen [34, 54, 68, 402, 427, 437], und damit als moderne Variante von Hysterie und Neurasthenie des 19. Jahrhunderts und der Jahrhundertwende, über die sich schon FREUD äußerte. Dazu paßt, daß MCS-Patienten in der Mehrzahl Frauen sind, da nach klassischem medizinischen Menschenbild Frauen eher klagsam, emotional und irrational sind [182, 396].

Der Oberbegriff für diese Art psychischer Störung lautet in moderner psychiatrischer Terminologie, gemäß dem Klassifikationsschema DSM-III[20)] (s. u.), „somatoforme Störung“ bzw. „Somatisierungssyndrom“. Die Möglichkeit der Einordnung in eine Klassifikation wird oft, selbst von Forschern, als Erklärung mißverstanden – wie im historischen Beispiel: “Die Armut kommt von der Pauperität”.

Viele MCS-Patienten wirken aber gar nicht hysterisch (s. u.). Außerdem unterstellt diese MCS-Erklärung, daß die geklagten körperlichen Beschwerden nicht real sind und daß die Klagsamkeit

Ursache, nicht Folge des Leidens sei. Mit einer solchen Unterstellung läßt sich jede falsch-negative körperliche Diagnose (d. h.: es wird fälschlich körperlich nichts gefunden) als Hinweis auf eine somatoforme Störung fehldeuten. Die Mißbrauchsmöglichkeiten sind enorm [256].

Der Begriff somatoforme Störung läßt sich aber nicht umstandslos auf MCS anwenden, sondern erfordert folgendes: Es treten vor dem 30. Lebensjahr viele (mehr als 14) medizinisch nicht erklärbare Symptome in verschiedenen Organsystemen auf. Die Patienten hatten schon früher Konversionssymptome, z. B.: Schwächeanfälle, Lähmungen, Attacken, Schluckbeschwerden, Sehstörungen, Stimmverlust, Empfindungslosigkeit, Gedächtnisverlust, Koordinationsstörungen ohne neurologische Basis.

Außerdem klagten sie über viele andere medizinisch unerklärliche Symptome wie Kurzatmigkeit, Herzklopfen, Brustschmerz, Schwindel, Unterleibsbeschwerden, Übelkeit, Schwellungen Schmerzen beim Geschlechtsverkehr. Da viele MCS-Patienten älter als 30 Jahre sind, widersprechen sie diesen Kriterien, weshalb sich manche Autoren für eine entsprechende Änderung der Kriterien aussprechen. Dies würde ermöglichen, auch über 30jährige Personen, die plötzlich viele körperliche Symptome entwickeln, als „somatoform gestört" zu diagnostizieren.

MCS als psychosomatische Störung

Während der Begriff somatoforme Störung unterstellt, der Patient habe ein psychisches Problem und bilde sich das körperliche Problem nur ein, meint „psychosomatische Störung", der Patient habe ein psychisches Problem, aus dem sich ein körperliches Problem entwickle – ein wesentlicher Unterschied trotz oberflächlicher Ähnlichkeit. Für beide Störungen ist eine psychische Behandlung erforderlich, die Dringlichkeit der Behandlung ist aber im ersten Fall geringer.

Anders als bei uns, wird der Begriff „psychosomatisch" in den USA sparsam gebraucht. Anscheinend ist er einer kürzlichen Revision der psychiatrischen Terminologie (DSM-III-R) zum Opfer gefallen. MCS wird daher dort ganz selten als psychosomatische Störung verstanden [135]. In der Bundesrepublik ist der Differenziertheitsgrad psychiatrischer und psychologischer Diagnosen anscheinend viel geringer, so daß nach meiner Erfahrung bei Begutachtungen oft verschiedene Experten denselben Patienten einmal als psychosomatisch, dann wieder als neurotisch oder schließlich sogar als psychotisch bezeichnen.

Einen Widerspruch sehen hierin nur die Begutachteten oder andere Laien. Wissenschaftlern und Ärzten ist die besonders große Beliebigkeit psychiatrischer Diagnosen vertraut.

MCS als paranoid-zwanghafte Störung

Nach einer bisher seltenen Sichtweise ist MCS zumindest bei dem einen von dem entsprechenden Autor tatsächlich untersuchten Kranken eine psychische Störung mit paranoid-zwanghaften Zügen [360]. Entsprechend seien nicht Hysterie, Emotionalität, Irrationalität und Klagsamkeit zu beobachten, sondern umgekehrt hohe Selbstkontrolle, exzessive Sachlichkeit und Nüchternheit, gepaart mit hoher Intelligenz, großer Informiertheit, unterschwelliger Konkurrenz und Feindseligkeit gegenüber Experten. Die angebliche körperliche Krankheit sei eine Wahnidee, die aber geschickt gegenüber Helfern verteidigt werde.

MCS als Ergebnis von schicht-spezifischer Gefühlssozialisation

Eine emotionssoziologische Theorie zum Gefühlslernen [176, 326] läßt sich vom Prinzip her auf MCS anwenden. Hiernach werden nicht nur Denken und Wahrnehmen gelernt, sondern auch Gefühle, Bedürfnisse, Einstellungen und Verhaltensweisen wie Wut, Eifersucht, Ehrgefühl und Stolz. Dies bedeutet, daß Befindlichkeitsstörungen, Schmerzempfindungen und Verhaltensbeeinträchtigungen auch Lernprozessen unterliegen, also in einem gewissen Umfang gelernt oder verlernt werden können.

Diese Lernprozesse könnten zudem geschlechts-, schicht- oder kulturspezifisch sein, wie etwa die unterschiedlichen Wahrnehmungs- oder Artikulationsschwellen von Schmerz bei verschiedenen Menschen zeigen.

MCS als Krankheitsglaube

Einige Autoren [54, 66 389, 402, 420, 439] argumentieren in eine ähnliche Richtung, aber mit konkretem politischem Bezug: MCS sei ein Krankheitsglaube („Illness Belief", [416, 417]), erzeugt von unverantwortlichen Ärzten, übernommen von unzufriedenen Patienten, geschürt von Laien, Medien und einigen Fachleuten, die daran verdienten (Rechtsanwälte, Inhaber von Labors).

Es entwickle sich eine Subkultur oder Sekte, die kaum noch Außenkontakte habe, sich gegenseitig bestätige und gegen äußere Kritik immunisiere. Durch geschickte Anwendung von politischem Druck schafften die MCS-Anhänger eine politische Akzeptanz von MCS, die medizinisch nicht gerechtfertigt sei.

5.3 Exkurs: DSM-III

Neuere US-amerikanische Versuche, MCS psychogen zu erklären, beziehen sich, wie erwähnt, fast immer auf das Klassifikationssystem für psychische Krankheiten der American Psychiatric Association, das Diagnostic and Statistical Manual of Mental Disorders (Version DSM-III-R [110]). Da diese psychischen Diagnosen leider sehr populär sind und immer wieder als psychogene Erklärungen mißverstanden werden [256], soll die DSM-III-Klassifikation hier kurz dargestellt werden.

Angstsyndrome

Phobie ist „ein zerrüttendes, angstvermitteltes Vermeidungsverhalten, das in keinem Verhältnis zu der Gefahr steht, die vom gemiedenen Objekt oder der gemiedenen Situation droht, und das der Leidende in der Tat auch als grundlos erkennt" [110, S. 164]. Meist werden Phobien lerntheoretisch als Vermeidungslernen erklärt. Dies macht in vielen Fällen aber keinen Sinn, bei denen die späteren Angstreize nie negativ erlebt wurden und auch nie mit einem primären Angstreiz gekoppelt waren. Hier hilft man sich mit dem Rückgriff auf das Modellernen oder auf die vegetativ-nervöse Labilität bestimmter Personen [232].

Das **Paniksyndron** „manifestiert sich im anfallsartigen und unerklärlichen Auftreten einer Vielzahl quälender Symptome: in Atemschwierigkeiten, Herzpalpitationen, Schmerzen oder Unwohlsein in der Brust, Erstickungs- oder Beklemmungsgefühlen; in Benommenheit, Schwitzen, Zittern oder Beben; in intensiver Angst und dem Gefühl drohenden Unheils. Gefühle der Depersonalisation und Derealisation – des Getrenntseins vom eigenen Körper und der Unwirklichkeit der Welt – und die Angst zu sterben, verrückt zu werden oder unkontrolliert zu handeln, können den Patienten bedrängen und überwältigen" [110, S. 180]. Panikattacken treten oft mehrmals wöchentlich auf, manchmal für Minuten, selten länger, und sind oft an bestimmte Situationen gebunden. Kriterium für ein Paniksyndrom ist das Auftreten von mindestens drei Panikattacken in drei Wochen. Dieses Kriterium ist selten erfüllt.

Das **generalisierte Angstsyndrom** ist eine „generalisierte, anhaltende Ängstlichkeit, die nicht durch eine andere psychische Störung bedingt ist. Symptome: motorische Spannung, vegetative Hyperaktivität, Erwartungsangst, Überwachheit und ständiges Überprüfen der Umgebung" [110, S. 790] Auch hier liegt ein Zusammenhang zur angeborenen oder erworbenen vegetativen Labilität bzw. Übererregbarkeit nahe.

Ein **Zwang** ist ein „unwiderstehlicher Drang, eine irrationale Handlung immer von neuem zu wiederholen" [110, S. 805].

Unter **Posttraumatischer Belastungsstörung** versteht man die „Ausbildung charakteristischer Symptome nach einem psychisch traumatischen Ereignis, das im allgemeinen außerhalb der üblichen menschlichen Erfahrung liegt. Symptome: Wiedererleben des traumatischen Ereignisses, Erstarren der Reagibilität auf oder verminderte Anteilnahme an der äußeren Welt, Vielzahl vegetativer, dysphorischer oder kognitiver Symptome“ [110, S. 799].

Somatoforme und dissoziative Störungen

Somatoforme Störungen sind „Störungen, bei denen körperliche Symptome eine körperliche Krankheit nahelegen, für die jedoch keine Ursache zu finden ist. Es wird daher angenommen, daß diese Störungen in Verbindung mit psychischen Konflikten und Bedürfnissen stehen, aber nicht willentlicher Kontrolle unterliegen. Zu diesen Störungen gehören: Somatisierungssyndrom, Konversionssyndrom (oder hysterische Neurose), psychogenes Schmerzsyndrom und Hypochondrie" [110, S. 802].

Die Symptomatik der somatoformen Störungen überschneidet sich mit der von MCS. Da somatoforme Störungen vor der Einführung von Chemikalien beschrieben wurden und ohne chemische Exposition auftreten können, seien sie anscheinend nicht durch chemische Empfindlichkeit verursacht [382].

Das **Konversionssyndrom** ist eine „somatoforme Störung, bei der sensorische oder muskuläre Funktionen beeinträchtigt sind. Die Symptome legen gewöhnlich eine neurologische Erkrankung nahe, obwohl eine körperliche Untersuchung keine Bestätigung liefert. Empfindungslosigkeit und Lähmungen sind Beispiele." [110, S. 793/ 794].

Das **Somatisierungssyndrom** ist eine „psychische Störung, bei der Patienten medizinische Hilfe für andauernde und multiple körperliche Beschwerden suchen, die keine körperlichen Ursachen haben. Die medizinische Vorgeschichte ist kompliziert und wird häufig dramatisch dargestellt" [110, S. 802]. Die Autoren verweisen auch auf die Hypochondrie, die verstanden wird als Beeinträchtigung sensorischer oder muskulärer Funktionen (z. B. Empfindungslosigkeit, Lähmung) ohne erkennbaren neurologischen Anlaß – was offensichtlich wiederum identisch ist mit dem oben definierten Konversionssyndrom.

Dissoziative Störungen sind „psychische Störungen, bei denen die normale Integration von Bewußtsein, Gedächtnis oder Identität plötzlich und zeitweilig aufgehoben ist. Beispiele sind: psychogene Amnesie, psychogene Fugue, multiple Persönlichkeitsstörung" [110, S. 787].

Affektive Störungen

Depression ist ein „emotionaler Zustand, der durch große Traurigkeit, Besorgtheit, Gefühle der Wertlosigkeit und der Schuld, sozialen Rückzug, Schlafstörungen, Appetitmangel, sexuelles Desinteresse und entweder Lethargie oder Agitiertheit gekennzeichnet ist" [110, S. 786].

Spezifische Persönlichkeitsstörungen

Die **paranoide Persönlichkeit** hat eine Form der „Schizophrenie, bei der Verfolgungswahn, Größenwahn, Eifersuchtswahn oder Halluzinationen mit Verfolgungs- oder Größeninhalten im Vordergrund stehen" [110, S. 798]. Paranoia ist ein „allgemeiner Begriff für systematisierte Wahnideen bei sonst ungestörten psychischen Funktionen" [110, S. 798].

Die **Borderline-Persönlichkeit** zeichnet sich aus durch „Instabilität von Beziehungen, Stimmung und Selbstbild. Einstellungen und Gefühle anderen Menschen gegenüber können innerhalb kurzer Zeit beträchtlich und aus unerklärlichen Gründen schwanken. Auch die Emotionen sind schwankend und ändern sich abrupt, besonders häufig sind plötzliche Zornausbrüche. Borderline-Persönlichkeiten sind streitsüchtig, reizbar und sarkastisch. Ihr Verhalten ist in einigen Bereichen ... unberechenbar, impulsiv und potentiell selbstschädigend" [110, S. 302/303].

Zwanghafte Persönlichkeiten sind „perfektionistisch und übermäßig mit Einzelheiten, Regeln und Plänen beschäftigt. Arbeit geht ihnen vor Vergnügen und es fällt ihnen über die Maßen schwer, Entscheidungen zu treffen und ihre Zeit einzuteilen. Ihre zwischenmenschlichen Beziehungen sind häufig schlecht, denn sie bestehen darauf, daß alles auf ihre Art und Weise gemacht wird. Menschen mit dieser Störung sind gewöhnlich ernst und förmlich und kaum in der Lage, Wärme und Freundlichkeit zu vermitteln" [110, S. 305].

Bewertung des DSM-III

Diese Klassifikation hat den Anspruch, präzise Einordnungen und Abgrenzungen psychischer Störungen zu ermöglichen, hat aber, zumindest in der deutschen Version, viele begriffliche Unschärfen und unklare Zuordnungen: z. B. zwischen Angstzuständen, Angststörungen und Angstsyndrom oder zwischen somatoformen Störungen, Somatisierungsstörungen und Somatisierungssyndrom u.ä.m. MCS läßt sich an mehreren Stellen in diese Klassifikation einpassen:

- bei Angstsyndromen[21], mit den Untergruppen Phobien, Angstzustände (Paniksyndrom, generalisiertes Angstsyndrom, Zwangssyndrom) und posttraumatische Belastungsstörung,
- bei somatoformen und dissoziativen Störungen, mit den Untergruppen somatoforme Störungen (Konversionssyndrom, Somatisierungssyndrom bzw. Briquet-Syndrom) und dissoziative Störungen,
- bei affektiven Störungen, mit den Untergruppen Depression und Manie,
- bei spezifischen Persönlichkeitsstörungen, mit den Untergruppen paranoide, schizoide, schizotypische, Borderline-, histrionische, narzistische, hypersensitive[22], dependente, zwanghafte und passiv-aggressive Persönlichkeitsstörung und
- evtl. bei vererbten oder erworbenen psychophysiologischen Störungen, substanzinduzierten Störungen und psychischen Störungen im Alter.

Hier ist noch einmal zu betonen, daß das DSM-III eine beschreibende, keine erklärende Klassifikation ist. Die Einordbarkeit in diagnostische Kategorien hat noch keinen Erklärungswert. Psychiater und Psychologen, die das DSM-III verwenden, unterstellen körperlich gesunden Patienten, die „nur" psychische Probleme haben, wie etwa , daß sie sich körperlich für krank halten.

Für die Überprüfung, ob diese Patienten tatsächlich körperlich gesund sind, fühlen sich Psychiater und Psychologen nicht zuständig. Sofern sie überhaupt daran denken, unterstellen sie, daß andere Experten diese Überprüfung schon kompetent durchgeführt haben. Diese Unterstellung ist oft falsch.

Allgemein ist zu psychogenen MCS-Erklärungen zu sagen, daß sie Ursachen und Wirkungen nicht trennen können oder wollen:

"... selbst wenn einige MCS-Patienten vor Ausbruch der Erkrankung depressiv waren, bleibt die Frage offen, ob MCS durch Depression verursacht wird, ob depressive Menschen anfälliger für MCS sind oder ob die erst aufgetretene Depression Folge einer früheren, unentdeckten Überempfindlichkeit gegenüber Nahrungsmitteln oder Chemikalien war" [282, S. 263].

Dabei bestehen theoretisch mindestens folgende Möglichkeiten für die zeitliche und kausale Beziehung zwischen Exposition (Chemikalien, Nahrung), Depression (psychische Störung) und MCS:

1. Exposition verursacht gleichzeitig und unabhängig voneinander Depression und MCS. MCS kann vor, nach oder gleichzeitig mit der Depression auftreten.

2. Exposition verursacht Depression, Depression verursacht MCS. MCS tritt nach der Depression auf.
3. Exposition verursacht MCS, MCS verursacht Depression. MCS tritt vor der Depression auf.
4. Exposition verursacht weder MCS noch Depression. MCS und Depression sind unabhängig voneinander. MCS kann vor, nach oder gleichzeitig mit der Depression auftreten.
5. Exposition verursacht weder MCS noch Depression. Depression verursacht MCS. MCS tritt nach der Depression auf.
6. Exposition verursacht weder MCS noch Depression. MCS verursacht Depression. MCS tritt vor der Depression auf.
7. Exposition erleichtert die Verursachung von MCS durch Depression. MCS tritt nach der Depression auf.
8. Depression erleichtert die Verursachung von MCS durch Exposition. MCS tritt nach der Depression auf.

Dabei wird angenommen, daß MCS und psychische Störung diagnostiziert werden können und auch tatsächlich werden – was nicht immer zutrifft. Weiterhin wird angenommen, daß MCS und Depression eine vergleichbar lange Latenzzeit haben. Ungleich lange Latenzzeiten würden zur Folge haben, daß die zeitliche Sequenz von MCS und Depression sich nicht mehr kausal interpretieren läßt.

Die Aufzählung zeigt, daß das Auftreten von MCS nach der Depression in den meisten Fällen zu erwarten ist, auch wenn die Depression gar nicht MCS verursachte, MCS also nicht psychogen ist.

5.4 Neurologisch und neuropsychologisch

Das Nervensystem dient der Steuerung innerer Prozesse und des Verhaltens, meist vermittelt über die Psyche. Es empfängt innere und äußere Signale, leitet sie weiter, speichert, verarbeitet und bewertet sie und setzt sie in (innere und äußere) Steuerungsimpulse um. Es besteht aus Milliarden Nervenzellen (Neuronen), in denen die Impulse immer nur in eine Richtung elektrisch weitergeleitet werden.

An der Berührungsstelle (Synapse) zwischen zwei Neuronen wird der Impuls chemisch durch Botenstoffe (Neurotransmitter) weitergeleitet. Das Nervensystem wird morphologisch in Zentralnervensystem (ZNS, Gehirn und Rückenmark) und peripheres Nervensystem (PNS, Neuronen außerhalb von Gehirn und Rückenmark eingeteilt). Funktionell ist es aufgeteilt in das vegetative Nervensystem (VNS, steuert nicht bewußtseinsfähige Körperfunktionen) und animalisches Nervensystem (wird zugunsten des ZNS vernachlässigt).

Das Gehirn wird in Hemisphären, Regionen, Schichten u.ä.m. eingeteilt, die unterschiedliche Funktionen wahrnehmen, sich aber mitunter gegenseitig ersetzen können (Reservekapazität, Elastizität). Das PNS wird in sensorische (aufsteigende, afferente) Bahnen von den Rezeptoren zum ZNS und in motorische (absteigende, efferente) Bahnen vom ZNS zu Drüsen oder Muskeln unterteilt.

Im PNS sind die Neuronen linear hintereinander angeordnet, was die Nervenbahnen hier zu Einbahnstraßen macht. Im ZNS dagegen empfangen Nervenzellen von sehr vielen vorgeschalteten Nervenzellen gleichzeitig Impulse und geben an sehr viele nachgeschaltete Neuronen gleichzeitig Impulse weiter. Dabei sind sie in der Regel durch Rückkopplungsschleifen mit wenigen Zwischenschritten mit sich selbst verschaltet. Diese Art der Verschaltung bildet ein ungeheuer komplexes, vielgestaltiges und flexibles System.

Aus der Neurologie bzw. den Spezialgebieten Neuropsychologie, -toxikologie, -immunologie und -endokrinologie stammen mehrere Erklärungsansätze für MCS.

MCS als neurotoxische Vergiftung

Wenn die auftretenden Symptome vor allem nervlicher oder psychischer Art sind, läßt sich MCS oft als neurotoxisches Phänomen verstehen [255, 256], etwa als chronisch-toxische Enzephalopathie im ZNS [280], Polyneuropathie im PNS [221, 301, 406, 433, 472] oder vegetative Neuropathie im VNS [246, 302]. Manche Fälle haben große Ähnlichkeit mit dem Lösemittel-Syndrom bzw. der Malerkrankheit.

Betrachtet man nicht einzelne Fälle, sondern alle als MCS bezeichneten Fälle insgesamt, dann zeigt MCS vielfältigere Symptome als die üblichen neurotoxischen Erkrankungen. MCS ähnelt eher einer akuten als einer chronischen Krankheit, hat meist vielfältigere Auslöser und läßt sich oft nicht oder kaum durch Laborbefunde objektivieren. Daraus läßt sich schließen, daß – wenn überhaupt – nur ein Teil der MCS-Fälle neurotoxisch ist.

Wie groß dieser Anteil ist, hängt auch davon ab, ob die Diagnose einer neurotoxischen Erkrankung noch unbekannt ist oder unterdrückt wird – mit der Folge, daß solche Kranke eine andere Diagnose erhalten oder undiagnostiziert bleiben müssen [256, 259].

Nach diesem Ansatz kann daher eine chronische Vergiftung durch organische Lösemittel [153, 206, 294, 406, 474], Pestizide [145, 225], Amalgam oder Palladium [102] und Schadstoffgemische [112] die Ursache nicht nur für Polyneuropathie und chronisch-toxische Enzephalopathie (organisches Psychosyndrom, [255]), sondern auch für MCS sein.

Entsprechende Fälle einer Weiterentwicklung neurotoxischer Störungen zu MCS werden z. B. beschrieben für die EPA (von SBS zu MCS [469]) und für Boeing (von Befindlichkeitsstörungen durch Phenolharz-Exposition zu MCS [304]; SIMON [400] interpretiert dies wieder rein psychiatrisch).

In der BRD sind bzw. waren in diesem Zusammenhang wahrscheinlich Lösemittel [221] wie Toluol, Perchlorethylen, Dichlormethan und Holzschutzmittel [246] wie PCP oder Lindan insgesamt am wichtigsten. Bei einzelnen beruflich oder umweltmäßig exponierten Personengruppen können aber auch andere Neurotoxine, wie Spritzmittel im Weinanbau, Schuhsprays oder Toluol aus Tiefdruck-Erzeugnissen für Nervenschäden verantwortlich sein, die sich in bestimmten Fällen zu MCS weiterentwickeln.

MCS als extreme Wahrnehmungsempfindlichkeit

Nach SCHOTTENFELD [382] haben MCS-Kranke eine allgemein oder spezifisch sehr hohe Geruchsempfindlichkeit (DOTY u. a. würden sicherlich widersprechen), was Normalpersonen und Experten oft erstaune. Es ist aber unklar, ob die empfindlichere Geruchswahrnehmung den sonstigen MCS-Symptomen vorausgeht, sie begleitet oder ihnen folgt.

Die großen Unterschiede zwischen Menschen hinsichtlich Wahrnehmungsempfindlichkeit sind lange bekannt. Sie erklären sich allgemein aus genetischen, historischen, sozialen, beruflichen und Umweltfaktoren – ebenso wie Veränderungen bei einem Menschen im Laufe des Lebens. Bei chronischer Exposition kommt es dabei nicht notwendig zur Adaptation von Wahrnehmung/Empfindung an die Noxen, sondern oft auch zu ihrer Verstärkung.

MCS beruhe auf einer extrem hohen Ausprägung der bei Menschen sehr unterschiedlichen Wahrnehmungsempfindlichkeit für Chemikalien [414]. Damit empfindlichere Wahrnehmung krank macht, muß sie innere Reaktionen auslösen, die dem Körper schaden. Die Reaktionsbereitschaft ist aber bei bestimmten Krankheiten verstärkt. So reagieren Asthmatiker verstärkt auf Parfüms, Kosmetika, Insektizide, Reinigungsmittel, Rauch, Farbe, Autoabgase, sonstige Gase und Kochgerüche [382]. Dies gilt auch für Asthmatiker ohne Geruchssinn. Wahrnehmungs- und Reaktionsschwellen zeigen kurzfristige Veränderungen und werden z. B. bei Erregung und Angst gesenkt.

MCS als vegetative Übererregbarkeit

Technische Geräte können sehr unterschiedliche Empfindlichkeiten für Signale aufweisen – z. B. verschiedene Radios für Funkwellen. Aus Sicht der Signaltheorie sind auch Menschen nicht gleich eingestellt: Einige (über-) reagieren schon auf schwache Reize, andere sind auch durch starke Reize „nicht vom Fleck zu bewegen". Die Grundstellung dieser Regler, das sogenannte Temperament eines Menschen, erfolgt durch das VNS. Sie ist genetisch bedingt, wird aber langfristig auch durch Lebensweise und -bedingungen beeinflußt.

Allgemeine vegetativ-nervöse Übererregbarkeit kann Ursache für MCS sein. Solche Übererregbarkeit wurde gefunden bei MCS-Patienten [119], bei Lösemittel-Exponierten [100, 397], bei Pestizid-Exponierten [148, 461] und bei Drogen- und Psychopharmaka-Konsumenten [12, 412]. Dies belegt, daß Übererregbarkeit aufgrund neurotoxischer Exposition entstehen kann.

MILLER [282] berichtet, viele MCS-Patienten hätten den Eindruck, ihr Nervensystem sei gewissermaßen „zu laut" eingestellt – was wohl die subjektive Innensicht solcher Übererregbarkeit darstellt. BELL u. a. [46] beobachteten einen Zusammenhang zwischen Geruchsempfindlichkeit (Kakosmie) und Schüchternheit (als Indikator für nervliche Übererregbarkeit).

Ein Beispiel [382]: Bei ausreichender Lösemittel-Exposition, z. B. in Form von Alkohol, treten immer Bewußtseinsveränderungen und Verwirrtheit auf. Exponierte können hierauf sehr unterschiedlich reagieren: mit Freude oder Angst, Aufsuchen oder Meiden. Die unterschiedliche Reaktion kann eine unterschiedliche Empfindlichkeit des Nervensystems oder anderer Organe widerspiegeln, z. B. optimale Aktivierung mit Wohlgefühl oder unangenehme Überaktivierung mit Auslösung von Angst.

Bei allgemeinen Angststörungen werden Symptome vegetativer Überaktivität beobachtet. Diese Symptome treten aber lange und gleichmäßig auf, was nach SCHOTTENFELD [382] gegen Umweltbedingtheit, also Auslösung durch spezifische Expositionen, spreche. Besteht vegetative Übererregung aber nicht konstant, sondern ist abhängig von bestimmten Auslösern, ist also nur die Übererregbarkeit konstant, dann sind bei sporadischem Auftreten der Auslöser sporadische Symptome zu erwarten, bei Dauerexposition dagegen chronische Symptome. SCHOTTENFELDs Argument ist also nicht stichhaltig.

MCS durch erhöhte Erregbarkeit im limbischen System

Time-Dependent Sensitization (TDS) und limbische Bahnung (limbic kindling) sind an Tieren beobachtete Phänomene der zunehmenden und dauerhaften Sensibilisierung der limbischen Gehirnregion, mit der Folge von physiologischen Änderungen und Verhaltensänderungen (bei TDS) oder epileptischen Anfällen beim Kindling. Aufgrund vieler Übereinstimmungen sind TDS und Kindling gute neurologische Modelle für MCS beim Menschen [12, 41, 42, 141, 148, 248, 412, 461, 466].

TDS und Kindling lassen sich durch einzelne oder wiederholte Reize auslösen: Medikamente, Drogen, sonstige Chemikalien, aber auch durch nicht-chemische Reize, wie körperliche Berührung, elektrische Schläge und Streß. Damit läßt sich die Kreuzreaktivität von chemischen Schadstoffen und psychosozialen Stressoren erklären.

Ursache für MCS ist nach diesen Autoren die Erhöhung der Erregbarkeit im limbischen System durch Kindling oder TDS. Das limbische System[23)] hat eine zentrale Stellung durch die im Hypothalamus erfolgende Verschaltung von Nerven-, Immun- und Hormonsystem. Da chemische und Geruchsreize das limbische System von der Nase aus direkt erreichen können, ohne den längeren Weg über die Blutbahn nehmen zu müssen [146, 163, 199, 330], können sie dadurch stärker und schneller auf den Hypothalamus durchschlagen, was die Abstimmung von Nerven-, Hormon- und Immunsystem beeinträchtigt und eine Vielzahl von Störungen hervorrufen kann [12, 41, 44, 284, 296].

5.5 Immunologisch

Unter Immunsystem versteht man das Abwehrsystem des Körpers gegen einerseits äußere schädliche Einflüsse, also biologische Erreger (Bakterien, Viren, Pilze, Würmer, Protozoen), physikalische Noxen (v. a. Strahlung, Felder) und chemische Schadstoffe, andererseits schädliche Bestandteile des Körpers selbst (z. B. Zelltrümmer, Krebszellen). Das Immunsystem muß diese schädlichen Einflüsse bzw. ihre Auswirkungen im Körper möglichst rasch finden, erkennen und ausschalten. Das Immunsystem ist nicht an ein Organ gebunden, sondern eine funktionale Einheit mit verschiedenen Komponenten:

- Phagozyten (Makrophagen und neutrophile Granulozyten) sind Zellen, die Antigene umschließen und vernichten.
- Antikörper sind Eiweißkörper, sogenannte Immunglobuline, die sich sehr spezifisch mit Toxinen verbinden und sie neutralisieren, Viren bei der Ankopplung an Körperzellen hindern und Bakterien festhalten, so daß sie von Phagozyten zerstört werden können.
- B-Zellen (B-Lymphozyten) sind Zellen, die an der Oberfläche spezifische Antikörper tragen. Kontakt mit dem passenden Antigen führt zur Ausdifferenzierung in Gedächtniszellen und Antikörper produzierende Plasmazellen.

- T-Zellen (T-Lymphozyten) sind Zellen, die im Gegensatz zu Phagozyten ein Antigen mit dem T-Zellrezeptor auf ihrer Membran genau identifizieren können. Sie werden unterteilt in Helfer-, Killer- und Suppressorzellen. Helferzellen kreisen im Blut und suchen nach ihren Antigenen. Haben sie diese gefunden, wandern sie zur Milz und zu benachbarten Lymphknoten und lösen dort die Herstellung von T-Killerzellen aus. Killerzellen heften sich an die befallenen Zellen und zerlöchern deren Membran. Suppressorzellen unterdrücken bestimmte Immunreaktionen.
- Natürliche Killerzellen sind Immunzellen mit unspezifischer Wirkung, die vor allem virusinfizierte Zellen und Krebszellen angreifen.
- Immunkomplexe sind Kopplungen von Antigen mit Antikörper.
- Komplemente sind im Blut kreisende Proteine, die in Verbindung mit Antikörpern fremde Zellen zerstören.

Das Immunsystem hat zwei Abwehrlinien: die zelluläre und humorale Abwehr. Bei der zellulären Abwehr greifen Phagozyten, T-Killerzellen und Natürliche Killerzellen die Antigene an. Die humorale Abwehr beruht auf in Körperflüssigkeit (Blut, Lymphe) gelösten Wirkstoffen, den Antikörpern und Komplementen.

Unabhängig von der Einteilung in zelluläre vs. humorale Abwehr ist die Spezifität bzw. Unspezifität der Immunreaktion: Die Immunreaktion kann unspezifisch für viele Antigene bzw. Noxen gleichartig erfolgen oder spezifisch, quasi als gezielter Schuß. Die unspezifische Reaktion ist breiter anwendbar und sicherer, die spezifische Reaktion ist effektiver und nebenwirkungsfreier – wenn sie trifft.

Das Immunsystem steuert sich selbst über Zytokine (Lymphokine, Interleukine, Interferone und Prostaglandine) und wird beeinflußt vom Nerven- und Hormonsystem. Insbesondere Kortikosteroide und Thymus-Hormone wirken immunregulatorisch. Das Immunsystem ist sehr leicht störbar durch Chemikalien, die zu verstärkten (Hypersensitivität, Autoimmunität) oder verminderten (Immunschwäche) Immunreaktionen führen.

Unter Autoimmunerkrankungen versteht man Erkrankungen, bei denen das Immunsystem den eigenen Körper angreift. Bei Allergien[24] als der verbreitetsten Form von Hypersensitivität erfolgen übermäßige Reaktionen auf bestimmte Antigene (hier dann Allergene genannt).

Immunstörungen waren die ersten Erklärungsversuche für MCS von seiten der klinischen Ökologie. Aber auch Forscher, die nicht der klinischen Ökologie zugehören, haben MCS-Erklärungen aus Immunologie, Immuntoxikologie und Neuroimmunologie vorgebracht. Hier bestehen besonders große Überschneidungen zwischen den Erklärungsansätzen.

MCS als defekte Immunregulation

Biologische Regulationssysteme, wie das Nerven-, Immun- und Hormonsystem, unterliegen diffizilen Kontrollmechanismen. Umweltgifte bewirken ähnlich wie ionisierende Strahlung in diesen Systemen vor allem dreierlei [236]:

- Erzeugung freier Radikale und Alkylierung, d. h. Abspaltung von Elektronen, was die Eiweiß- oder Zellfunktion ändert und zu schweren Immunstörungen führen kann;
- strukturelle Veränderung körpereigener Strukturen, wodurch sie autoimmunogen werden, d. h. vom Immunsystem als fremd betrachtet werden, was zum Versuch führt, sie zu entfernen (durch Auto-Antikörper);
- Auslösung von Hapten-Carrier-Reaktionen: Niedrig-molekulare Toxine, die selbst keine Immunantwort hervorrufen, binden dabei an größere Moleküle, was eine Immunantwort erzeugt.

Durch diese Mechanismen kann das Immunsystem gestört oder geschädigt werden, akut oder chronisch. Viele Umweltgifte sind außerdem fettlöslich und können Jahrzehnte im Körper gespeichert bleiben. Eine Fehlregulation im Immunsystem als Ursache von MCS oder ähnlichen Erkrankungen wird nicht nur von vielen klinischen Ökologen [216, 236, 342, 444] angenommen, sondern auch von einigen Immunologen bzw. Allergologen [76, 93, 121, 223, 318].

MCS als Immunvergiftung

Die von LEVIN/BYERS [236] als MCS-Ursache betonte defekte Immunregulation wird nach REA [345] und anderen klinischen Ökologen durch Umweltchemikalien verursacht[25)]. Diese sind daher eher Immuntoxine als Immunogene[26)], sie stören die Immunreaktion auf normale Antigene und sind nicht eine Immunreaktion auf unnormale Antigene. In diesen Zusammenhang gehört RANDOLPHs [337] Annahme, daß die mangelnde Verträglichkeit bestimmter Chemikalien auf mangelnder Adaptation beruht, was SELYEs [338] Überlegungen zum Allgemeinen Adaptationssyndrom fortführt[27)].

Die Immuntoxikologie [223] hat allgemein gezeigt, daß das Immunsystem sehr chemikalienempfindlich ist und daß Immunreaktionen durch Chemikalien geschwächt oder verstärkt werden können. Verschiedene Immunparameter werden dabei ganz unterschiedlich verändert. Dadurch können sehr unterschiedliche Störungsbilder [345] entstehen, deren Ursache schwer erkennbar ist.

MCS als Hypersensitivitäts-Reaktion

Unter Hypersensitivität im immunologischen Sinn [76, 235] werden anders als in der Toxikologie sehr spezifische molekulare Mechanismen[28)] verstanden. Immunologische Hypersensitivität wird in vier Typen unterschieden:

- Allergien (IgE-vermittelt; Typ I-Reaktionen),
- zytotoxische Reaktionen (IgG- oder IgM-vermittelt; Typ II-Reaktionen),
- immunkomplex-vermittelte Reaktionen (Typ III-Reaktionen) und
- zell-vermittelte Reaktionen (Typ IV-Reaktionen, auch zell-vermittelte Zytotoxizität oder verzögerte Hypersensitivität genannt).

Viele klinische Ökologen [46, 62, 217, 332, 339, 341, 347], aber auch einige Immunologen [126, 149, 271, 318, 321, 377, 431, 457] nehmen an, daß insbesondere Nahrungsmittel oder darin enthaltene Chemikalien manifeste oder versteckte Allergien auslösen können.

Dagegen argumentieren v. a. PEARSON u. a. [327], RIX u. a. [356] und CHECK [85]. Andere Immunologen wie ALBRIGHT/GOLDSTEIN [4] oder TERR[29)] [438] kritisieren allgemein, daß immunologische Tests bei MCS-Patienten keine Auffälligkeiten zeigten. Bei MCS handele es sich allenfalls um eine Pseudo-Allergie, die oberflächlich einer Allergie ähnele, aber auf anderen, wahrscheinlich nicht immunologischen, Mechanismen beruhe.

MCS als Folge von Immunkomplex-Bildung

Immunkomplexe sind Vereinigungen von Antigenen mit Antikörpern, die sich in kleinen Blutgefäßen ablagern und dort oder anderswo im Körper Entzündungen (Vaskulitis, Arthritis, Nephritis) und Gewebsschäden an der Haut verursachen (Typ III-Hypersensitivität). Die Theorie der MCS-Verursachung durch Immunkomplexe beruht auf der Beobachtung von zirkulierenden Immunkomplexen bei MCS-Patienten [318, 319].

MCS als Autoimmunprozeß

Autoimmunerkrankungen sind meist immunkomplex-vermittelte Typ-III-Reaktionen (z. B. rheumatoide Arthritis) oder zell-vermittelte Typ-IV-Reaktionen (z. B. Multiple Sklerose). Chemikalien verändern Gewebe und regen so vermittelt die Bildung von Auto-Antikörpern gegen Antigene des eigenen Gewebes [345] an, was möglicherweise aber nur diagnostische, keine kausale Bedeutung hat.

MCS als Folge neurogener Entzündungen

Das Nervensystem kann Immunreaktionen beeinflussen, indem sensorische Nervenfasern Neuropeptide ausschütten, wie Substanz P (SP), Somatostatin (SOM), Neurokinin A (NKA) und Calcitonin Gen-Related Peptide (CGRP) [30, 324]. Diese Neuropeptide führen zu neurogenen, also nicht immunogenen (antigen-vermittelten) Entzündungen, etwa in den Atmungsorganen [274].

5.6 Toxikologisch, umwelt- und arbeitsmedizinisch

Unter Stoffwechsel versteht man die körperlichen Prozesse, die dem Körper zugeführte Fremdstoffe verarbeiten und verwerten[30)].
Wichtig für den Organismus ist dabei, daß giftige Fremdstoffe oder Stoffwechselprodukte entgiftet und/oder ausgeschieden werden.

Der Stoffwechsel beruht auf einer chemischen Veränderung der zugeführten Stoffe durch Biokatalysatoren, die sog. Enzyme. Die Menge der vorhandenen Enzyme kann langfristig erhöht werden (Enzym-Induktion), was den Körper an veränderte Bedingungen anpaßt (Gegenregulation); verschiedene Fremdstoffe können dasselbe Enzym benötigen (Enzym-Konkurrenz).

Bei Fehlfunktion des Stoffwechsels oder Aufnahme von nicht hinreichend metabolisierbaren Fremdstoffen kann eine Vergiftung auftreten, oft in schleichender, schwer erkennbarer Form. Manche Vergiftungen entstehen erst durch Wechselwirkung verschiedener Stoffe und Prozesse. Beispielsweise kann die Entgiftung von Lösemitteln behindert werden, wenn die dafür notwendigen Enzyme schon mit der Verstoffwechslung von Alkohol in Anspruch genommen werden. Menschen unterscheiden sich erheblich in der Enzym-Ausstattung aufgrund von Vererbung (Polymorphismus) und Lebensweise und sind dadurch sehr unterschiedlich bei chemischer Exposition durch Vergiftung gefährdet.

Auch Toxikologie, Toxiko- und Pharmakogenetik liefern einige Erklärungsansätze für MCS. Neuro- und Immuntoxikologie wurden schon oben erwähnt.

MCS als schleichende Vergiftung

Intensive Exposition gegenüber hochdosierten Toxinen verursacht oft Zelltod oder andere starke und gut erkennbare Wirkungen, was als akute Toxizität beschrieben wird [223, 236, 391]. Die Toxikologie war historisch zunächst orientiert an akuter Toxizität und lebensbedrohlichen Vergiftungen. Neuerdings beachtet sie aber auch die Wirkungen chronischer toxischer Niedrigdosis-Exposition (schleichende Vergiftung). Diese Wirkungen unterscheiden sich oft qualitativ von akuter Toxizität im Hochdosis-Bereich.

MCS wird von einigen Autoren als Folge einer unerkannten chronischen Vergiftung durch Chemikalien verstanden, über chronische Nervenvergiftungen durch Lösemittel, Pestizide und Metalle hinaus. Es werden folgende Stoffe genannt: Alkohol oder Drogen [28], Formaldehyd [65, 210, 293, 352], Pyrethroide [13, 51, 299, 448], andere Insektizide [81] und Zahnmetalle, v. a. Amalgam und Palladium [102, 372].

Ein gutes Beispiel für solche schleichende Vergiftung ist das Sick-Building-Syndrom [105, 275, 292, 469].

MCS durch Versagen der Entgiftung

Qualitative oder quantitative Abweichungen im Stoffwechsel als Ursache für abweichende Reaktionen auf Medikamente oder Toxine wurden schon lange vermutet und gelten nach neuen Erkenntnissen von Pharmako- und Toxikogenetik inzwischen als gesichertes Wissen [164, 260, 367, 486].

Ein erworbener Mangel des Organismus zur Entgiftung (Detoxifikation) von Schadstoffen und Metaboliten [290] führt zwangsläufig zur schleichenden Vergiftung des Körpers und hat v. a. in der MCS-Theorie von REA [345] eine zentrale Position. MCS wird danach verursacht durch Stoffwechsel-Muster, die nicht ausreichend in der Lage sind, in den Körper aufgenommene Fremdstoffe und die bei deren Verstoffwechslung entstehenden Stoffwechselprodukte (Metabolite) zu entgiften. So konnten vier verschiedene Varianten des Formaldehyd-Stoffwechsels nachgewiesen werden [495], von denen zwei zu einer chronischen Vergiftung mit Methanol (Methylalkohol) und entsprechenden neurotoxischen Schäden führen können.

Patienten mit MCS zeigen diverse biochemische Auffälligkeiten, von denen viele auch bei Allergien auftreten, was gegen eine spezifische biochemische Schädigung bei MCS spreche [142]:

- Mangel an Pyridoxalphosphat und Magnesium als wichtigem Modulator der Immunfunktion und
- abnormer Stoffwechsel essentieller Fettsäuren etc.

MCS-Patienten zeigten danach auch eine verminderte Ausscheidung essentieller Aminosäuren, was mehrere Ursachen haben könne: Proteinverlust aus Körperflüssigkeiten, erhöhte Nutzung von

Aminosäuren für Wachstum und Reparatur, Fehlverdauung oder Fehlabsorption und erhöhte Reabsorption durch die Nierentubuli. MCS scheine eher eine biochemische als eine immunologische Basis zu haben.

DAVIDOFF [105] hält Störungen des Glukose-, Aminosäure- oder Fettsäure-Stoffwechsels für eine mögliche Erklärung für MCS, ebenso Störungen der Serotonin-Aufnahme in den Blutplättchen.

MCS als Antioxidantien-Mangel

LEVINE/REINHARDT [241] und LEVINE/KIDD [240] nehmen an, daß MCS auf einem Versagen der Antioxidantien-Verteidigung beruhe. Hierfür sprächen Berichte über MCS-Verbesserungen beim Einsatz von Antioxidantien und über den bekannten protektiven Effekt von Antioxidantien bei der Verbesserung von Umweltschäden bei Tieren und Menschen[31)].

Hiernach beruht die Überempfindlichkeit auf dem Mangel an normalen Antioxidantien. Die Oxidation durch freie Radikale führt zu Immunsuppression, verminderter Infektionsabwehr, Autoimmunität und chemischer Allergie. Die genannten Immunveränderungen und -schädigungen stellten eine Umweltkrankheit dar. Menschen hätten zwar viele biochemische Radikalfänger[32)], die sie vor Schaden durch veränderte Zellen und Proteine schützen. Diese Schutz-Systeme würden aber jetzt viel stärker beansprucht [236].

MCS als Porphyrinopathie

Viele MCS-Kranke haben Störungen des Porphyrin-Stoffwechsels, sogenannte Porphyrinopathien. Dies konnte nachgewiesen werden, seitdem die Mayo-Kliniken einige neue, sehr empfindliche Blutzell-Porphyrin-Enzymtests einführten [297]. Deren Anwendung zeigte, daß Porphyrien nicht, wie vorher behauptet, sehr seltene Krankheiten sind mit einer Prävalenz von 1:1.000 bis 1:10.000. Vielmehr treten sie wesentlich häufiger auf mit einer Prävalenz von 1:20 bis 1:25, wenn sie auch oft bis ins Erwachsenenalter latent bleiben.

Entgegen der klassischen Auffassung können Porphyrien auch milde und chronische Verläufe haben. Diese nicht-klassischen Porphyrien zeigen nach der meist chemischen Auslösung des manifesten Stadiums eine ähnliche Symptomatik wie viele MCS-Fälle.

Porphyrien treten auf bei Enzymstörungen im Zusammenhang mit der Synthese von Häm, dem eisenhaltigen Anteil des roten Blutfarbstoffs Hämoglobin. Die Störungen können an einem oder mehreren von acht beteiligten Enzymen auftreten. Bei angeborenen Porphyrien ist in der Regel nur ein einziges Enzym gestört.

Die blockierte Hämsynthese stört zahlreiche Prozesse, die Häm und Hämoglobin einsetzen [118]. Hierzu gehören das Sauerstoff-Transportsystem, das Hämoglobin zum Transport des Sauerstoffs von der Lunge zu den Körperorganen benutzt, und das Cytochrom-P450-Enzymsystem, das Häm zur Entgiftung in der Leber benutzt. Im Gegensatz zu anderen angeborenen Stoffwechselstörungen zeigen sich Porphyrien oft erst im Erwachsenenalter [10].

Wenn der Stoffwechselpfad für die Hämsynthese blockiert ist, reichern sich nicht-verstoffwechselte Porphyrine in bestimmten Organen an. Hier können sie toxische Effekte haben, die sich v. a. durch Symptome im zentralen, peripheren oder vegetativen Nervensystem, an der Haut oder im Magen-Darm-Trakt zeigen. Die beim Übergang vom latenten ins manifeste Stadium auftretenden Symptome werden ausgelöst durch Licht, Infektionen, Streß, porphyrogene Medikamente und Chemikalien. Diese scheinen das mangelhafte Enzymsystem endgültig zu überfordern.

Die Symptome beruhen auf der Blockade des Porphyrin-Stoffwechsels und der Anreicherung von Porphyrinen in bestimmten Organen, nicht dagegen auf toxischen Konzentrationen der porphyrinogenen Substanzen [297]. Der Schweregrad der Störung kann weit variieren, die Auslöser sind praktisch dieselben wie bei MCS.

Bei durch verschiedene Krankheiten, Medikamente oder Chemikalien erworbenen Störungen der Hämsynthese spricht man rein beschreibend von Porphyrinurien (Auftreten von Porphyrinen im Urin), unabhängig davon, ob angeborene Enzymdefekte vorliegen. Die früher häufigste erworbene bzw. symptomatische Porphyrinurie war bedingt durch Bleivergiftung [454]. Porphyrien und Porphyrinurien werden zusammenfassend Porphyrinopathien genannt.

Porphyrien sind seit den 20er Jahren bekannt und werden in der von der WHO herausgegebenen International Classification of Diseases unter der Nummer E80 im ICD-10 aufgeführt. Bei angeborenen Porphyrien mit dem klassischen schweren Verlauf werden nach den gestörten Enzymen sieben Formen unterschieden [118, 265].

Auf einer Konferenz im Februar 1996 [480] äußerten sich mehrere MCS-Experten zu Porphyrinopathien. Hier einige Aussagen:

- BUSCHER wies darauf hin, daß ALA (d-Aminolävulinsäure, das erste Zwischenprodukt der Hämsynthese) sowohl cholinerge als auch GABA-Synapsen hemmt und auch den exzitatorischen Neurotransmitter Glutaminsäure blockiert.
- Gemäß HEUSER beeinträchtigen Schädigungen des Porphyrin-Stoffwechsels die Funktion der Mitochondrien und damit die Energieversorgung der Zellen.

- ZIEM betonte, daß Patienten mit angeborener Porphyrie in der Regel nur einen Defekt in einem Enzym aufweisen, während bei MCS-Kranken mehrheitlich mehrere Enzymdefekte vorliegen.

DUEHRING [123] schlägt eine Erklärung von einigen oder vielen Fällen von MCS als Stoffwechselstörung vor, mit ALA als „vereinheitlichendem metabolischen Faktor". ALA sei hochgradig neurotoxisch, die ALA-Synthese sei der erste und wachstumsbegrenzende Schritt der Hämsynthese.

Verschiedene (nach WILSON [481] über 3.700 kommerziell verfügbare) porphyrogene Chemikalien können direkt oder indirekt durch Hämabbau die Produktion von ALA-Synthase, dem ALA bildenden Enzym, und damit auch ALA anregen. Veränderungen der Hämsynthese hätten z. B. Auswirkungen auf Blutzucker, Hormone, Fettsäuren, antioxidative Enzyme und Aminosäuren, v. a. aber auch auf das für die Entgiftung wichtige Cytochrom-P450-System.

DUEHRING zufolge haben MCS-Patienten mehrheitlich keine klassische latente oder manifeste Porphyrie, sondern eine erworbene Störung des Porphyrin-Stoffwechsels, die zahlreiche Prozesse im Körper beeinträchtigen könne:

- HEUSER weise auf die Ähnlichkeit von mitochondrialer und bakterieller DNA hin und habe den Verdacht geäußert, daß Antibiotika auch die menschliche Mitochondrien-Funktion schädigen könnten. Vermittelt über gestörte Porphyrin-Synthese oder geänderte ALA-Aktivität ließen sich so diverse Müdigkeits-Phänomene erklären.
- Eine durch ALA stimulierte erhöhte Porphyrin-Produktion könne viele biologische Wirkungen haben. Porphyrine binden z. B. an periphere Benzodiazepin-Rezeptoren in den Außenmembranen der Mitochondrien, was den Zellstoffwechsel stören könne [456].
- Manche Menschen scheinen eine erhöhte Durchlässigkeit der Bluthirnschranke für ALA aufzuweisen, was toxische Prozesse beschleunige [78, 371].
- Die Empfindlichkeit gegenüber ALA kann bei Menschen stark variieren [447].
- ALA kann neurogene Entzündungen durch Stimulierung der Ausschüttung erregender Aminosäuren fördern [276].
- ALA kann Erregungs-Toxizität des Gehirns durch überschüssige erregende Aminosäuren auslösen [111], was Übererregung in beliebigen Teilen des Gehirns fördere.

- ALA ähnele in der Struktur dem hemmenden Neurotransmitter GABA und der erregenden Aminosäure Glutamat, was zu Neurotransmitter-Störungen mit vielfältigen Auswirkungen führen könne. So werden neurasthenische Wirkungen oft auf Störungen der GABA-Synapsen zurückgeführt [94].

5.7 Weitere Erklärungsansätze

Einige vereinzelte Erklärungsansätze für MCS sind bisher in keine große Theorie eingebettet, sondern befinden sich noch auf der Ebene von Ad-hoc-Erklärungen. Entweder haben sie nur einen eingeschränkten Erklärungsanspruch und wollen nicht alle, sondern nur einige MCS-Fälle erklären. Oder sie sind als Alternativerklärungen zu MCS konzipiert, verstehen MCS als Fehldiagnose. Allerdings kann derselbe Erklärungsansatz in beiden Funktionen verwendet werden.

MCS als unerkannte traditionelle Krankheit

Unentdeckte traditionelle Krankheiten, Vergiftungen, Immunstörungen etc. können als MCS fehldiagnostiziert werden [28, 290]. Dazu gehören insbesondere „banale" Allergien (z. B. atopische Dermatitis, Hypersensitivitäts-Pneumonitis), Stoffwechselstörungen (z. B. Diabetes, Schilddrüsenüber- oder -unterfunktion), Infektionen (z. B. Mononukleose, chronische oder akute Stirnhöhlenentzündung), Vergiftungen durch nicht genannte Substanzen (z. B. Drogen, Alkohol) oder sonstige Erkrankungen (z. B. Polypen oder Tumore der Nase oder der Stimmbänder).

Bei uns ist in solchen Fällen eine Fehldiagnose als psychosomatische Erkrankung beliebt [256]. In der Bundesrepublik ist im Vergleich zu vielen anderen Ländern allgemein mit einer höheren Zahl von verborgenen Alkohol- und Medikamentenvergiftungen zu rechnen, die unterschiedliche Fehldiagnosen erhalten, vielleicht auch einmal MCS.

BUCHWALD und GARRITY [72] verglichen Patienten mit CFS, Fibromyalgie (FM) und MCS. Sie fanden weitgehende Übereinstimmung bei den Symptomen: Jeweils über 80 Prozent der MCS- und FM-Patienten erfüllten die CDC-Kriterien für CFS. Weitere Übereinstimmungen fanden sich bei den Reaktionen auf Chemikalien – etwa 60 Prozent der CFS- und FM-Patienten berichteten nachteilige Reaktionen. CFS, FM und MCS lassen sich also sehr leicht verwechseln, was dafür spricht, daß dies in der Praxis auch geschieht.

MCS als unerkannte Infektionserkrankung

Insbesondere könnte MCS eine unerkannte Infektionserkrankung sein, z. B. mit dem Epstein-Barr-Virus (EBV). Es gibt zahlreiche empirische Befunde über Virusinfekte als auslösende Faktoren für diffuse Krankheitsbilder die MCS ähneln, vermittelt über schädigende (adverse) immunologische Reaktionen [229, 429, 449].

Seit AIDS hat sich in diesem Bereich viel getan. Besonders häufig sind Hinweise auf den Epstein-Barr-Virus: Er kann offensichtlich bleibende chronische Krankheiten mit grippeartigen Symptomen, niedrigem Fieber, schwacher Halsentzündung und extremer Müdigkeit auslösen.

Das chronische Müdigkeitssyndrom (CFS [72, 83, 174, 229]) wird manchmal unter MCS eingeordnet, manchmal auch als Alternativerklärung verwendet. SPEER [418] hatte schon 1954 auf ein „allergisches Spannungs-Ermüdungs-Syndrom" aufmerksam gemacht, das einen Ausgangspunkt für die klinische Ökologie bildete.

Mykosen, also äußere oder innere Erkrankungen durch Schimmel- oder Hefepilze, wie Candida albicans, werden in der US-Literatur mehr als bei uns behandelt [95, 452, 453]. Hier zeichnet sich erst in der letzten Zeit ein Umschwung ab [311]. Sie werden für verschiedene Gesundheitsprobleme verantwortlich gemacht, die einen Teil der MCS-Fälle erklären könnten.

MCS als Funktionsstörung der Atemwege

Die Atemwege als häufiges Zielorgan beruflicher Expositionen sind relativ gut untersucht und bieten deshalb viele Erklärungsmöglichkeiten für MCS [65, 227, 288, 430, 436, 460, 473]. Allerdings sind Atemwegs-Probleme nur ein Teil des MCS-Syndroms und fehlen oft. MCS-Erklärungen aus diesem Bereich müssen daher auch systemische Effekte erklären können.

Reizstoffbedingte Funktionsstörungen der Atemwege [35, 60, 69, 205, 249, 274, 333, 393, 395] können in einigen als MCS diagnostizierten Fällen die Ursache der Erkrankung sein.

BASCOM [35] nimmt aufgrund ihrer Forschung zum Tabakrauchen an, daß verschiedene Chemikalien unspezifisch chemosensitive C-Nervenfasern in den Atemwegen stimulieren, was lokale (z. B. Entzündung) und systemische (z. B. Blutdrucksteigerung, Enzymveränderung, Ausschüttung von immunmodulierenden Zytokinen) Effekte haben kann.

MEGGS [274] und ähnlich SHEPPARD [393] betonen, daß bei MCS beobachtbare lokale Entzündungen in den Atemwegen neurogen durch Neuropeptide (SP, NKA, CGRP) verursacht sind. Das Enzym NEP kann diesen Vorgang hemmen, und NEP wird durch viele Chemikalien blockiert.

BROOKS u. a. [69] und PROMISLOFF u. a. [333] glauben, daß Reizstoffe in der Luft unspezifisch die Atemwege verletzen und dadurch Entzündungen auslösen können.

SHIM/WILLIAMS [395] führen die plötzliche Minderung der Ausatmung bei Asthmatikern nach oder bei Parfüm-Exposition zurück auf einen lokalen Nervenreflex, eine direkte Irritation der Bronchialschleimhaut oder eine immunologische Reaktion.

LEZNOFF [243] erklärt MCS in Anlehnung an MISSRI und ALEXANDER [286] als übermäßige Atmung (Hyperventilation) mit dadurch verursachten neurotoxischen Effekten der Sauerstoff-Anreicherung und Kohlendioxid-Minderung im Gehirn. Auch DOTY u. a. fanden eine erhöhte Atemfrequenz bei MCS-Kranken.

MCS als hormoneller Defekt

Das Hormonsystem könnte bei manchen MCS-Fällen für die Symptomatik verantwortlich sein. So fand z. B. GALLAND [142] bei einem Fünftel der von ihm untersuchten MCS-Patienten eine Funktionsstörung der Schilddrüse. BERG u. a. [49] fanden zwar auch hormonelle Veränderungen bei MCS-Patienten, die aber hier als Begleiterscheinung oder Folge psychischer bzw. nervlicher Prozesse zu verstehen waren.

6. Diagnose

MCS gilt unter Fachleuten als schwer zu diagnostizieren, da in der Regel einfache, objektive, spezifische und sensitive Indikatoren fehlen. Sonst bewährte physiologische und biochemische Parameter bzw. Biomarker zeigen meist keine Auffälligkeiten. Die Diagnose muß daher oft auf subjektive Angaben der Betroffenen zurückgreifen oder mehrdeutige objektive Indikatoren einbeziehen.

Aus diesem Dilemma sollen modernere Diagnosetechniken helfen, wie

- neuro- und psychophysiologische Verfahren: Nervenleitgeschwindigkeit, EEG, EMG, Blinkreflex, Temperatur- und Vibrationswahrnehmung und Pupillenreaktion sowie visuell, auditorisch, olfaktorisch und chemosensorisch evozierte Potentiale,
- bildgebende Verfahren: CT, Kernspintomographie, Brain-Mapping, SPECT, PET und rCBF,
- Immunparameter: T-Zellen (Helfer, Suppressor), B-Zellen, Makrophagen, Natürliche Killerzellen, Immunglobuline, Komplemente und Zytokine und
- psychologische und psychiatrische Tests: Denken, Wahrnehmung, Konzentration, Gedächtnis, Psychomotorik und Stimmung.

Daneben lassen sich weitere Parameter untersuchen (z. B. Neurotransmitter, Neuropeptide, Hormone, Histamine), ohne daß es dafür schon Standardtests gäbe. Die Diagnosemethoden der klinischen Ökologie (v. a. Umweltkontrolleinheit, Provokations-Neutralisations-Test) stellen weitere, allerdings sehr kontrovers diskutierte Möglichkeiten dar [7].

Die Diagnose MCS ist bei uns bisher eine Ausschlußdiagnose. Das heißt: In einem mehrstufigen diagnostischen Suchprozeß ist MCS nicht eine erste oder zumindest frühe Vermutung, sondern umgekehrt eine späte (Behelfs-) Diagnose. Sie wird gestellt, wenn vorherige Untersuchungen kein Ergebnis brachten, dem Diagnostiker „nichts mehr einfällt" und auf die praktisch unwiderlegbare Diagnose „psychosomatisch" verzichtet wird [256].

Die Position am Ende des Suchprozesses als letztes „diagnostisches Schlupfloch" mindert die Chance, eine MCS zu entdecken, da der Arzt auf dem Weg dahin sehr wahrscheinlich irgendwelche Befunde außerhalb der Norm findet, die zwar nichts direkt mit den beklagten Gesundheitsstörungen zu tun haben müssen, aber Diagnose und Intervention erlauben und vielleicht indirekte oder Placebo-Effekte erzielen.

Alle diagnostischen Verfahren unterliegen natürlich Meßfehlern, die Objektivität, Reliabilität, Validität, Sensitivität, Spezifität und Vorhersagewert beeinträchtigen. Die sozialwissenschaftliche und medizinische Meßtheorie gibt genügend Beispiele für solche Meßfehler und entwickelt Verfahren zu ihrer Vermeidung, Kontrolle und Kalkulation. Trotzdem ist die Fehler- bzw. Abweichungsquote beträchtlich; so gelten Meßwertunterschiede von 50 Prozent bei der Befundung identischer Proben durch unterschiedliche Labors als normal.

Die oft bloße Scheinpräzision ermittelter Laborwerte wird aufgrund meßtheoretischer Naivität oft nicht bedacht. Daher werden die Werte und ihre Abweichungen von oder Übereinstimmungen mit dem Normbereich häufig überinterpretiert. Nur zahlenmäßig erhebliche Abweichungen können als hinreichend stabil auch bei Meßwiederholung gelten.

Experten unterschiedlicher Fachrichtungen nutzen unterschiedliche „diagnostische Fenster" zur Erfassung des Krankheitsstatus (Tabelle 7). Psychologische und psychiatrische Verfahren werden als diagnostischer Zugang bevorzugt, dicht gefolgt von neuro(psycho)-logischen Verfahren, einschließlich der bildgebenden. Immunparameter werden kaum häufiger diagnostisch genutzt als Atmungsparameter – was in der MCS-Theorie bisher stark vernachlässigt wird (Ausnahmen: BASCOM, MEGGS).

MCS-Patienten werden schnell psychiatrisch klassifiziert, insbesondere wenn sie den Kriterien des DSM-III für Angstsyndrome, somatoforme und dissoziative Störungen, affektive Störungen oder spezifische Persönlichkeitsstörungen entsprechen (s. Kap. 5.3). Die diagnostischen Einordnungen gemäß DSM-III können formal korrekt sein, ohne daß die angenommene ursächliche Beziehung besteht, weil die psychische Auffälligkeit tatsächlich Wirkung einer chemischen Exposition ist.

DSM-III-Diagnosen sollten daher nur auf Betroffene angewendet werden, bei denen die Beziehung Exposition-Symptom unklar ist, weil die Symptome vor oder unabhängig von der Exposition auftreten [96].

Nach einer Umfrage von NETHERCOTT [305] unter praktizierenden Ärzten, die Erfahrung mit MCS haben, weisen folgende Krankheitsmerkmale auf MCS hin:

1. Die Symptome lassen sich durch Exposition hervorrufen.
2. Die Gesundheitsstörung ist chronisch.
3. Schon Niedrigdosis-Exposition führt zum Auftreten der Symptome.
4. Die Symptome verschwinden bei Weglassen der Auslöser.
5. Die Symptome treten bei diversen, chemisch uneinheitlichen Stoffen auf.

Tabelle 7

Diagnostische Zugänge zu MCS

Befragungen

BELL (1993a, b); DAVIDOFF (1992); MILLER/MITZEL (1995)

Psychologische und psychiatrische Verfahren

BLACK u. a. (1990); BRODSKY (1987); DELUCA u. a. (1994); DOTY u. a. (1988); FIEDLER u. a. (1992, 1994); GERSHON/SHAW (1961); KING (1981); LEVINE (1989); LORIG (1994); McGOVERN u. a. (1983); MORROW u. a. (1989); RIX u. a. (1984); RYAN u. a. (1988); SCHOTTENFELD (1987); SIMON u. a. (1990, 1993); STEWART/RASKIN (1985); TERR (1989)

Immunologische Verfahren

ALBRIGHT/GOLDSTEIN (1992); DRUET (1993); FIEDLER u. a. (1992); LEVIN/BYERS (1987); McGOVERN u. a. (1983); MILLER/ASHFORD (1992a); PAYAN u. a. (1984); REA (1978, 1992); SALVAGGIO (1994); TERR (1986); THRASHER u. a. (1989)

Toxikologische Verfahren

CONE u. a. (1987); SPARER (1987); ZIEM (1992)

Neuro- und psychophysiologische Verfahren

GILBERT (1994); KILBURN (1989); KOBAL/HUMMEL (1994); LORIG (1994); MORROW u. a. (1994); SCHWARTZ u. a. (1994); STAUDENMAYER/SELNER (1990)

Bildgebende Verfahren

CALLENDER u. a. (1993, 1994); HEUSER u. a. (1992); MORROW u. a. (1994); SIMON u. a. (1992, 1994)

Atmungsparameter

BASCOM (1992); BROOKS (1985); BROWN (1954); DOTY u. a. (1988); LEZNOFF (1993); PROMISLOFF u. a. (1990); SHIM/WILLIAMS (1986)

Sonstige Verfahren

BARNES (1990; Neurotransmitter); BASCOM (1992; diverse); BERG u. a. (1992; Hormone); COMETTO-MUÑIZ/CAIN (1993; chemischer Sinn); DONNAY/ZIEM (1995; Porphyrine); DOTY u. a. (1988; VNS); GALLAND (1987; Stoffwechsel); HARRISON/PEARSON (1989; Geruchssinn); MEGGS/CLEVELAND (1993; HNO); MORTON (1995; Porphyrine); PAYAN u. a. (1984; Neuropeptide); REA (1978; Herzfunktion); WALSH/EMERICH (1988; Neurotransmitter); WITEK (1993; HNO); ZIEM (1992; diverse).

Diese Kriterienliste ist einfach und handlich, aber wahrscheinlich mit geringer Unterscheidungsmöglichkeit gegenüber SBS oder chronischen Vergiftungen, etwa durch Lösemittel. Verglichen mit dem Definitions-Vorschlag von CULLEN (s. Kap. 2) fällt auf, daß keine Mehrfachstörung vorausgesetzt wird. Kritisch dürfte Kriterium 4 werden, falls sich die Störung (nach Art von Kindling oder TDS; s. ANTELMAN, BELL, FRIEDMAN, GILBERT, WEISS/POST) von Auslösern zunehmend selbständig machen kann, oder falls die auslösenden Reize unterschwellig bleiben (s. LORIG).

MILLER/ASHFORD [283] greifen den Gedanken von RANDOLPH auf, daß die Wirkung von Chemikalien analog Drogen zwei Phasen habe:

- Adaptation (Gewöhnung, Toleranzentwicklung) an die Chemikalie führe zur Maskierung der Symptome. Der Grenznutzen weiterer Exposition sei gering, da eine Art Sättigung eingesetzt habe. Entsprechend sei Diagnose im Zustand der Adaptation unergiebig.
- Entzug (besser: De-Adaptation) trete auf bei ausreichend langer Unterbrechung der Exposition. Nur im de-adaptierten Zustand sei Diagnostik sinnvoll.

Da Personen in Bezug auf verschiedene mögliche Auslöser normalerweise immer gleichzeitig im Adaptations- und Entzugs-Stadium sind und sich dieser Phasen-„Mix" auch ständig ändert, ist es unter diesen Umständen praktisch unmöglich, bestehende Ursache-Wirkungs-Beziehungen zu ermitteln. Eine brauchbare Diagnostik ist nur in einer Umweltkontrolleinheit möglich, die nach Art der experimentellen Methodik [181, 253] erlaubt, das „Bedingungsgeflecht zu entflechten" und die ursächlichen Beziehungen je einzeln zu prüfen.

6.1 Psychiatrisch, psychosomatisch und klinisch-psychologisch

Zur Einführung und Veranschaulichung zunächst eine Fallschilderung:

Im Neubau eines botanischen Instituts wurden sowohl Verwaltungsbüros als auch Labors untergebracht. Einige Zeit nach Einzug klagten viele Verwaltungsmitarbeiter über häufige Gesundheitsstörungen: Geruchsbelästigung, Übelkeit, Brechreiz, Kopfschmerzen. Eine arbeitsmedizinische Begehung zeigte, daß der Abluftstutzen der Labors in Windrichtung etwa einen Meter vor dem Anluftstutzen der

Büros endete. So konnten z. B. Rückstände der häufigen Veraschungen in die Büroluft gelangen.

In den Büros herrschte ein unangenehmer Geruch, der über die Veraschungen hinauswies. Als Ursache fand der Arbeitsmediziner nach einiger Zeit einen Blumentopf oben auf einem Schrank, der völlig übergossen war und erhebliche Mengen Schwefelwasserstoff freisetzte. Die Behebung dieser beiden Ursachen beendete nicht die Klagen. Die Hinhaltetaktik der Institutsleitung wurde heftig kritisiert und führte nicht zur Beruhigung.

Schließlich wurden Messungen durchgeführt (darunter auch arbeitsmedizinisch nicht begründbare Messungen von Dioxin), die nur eine geringe Formaldehyd-Belastung ermittelten. Auch nach längerer Zeit war das Problem nicht völlig behoben: Viele Mitarbeiter klagten weiterhin über Geruchsbelästigung; es kam zu zahlreichen Krankmeldungen, sogar Rentenanträgen. Die Person mit den heftigsten Klagen und dem größten Engagement als Betroffene hatte eine anerkannte Allergie.

Dieser Fall zeigt zum einen, daß für die Entdeckung von Ursachen solcher kollektiven Gesundheitsstörungen oft detektivische Fähigkeiten gefordert sind. Zum anderen, daß solche Ursachen manchmal sehr banal sind und ohne aufwendige Meßtechnik identifiziert werden können.

Bei Unterstellung einer psychogenen Verursachung von MCS werden psychodiagnostische Verfahren zur Differenzierung der als ursächlich angenommenen psychischen Störungen eingesetzt. Es werden entweder psychische Leistungsfähigkeit, Einstellungen, Gefühlslage, Stimmungen, Motivation und Persönlichkeit untersucht, oder spezielle Funktionen, wie Wahrnehmungsschwellen, Reaktionsgeschwindigkeit, Kurzzeitgedächtnis, Klagsamkeit etc.

Außer zur Diagnose psychischer Ursachen lassen sich psychologische Tests natürlich auch zur Diagnose der psychischen Wirkungen verwenden. Eine solche Theorie und Messung ist natürlich immer anfällig für einen logischen Zirkel: Die psychische Störung als Wirkung wird ursächlich erklärt durch – die psychische Störung! Gerade viele psychologische und psychiatrische Untersuchungen vernachlässigen die notwendige Unterscheidung von Ursachen und Wirkungen und argumentieren entsprechend diffus.

Leistungstests

Bei MCS wird fast das ganze psychodiagnostische Instrumentarium eingesetzt, auch wenn es überhaupt nicht mit dieser Zielsetzung entwickelt wurde. Dies wirft Probleme auf:

- Entwicklung der Verfahren für andere Zielgruppen, an denen auch normiert (standardisiert, kalibriert) wurde,

- Messung in Situationen, die mit den Problemsituationen (bei chemischer Exposition) oft wenig Gemeinsamkeit aufweisen,
- meist keine Erfassung des prämorbiden Zustands; dadurch keine Kontrolle positiver Selektionseffekte[33)],
- meist geringe Objektivität, Reliabilität, Validität, Sensitivität und Spezifität der Tests, was zu vielen falsch-positiven und -negativen Ergebnissen führt.

Insofern ähnelt dies der Psychodiagnostik beim Lösemittelsyndrom [255], wo auch verschiedene Verfahren zur Anwendung kommen (Tabelle 8). Neben dieser gibt es viele andere Testbatterien zur Erfassung neurotoxischer Störungen, z. B. von BAKER/WHITE [26]. Die WHO empfiehlt zum Grob-Screening eine kurze Testbatterie, die „WHO Core Neurobehavioral Battery“ [472].

Tabelle 8

Psychodiagnostische Verfahren beim Lösemittelsyndrom
(nach WHO/NORDIC COUNCIL 1985)

ZNS-Funktion	Test
Sprachverständnis	• Kognitiver Wortschatz-Test (WAIS) • Andere Tests für sprachliches Verständnis (z. B. Ähnlichkeiten im WAIS) • Synonyme
Sprachfreie kognitive Funktionen	• Mosaik-Test (WAIS) • Bildergänzung (WAIS)
Psychomotorische Funktionen	• einfache Reaktionszeit • Reaktionszeit bei Wahlaufgaben • Santa Ana-Test oder LAFAYETTE-Steckbrett • Klopf-Test
Wahrnehmungs-geschwindigkeit	• Zeichenergänzungs-Test (WAIS) • BOURDON-Test • Spurenverfolgung
Kurzzeit-Gedächtnis	• BENTON-Erinnerungstest oder Visuelles Wiedererkennen (WMS) • BENTON-Wiedererkennungstest • Zahlen nachsprechen (WAIS) oder Serielles Zeichenlernen • Assoziatives Lernen (WMS) oder andere Tests für Paar-Assoziationen
Stimmung	• Serielles Wortlernen • POMS (Profile of Mood States) • RORSCHACH

Klinische und Persönlichkeitstests

Aufgrund des häufigen Fehlens bzw. der Nichterfassung der biologischen, chemischen oder physikalischen Auslöser von Symptomen, wird MCS oft den somatoformen Störungen zugeordnet (s. Kap. 5.3), also Störungen, deren körperliche Symptome körperliche Ursachen nahelegen, bei denen aber keine organischen Veränderungen nachweisbar sind. Am häufigsten fallen hierunter in den USA die sogenannten „idiopathischen", also unabhängig von anderen Krankheiten auftretenden, chronischen Schmerzsyndrome. Eine WHO-Konferenz im Februar 1996 schlug vor, MCS umzubenennen in „Idiopathische Umweltkrankheit".

Neuere psychiatrische Klassifikationen wie DSM-III beschränken den Begriff „somatoform" auf Störungen, bei denen psychologische Faktoren als ursächlich bekannt oder angenommen werden. Hier wird also über eine reine Beschreibung hinausgegangen, in Richtung einer Erklärung.

Nach SCHOTTENFELD [382] sind MCS-Kranke in psychischer Hinsicht eine heterogene Gruppe, in der sich die folgenden psychologischen Untergruppen bilden lassen:

- ungewöhnlich empfindliche Personen,
- Personen, die normale Körperempfindungen verstärken, die sie fälschlich auf Schadstoff-Exposition zurückführen,
- Personen, die normale oder leicht irritierende Reaktionen auf Umwelteinflüsse verstärken und dadurch richtig krank werden,
- Personen mit primär psychiatrischen Störungen,
- Personen mit sekundären psychiatrischen Störungen als Reaktion auf MCS, die MCS aber verschlimmern.

Hier muß daran erinnert werden, daß psychologische und psychiatrische Auffälligkeiten viele anerkannte somatische Krankheiten begleiten und zwar

- als psychische Wirkung krankheitsbedingter Störungen im Stoffwechsel, Nerven- und Hormonsystem (Primär-Symptome),
- als psychische Wirkung krankheitsbedingter Veränderungen und Einschränkungen, wie Schmerz, Angst, Behinderung, Bedrohung der Identität, sozialer Isolation oder Diskriminierung (Sekundär-Symptome) und
- als psychische Wirkung der medizinischen Diagnose und Behandlung, insbesondere der medikamentösen Behandlung (iatrogene Symptome).

Weiterhin ist zu bedenken, daß es somatische Krankheitsprozesse gibt, deren Hauptwirkung psychische Veränderungen sind. Dies gilt zum einen für die biologische Psychiatrie, die eine Psychose etwa als Gendefekt, Neurotransmitter-Mangel oder Spätfolge einer Infektion (z. B. Syphilis, AIDS) erklärt. Zum anderen befassen sich Verhaltens- und Neurotoxikologie mit psychischen Veränderungen als Folge von akuten oder chronischen Vergiftungen durch Arbeit, Umwelt oder Konsum.

6.2 Neurologisch und neuropsychologisch

Früher wurden vorwiegend immunologische Verfahren bei der Untersuchung von MCS eingesetzt. Jetzt überwiegen, abgesehen von psychologischen, die neurologischen [81, 82, 91, 148, 171, 206, 220, 248, 296, 385, 404, 405, 421]. Folgende Diagnoseverfahren werden hier v. a. verwendet:

- neuro- und psychophysiologische Verfahren, wie EEG, EMG, Blinkreflex, Nervenleitgeschwindigkeit, Temperatur- und Vibrationswahrnehmung, Pupillenreaktion sowie visuell, auditorisch, olfaktorisch oder chemosensorisch evozierte Potentiale und
- bildgebende Verfahren, wie CT, Kernspintomographie, Brain-Mapping, SPECT, PET, rCBF.

Bestimmte Arbeitnehmer haben so niedrige Wahrnehmungsschwellen, z. B. für Lösemittel-Dämpfe, daß sie in bestimmten Betrieben als „Frühwarnsysteme“ und „Spürhunde“ – also Bioindikatoren – dienen [382]. Toxikologen bezweifeln meist solche Phänomene und glauben nicht an die Wahrnehmbarkeit von (Schad-)Wirkungen weit unterhalb der üblichen Grenzwerte.

EEG-Untersuchungen haben aber gezeigt, daß auch bei „normalen“ Personen weit unterschwellige Geruchsreize neuroelektrische Veränderungen auslösen [248]. Personen, die solche Reize überdurchschnittlich stark wahrnehmen (wegen niedriger Schwellen und/ oder der Verstärkung innerer Reize), könnten also zu den genannten Leistungen durchaus in der Lage sein.

Hinsichtlich der bildgebenden Verfahren unterstellen oder diskutieren mehrere neuere Studien, daß SPECT, PET und rCBF eindeutig EEG, CT und Kernspintomogramm überlegen seien [82, 169, 171, 404, 405].

6.3 Immunologisch

Verschiedene Autoren untersuchen vermutete chemisch oder umweltbedingte Immunstörungen mit folgender Diagnostik:

- IgE-vermittelte Reaktionen, C3-Werte, C4-Werte, C4/C8-Verhältnis, Immunkomplexe [4],
- Endothelzell-Reaktionen, toxische Sauerstoff-Radikale, Neuropeptide, Beta-Endorphin-Aktivität [76],
- Antikörper, T- und B-Zell-Untergruppen, verzögerte Hypersensitivität, Makrophagen, Natürliche Killerzellen und Zytokine [223],
- Übelkeit, Hautausschlag, Durchfall, Schwellungen, IgE-, IgG4-, IgG1-, IgG2-Reaktionen, Empfindlichkeit für Haut-, Schleimhaut- und Haarpilze[34] (z. B. Candida albicans, Trichophyton) [236],
- IgE, IgG, Komplemente, T- und B-Zell-Untergruppen [345],
- zelluläre Immunparameter, serologisches Profil, einige Enzyme [429],
- T- und B-Zellen, IgG, IgA, IgM, IgE [437],
- IgE-, IgM- und IgG-Antikörper, T-Zellen, T-Helfer/Suppressor-Quotient [444].

Die immunologische Diagnostik scheint also bisher viel weniger vereinheitlicht zu sein als die neurologische oder psychologische Diagnostik. Die scharfe Ablehnung der klinisch-ökologischen Immundiagnostik (s. Kap. 6.5) durch die Allergologie und Immunologie [7] erscheint daher weit überzogen. Allgemeine Überblicke zur immunologischen Diagnostik von umweltbedingten Gesundheitsschäden findet man bei DEAN u. a. [113] und RITTS [355].

6.4 Toxikologisch, umwelt- und arbeitsmedizinisch

Toxikologie und Arbeitsmedizin sind stärker als Neurologie und Immunologie an Quantifizierung von Exposition und Krankheit interessiert, um die erhaltenen Werte mit bestehenden Dosis-Wirkungs-Beziehungen vergleichen zu können. Der Krankheitsstatus wird mit traditionellen diagnostischen Verfahren erfaßt. Zur Erfassung des Expositionsstatus werden folgende Daten erhoben:

- aktuelle Messungen von „äußeren Belastungen“, wie Schadstoff-Konzentrationen in der Luft, auf Kontaktflächen,
- von „inneren Belastungen“, wie Schadstoff-Konzentrationen im Blut, Urin und
- Erfassung früherer Belastungen aus Berichten der Betroffenen, Arbeitsplatzbeschreibungen, Firmenunterlagen, technischen Beschreibungen. Daraus erfolgt die Ableitung einer Expositions-Abschätzung, unter Berücksichtigung von technischem und persönlichem Arbeitsschutz und Arbeitsverhalten.

Da viele Expositionen nicht mehr und Krankheiten noch nicht manifest auftreten, werden zunehmend Biomarker für Exposition, Empfindlichkeit und Krankheit gesucht [154, 166, 384]. Darunter versteht man biochemische, molekulare, genetische, immunologische oder physiologische Signale von Ereignissen in biologischen Systemen [312]. Diese Signale entstehen an unterschiedlichen Punkten auf dem langen Weg von der Krankheitsverursachung zur manifesten Krankheit. Arbeitsmediziner klagen, daß für MCS bisher keine Biomarker bekannt seien.

Aus arbeitmedizinischer Sicht [93] gibt es einige diagnostische Untergruppen bei MCS-Patienten:

- Psychoorganisches Syndrom (chronisch-toxische Enzephalopathie, allgemein Neurotoxizität [255]), mit Leistungsstörung, Verhaltens- und Persönlichkeitsveränderung;
- chemische Kopfschmerzen [343], meist wie Migräne oder Gefäßkrämpfe, pulsierend, oft mit Übelkeit, Schwindel, Durchfall, Gesichtsstarre, Bauchkrämpfen;
- erworbene Lösemittel-Intoleranz [156], begleitet von Schwindel, Übelkeit, Schwäche.

Die arbeitsmedizinische Diagnose beginne mit der Erhebung der Berufsbiographie [414]. Der Zeitpunkt des ersten Auftretens der Symptome müsse genau erfaßt werden. Wichtig sei, richtig zu verstehen, was der Betroffene tatsächlich arbeitete. Weiter interessiert: Hat sich überhaupt etwas am Arbeitsplatz verändert? Sind neue Chemikalien, Prozesse oder Maschinen eingesetzt worden? Traten Überflutungen auf? Wurden Heizung oder Belüftung verändert, wurde renoviert, ein neuer Boden verlegt?

Diese Fragen sind auch zur allgemeinen Umwelt zu stellen, wieder konzentriert auf Veränderungen kurz vor oder parallel zum Einsetzen der Symptomatik, etwa Renovierung, Isolierung, Ungezieferbeseitigung, Veränderung des Waschmittels, ein neues Hobby oder sonstige Veränderungen. Die Suche nach Ursachen werde sehr erleichtert, wenn Symptome nur bei der Arbeit auftreten und nicht zu Hause.

Hilfreich seien die Hypothesen der Betroffenen [414], die „herausgekitzelt“ werden mit Fragen wie: Was halten sie selber für die Ursachen bzw. Auslöser ihrer Symptome? Haben andere Kollegen dieselben Probleme[35)]? Es sollten möglichst die Namen der Schadstoffe ermittelt werden. Daneben muß die Exposition natürlich auch nach Häufigkeit, Intensität, Nähe etc. gewertet werden. Ganz spezifische Auslöser sind selten.

HEUSER u. a. [171] empfehlen die Untersuchung der nachfolgend dargestellten sieben Bereiche. Wenn vier von diesen sieben Bereichen Auffälligkeiten zeigten, stütze dies die Diagnose MCS (siehe Tabelle 9).

Tabelle 9

Empfohlene Untersuchungen bei Verdacht auf MCS

(nach Heuser u. a. 1992)

- Zentralnervensystem: EEG, Kernspintomographie, SPECT, evozierte Potentiale, Wahrnehmungsschwellen,
- peripheres Nervensystem: Nervenleitgeschwindigkeit,
- HNO: Röntgenaufnahme, HNO-Untersuchung,
- Lungenfunktion: Spirometer, Röntgenaufnahme der Lunge, Lungenfunktionstest,
- zelluläre Immunität: TA1, T-Helfer-/Suppressor-Verhältnis, T-Helferzellen, B-Zellen, Lymphozyten,
- humorale Immunität: nicht-konkurrierender ELISA-Test auf spezifische Antikörper gegen Formaldehyd, Isocyanat, Benzol,
- Autoimmunität.

Störungen des Porphyrin-Stoffwechsels können viele Symptome erklären [118], die bei MCS, CFS, Fibromyalgie, Golfkrieg-Syndrom und Silikon-Brustimplantaten auftreten können. Akute angeborene Porphyrien zeigen immer neurologische Symptome aus dem zentralen, peripheren oder vegetativen Bereich.

Es können dabei auftreten: Kopfschmerzen, Konzentrationsstörungen, Persönlichkeitsveränderungen, starkes Schwitzen, hoher Blutdruck, Herzrasen, Anfälle, Bauchschmerzen, Übelkeit, Erbrechen, Verstopfung, Schwäche, Muskel- und Gelenkschmerzen, unsicherer Gang, Prickeln in Armen und Beinen, periodisch auftretendes Fieber. Hautprobleme, manchmal auch Rotfärbung des Urins, zeigen sich bei allen nicht-akuten und einigen akuten Arten.

Dies spreche dafür, daß neben Neurotoxizität, limbischem Kindling, TDS, Störungen des Immun- und Atmungssystems in einigen oder vielen Fällen auch erworbene oder angeborene Porphyrinopathien MCS und andere Umweltkrankheiten verursachen können. Nachweisbar sind Porphyrien bei akuten Anfällen, nicht aber im latenten oder subklinischen Stadium, durch Anreicherung von Porphyrinen oder Porphyrin-Vorstufen (v. a. ALA = d-Aminolävulinsäue; PBG = Porphobilinogen) im Blut, Stuhl oder Urin oder durch die veränderte Aktivität von Enzymen des Porphyrin-Stoffwechsels.

DONNAY/ZIEM [118] empfehlen entsprechende Tests auf Porphyrine und Porphyrin-Vorstufen (z. B. ALA, PBG) im Urin, Stuhl, Blutplasma und Vollblut. Diese Tests würden meist nur bei akuten Attacken Auffälligkeiten zeigen. Deshalb seien entsprechende Verschlechterungen des Gesundheitszustands abzuwarten. Zudem sei eine strenge zweiwöchige Alkohol-Abstinenz vor dem Test erforderlich. Zeigten diese Tests und auch die sehr empfindlichen Enzymtests nach dem Mayo-Standard [297] keine Auffälligkeiten, dann sei MCS in diesem Fall sehr wahrscheinlich nicht durch Porphyrinopathien verursacht („non-porphyric MCS“).

6.5. Klinisch-ökologisch

Die klinisch-ökologische Diagnostik beruht im wesentlichen auf der Beobachtung der Patientenreaktion bei Re-Exposition gegenüber einem vermuteten Auslöser nach einer Zeit völliger Meidung, während der die bestehende Adaptation rückgängig gemacht wird [68]. Die klinische Ökologie verwendet v. a. folgende Diagnoseverfahren: Anamnese, Eliminationsdiät, Haut- oder Zungentestung, Provokations-Neutralisations-Test und Umweltkontrolleinheit.

Zur Anamnese meinen LEVIN/BYERS [236], daß meist ein plötzlicher Beginn der Symptome datierbar sei. Auslösende Ereignisse könnten sehr vielfältig sein: ein Autounfall, eine Infektion, hohe Exposition u. a.m. Oft werde aber auch ein schleichender Beginn berichtet, besonders bei chronischer Niedrig-Exposition, vor allem durch Luft und Trinkwasser.

Wichtig sei die Erfassung der Geburtsumstände. Bei schwieriger Schwangerschaft (z. B. aufgrund von Drogen, Medikamenten, Alkohol) sind Neugeborene oft empfindlicher gegen Chemikalien. Auch der Verlauf der Kinderkrankheiten sei wichtig, da er Hinweise gibt auf frühe immunologische Probleme. So bestehen bei Masern oder Masernenzephalopathie in der Kindheit oft geringere Immunreserven im Erwachsenenalter, ebenso bei Kinderlähmung, Leberentzündung und bakteriellen Infektionen, wie Keuchhusten und Lungenentzündung.

Wichtig seien auch die ersten Reaktionen auf normale Impfungen in der Kindheit. Hier deuteten sich oft Immunprobleme an. Weitere belastende Ereignisse können von Bedeutung sein, wie Krankenhausaufenthalte, Narkosen und Autounfälle. Oft ähneln sich die Symptome von Umweltkrankheit und akuter infektiöser Leberentzündung: Müdigkeit, Unverträglichkeit von Alkohol und Zigaretten-rauch, Multiorgan-Symptome etc.

Bei der Eliminationsdiät erfolgt durch mehrtägige Ausschaltung der Exposition (z. B. Fasten) die Elimination der vermuteten Noxe aus dem Körper (bei ausreichend kurzer Halbwertszeit). Danach werden spezifische Nahrungsmittel oder Chemikalien einzeln wieder eingeführt und auf ihre Wirkung geprüft.

Bei der Haut- oder Zungentestung sind Testsubstanzen meist wässrige Extrakte von Nahrungsmitteln, Nahrungszusatzstoffen, Inhalationsallergenen, Tabak, Druckfarbe etc. Diese werden jeweils einzeln getestet, mit einer zehnminütigen Selbstbeobachtung nach Injektion. Jedes Symptom gelte als Beleg [438]. Tritt kein Symptom bei einer bestimmten Dosis auf, wird die Dosis solange gesteigert, bis sich schließlich doch ein Symptom zeigt. Danach wird die nächst-niedrigere Dosis gegeben. Wenn sich im Beobachtungsintervall nichts zeigt, wird diese als Neutralisierungsdosis bezeichnet. Neutralisierung erfolgt in der Weise, daß der Patient sich diese Dosis selbst appliziert. Bei dieser Methode werden positive Reaktionen schon bei extrem niedrigen Dosen beobachtet.

Die Diagnostik erfolgt bevorzugt in speziellen Umweltkontrolleinheiten, die errichtet wurden unter Verwendung schadstoffarmer oder -freier Baumaterialien, Heizung, Beleuchtung, Belüftung. Hier sind keine synthetischen Materialien und Textilien erlaubt.

6.6 Weitere Diagnoseansätze

Einige Forscher(gruppen) verwenden weitere Diagnoseverfahren:

- Neurotransmitter [30, 461] und Neuropeptide [324],
- Atmungs-Parameter [119],
- Stoffwechsel-Parameter [142],
- Geruchssinn [162],
- HNO-Parameter [275, 485],
- Herzfunktionen [346].

Atmungsparameter werden relativ häufig verwendet, unter der Annahme, daß zumindest ein Teil der MCS-Fälle mit Atemwegserkrankungen (RADS) identisch ist [36, 69, 70, 119, 243, 333, 395].

BELL [42] glaubt, die von ihr und anderen vermutete Entsprechung von MCS beim Menschen mit TDS und Kindling bei Tieren könne zur Entwicklung von objektiven Nachweisverfahren bzw. Markern für MCS führen. Sie empfiehlt, nach solchen Markern im (neuro-) endokrinen Bereich zu suchen, nämlich beim Hypothalamus-Hypophysen-Nebennierenrinden-Systems, bei endogenen Opioid-Peptiden, bei der Schilddrüsenachse und im Bereich der Sexualhormone.

7. Behandlung

MCS-Behandlung scheint bisher fast ausschließlich in den USA – und dort im Arbeits-, Umwelt- und Verbraucherschutz – öffentlich diskutiert zu werden. Andere Informationsquellen zu Behandlungsmethoden wie Darstellungen in den Zeitschriften „Umwelt & Gesundheit"und „Zeitung für Umweltmedizin", die beginnen, auf das Thema einzugehen, sind hierzulande bisher noch selten. Die mit MCS befaßten Praktiker in der BRD publizieren bisher nicht, Kongreßberichte liegen hierzulande nicht vor.

Der Behandlungsansatz folgt in der Regel dem Erklärungsansatz, d. h.: Wer z. B. MCS psychologisch erklärt, behandelt MCS auch meist psychologisch. Diese Kopplung ist überhaupt nicht zwingend – auch bei unklarer oder somatischer Genese von MCS kann eine stützende Psychotherapie durchaus sinnvoll sein [159]. Bei der gegenwärtigen Begutachtungs- und Entschädigungspraxis in der Bundesrepublik wird aber nach meiner Erfahrung jeder MCS-Kranke, der nur einmal im Leben nachweislich beim Psychologen oder Psychiater war, unweigerlich auf die „Psycho-Schiene geschoben", wo ihm Entschädigung versagt werden kann. Eine bedauerliche, aber nicht zu übersehende Tatsache.

Zur Behandlung von MCS-Kranken äußern sich in den USA viele Forscher, aber auch Kliniker, Praktiker, Psychologen, Sozialarbeiter und Betroffene [14, 17, 66, 81, 147, 159, 168, 206, 242, 268, 272, 342, 337, 345, 358, 360, 378, 379, 451, 492].

Die Behandlung kann ambulant erfolgen, aber auch stationär, v. a. bei schweren Fällen und in gesundheitlichen Krisen. Vermutlich wird sich eine unbekannte Zahl von Personen mit vorwiegend leichteren MCS-Problemen selbst behandeln, aufgrund schlechter Erfahrungen mit Ärzten. HALLER [159] nennt folgende, meist alternative Behandlungsmethoden bei MCS-Kranken:

- klinische Ökologie: strikte Meidung von Auslösern, Spezialdiäten, gelegentlich Einnahme von Vitaminen, Mineralien, Antioxidantien und Antipilz-Medikamenten;
- Lerntheorie: Verhaltensmodifikation, d. h. Dekonditionierung durch Darbietung des unbedingten Reizes und Verhinderung (Löschung) der bedingten Reaktion durch Entspannung oder Ablenkung durch positive Reize;
- klinische Psychologie: Unterstützungstherapie mit dem Ziel der Entwicklung angemessener Bewältigungsweisen und Reduzierung von Meidungsverhalten.

Die Aufzählung ist unvollständig, da Methoden wie Entgiftung und immunologische, neurologische oder biochemische Desensitivierung nicht genannt werden, die sowohl von der klinischen Ökologie als auch von der Schulmedizin eingesetzt werden. Auch andere Autoren geben Darstellungen allgemeiner Behandlungsprinzipien, von denen drei hier vorgestellt werden sollen:

HESSL [168] beschreibt die Behandlung MCS-Kranker aus der Perspektive einer arbeitsmedizinischen Klinik. Über der Diagnose von MCS werde oft die Behandlung vernachlässigt. MCS-Patienten seien schwierig. Die Behandlung sollte trotzdem schon vor Abschluß der Diagnose beginnen, um Chronifizierung zu verhindern. MCS-Patienten sind meist wiederholt untersucht worden. Das sollte bei der ersten Untersuchung erfragt werden.

Die vorherigen Diagnosen können richtig oder falsch gewesen sein, die Tests nötig oder unnötig – auf jeden Fall sei das Leben der Patienten ziemlich durcheinander, als Ursache oder Folge von MCS. Wahrscheinlich habe außerdem eine Entfremdung und drastische Veränderung des Lebens stattgefunden. Auslösende Ereignisse, falls es sie gibt, liegen oft schon lange zurück. Die Krankheit habe ihre eigene Dynamik entwickelt.

Meist sei ein multidisziplinäres Vorgehen nötig, unter Einbeziehung von Psychologen, Sozialarbeitern, Berufsberatern, Rehabilitations-Beratern und Ergotherapeuten. Wichtig sei Supervision für die Mitarbeiter, um eine einheitliche Behandlung zu gewährleisten, die den Patienten im Umgang mit Familie, Arbeitgeber, Kollegen, Rechtsanwälten und Versicherungsagenten (typisch für die USA) stützt und seine Reaktionen und Symptome auf wahrgenommene Expositionen verändert.

Schon beim ersten Kontakt sollte man diesen Problemkomplex angehen, z. B. das gesunde Verhalten verstärken. Die Anamnese thematisiere notgedrungen das kranke Verhalten, könne aber auch positive Phänomene aufgreifen wie Erfolge oder Bewältigungsverhalten. Das Behandlungsteam sollte wissen, was die Symptome des Patienten erleichtert. Kontakte sollten häufig und regelmäßig angesetzt werden, nicht nur nach Krisen.

Unabhängig von der Frage nach der Verursachung lasse sich die Behandlung von MCS in Analogie zu verwandten Problemen gestalten, wie chronischem Schmerz, PTSD, Depression und somatoformen Störungen. Es seien pharmakologische und psychologische Methoden einsetzbar. Der Eklektizismus der Behandlung widerspiegle die Komplexität der Krankheit. Häufig trete eine psychologische Überlagerung auf, die der Patient aber nicht wahrhaben wolle, um nicht als „verrückt“ zu gelten. Diese Überlagerung sei schwierig zu handhaben. Eine Möglichkeit bestehe darin, psychologische Tests einzusetzen, um die Akzeptanz unbequemer Wahrheiten zu erhöhen.

Wegen der Unspezifität der Symptome, der Unergiebigkeit der körperlichen Untersuchung und der Inkonsistenz der Labortests sei die Diagnose oft unklar. Der Patient werde von seiner Umwelt mit Skepsis und Feindseligkeit behandelt, was das Problem nur verstärke. Auch fortgesetzte Exposition am Arbeitsplatz schaffe große Probleme. Besser wäre ein Arbeitsplatzwechsel, was aber Konflikte mit Arbeitgebern, Berufsgenossenschaften etc. hervorruft. Oft komme es zur Verschlimmerung der Probleme durch Etikettierung des Betroffenen als Simulanten und Neurotiker.

Wenn der Patient sich entscheide, nicht mehr zu arbeiten, verschlechtere sich die Beziehung zum Arbeitgeber weiter. Dieser versuche oft, den betroffenen Arbeitnehmer zu entlassen. Für den Arbeitgeber, die Krankenkasse oder Berufsgenossenschaft bestimmte Berichte und Gutachten über den Patienten müßten klar, spezifisch und schriftlich sein. Eine mögliche oder sichere Arbeitsbedingtheit der Erkrankung müsse benannt werden, die Empfehlungen für den beruflichen Einsatz müßten klar sein. Ärzte sollten eigene Zweifel hinsichtlich der Verursachung der Krankheit nicht nennen, denn eine alleinige Verursachung durch berufliche Exposition (Monokausalität) sei rechtlich meist nicht erforderlich[36)].

Der Patient sollte dazu erzogen werden, sich nicht hilflos zu fühlen, sondern eine eigene Bewältigungsweise zu finden. Da der Wissensstand zu MCS noch gering sei, werde der Arzt oft Zweifel haben und sie dem Patienten gegenüber äußern, worauf dieser befürchten könne, der Arzt verbünde sich mit dem Arbeitgeber. Es sei wichtig, dem Patienten sichere und handfeste Informationen zu geben, um irrationale Ängste zu zerstreuen[37)].

Die Auseinandersetzung zwischen Schulmedizin und klinischer Ökologie werfe folgende Fragen auf: Wer kontrolliert Behandlung und Behandlungsstandards? Dürfen Patienten selbst bestimmen, wie sie behandelt werden wollen, wenn diese Behandlung von Schulmedizinern als erfolglos oder schädlich angesehen wird? Dürfen diese Patienten erwarten, daß andere für eine solche Behandlung bezahlen?

Klinisch-ökologische Patienten und Ärzte fühlten sich in dieser Hinsicht verfolgt: die Ärzte von ihren Kollegen; die Patienten von traditionellen Ärzten, Versicherungen, oft auch von Familie und Gesellschaft insgesamt.

McLELLAN [272] beschreibt die MCS-Behandlung aus Sicht eines Arbeitsmediziners. Die Behandlung sollte sich auf die abnehmenden sozialen und körperlichen Fähigkeiten konzentrieren, durch Verbesserung der Bewältigung auf Verhaltens- und physiologischer Ebene. Behandlungsphilosophie sollte sein, daß die Komplexität der Krankheit einen ganzheitlichen, eklektizistischen Ansatz erfordere, da der Patient nicht nur medizinische Bedürfnisse habe.

Die Chronizität von MCS lege dabei ähnliche Ansätze nahe wie bei anderen chronischen Krankheiten, z. B. Diabetes. Da eine Heilung kaum möglich sei (ZIEM [492] und weitere Praktiker sind anderer Ansicht, s. u.), liege das Schwergewicht auf Rehabilitation und Entwicklung eines gesunden Bewältigungsverhaltens. Entscheidend seien eine realistische Zielsetzung und das Fehlen von Zeitdruck.

Die Übernahme einer Krankenrolle – bei akuter Krankheit oft angemessen – sollte bei MCS entmutigt werden. Die Patienten müßten wieder die Kontrolle über ihre Lebensbedingungen erlangen. MCS-Patienten sähen sich oft als Opfer, was für Gerichte und Sozialämter nützlich sei, aber nicht für die Rehabilitation. Sie sollten sich eher als Überlebende sehen (die Formaldehyd-Gruppe in den USA habe sich von SUFFER in CURE umbenannt).

Wichtig sei der Kontakt zu Selbsthilfegruppen und deren sozialen Netzwerken. Hier erhielten die Betroffenen emotionale Unterstützung und gesundheitliche, rechtliche, ökonomische und soziale Informationen. Zudem würden kompetente und verständnisvolle Experten vermittelt. Allerdings könnten Selbsthilfegruppen selbst zum Problem werden, wenn sie falsche Bewältigungsweisen fördern.

Sehr wichtig sei eine gute Arzt-Patient-Beziehung. MCS werfe heikle Fragen auf nach dem Verhältnis von Körper zu Seele bzw. Geist. Die Beschwerden der MCS-Kranken würden von der Umwelt oft als ausgedacht und erfunden interpretiert. Die Patienten seien daher sehr mißtrauisch und lehnten die Annahme eines psychosozialen Zusammenhangs entschieden ab.

Die klinische Ökologie habe außerdem alle möglichen Beschwerden als körperlich verursacht bezeichnet und psychologische Erklärungen diskriminiert. Am Anfang der Behandlung müsse deshalb zunächst die Beziehung Körper – Seele/Geist erklärt werden. Aber Wünsche der Patienten nach Externalisierung und Objektivierung ihrer Probleme seien zu berücksichtigen, sonst komme es zur Entfremdung.

Die Sprache des Therapeuten sei sehr wichtig: Diagnostische Begriffe könnten den Patienten entlasten oder belasten, wie z. B. „psychosomatisch“ [256]. Reduktionistische oder falsche Begriffe blockierten die weitere Suche nach Ursachen. Vage Begriffe wie z. B. „pan-allergisch“ suggerierten eine nicht-existierende Erklärung und damit falsche Sicherheit.

Die Beziehung des Arztes zum Patienten sei entgegen den Erfordernissen meist schwierig. Patienten empfänden oft versteckten oder offenen Ärger gegen Ärzte und andere Experten, die häufig für die bzw. im Auftrag der Verursacher arbeiteten. Einige MCS-Patienten befolgten auch zwanghaft selbst oder fremd verordnete Verhaltensregeln, die soziale Kontakte behinderten. Schließlich seien manche MCS-Kranke richtige „Chemie-Profis“ und „Expertenkiller“, die den Arzt verunsichern oder aufs Glatteis führen könnten. Wichtig sei hier aus Sicht der Ärzte Toleranz, aber auch entschiedene Grenzsetzung.

Der letzte Auslöser für die Suche nach Hilfe sei in der Regel psychosozialer Natur. Meist handle es sich um klar umrissene soziale Bedürfnisse, wie Befürwortung einer Berufs- oder Erwerbsunfähigkeits-Rente, einer Entschädigung als Berufskrankheit etc. Oft werde auch Unterstützung gegenüber dem Arbeitgeber oder der Familie etc. gesucht. Der Arzt müsse beurteilen, ob diese Unterstützung medizinisch sinnvoll sei.

Allgemein stelle sich die Frage, ob Meidung der Noxen sinnvoll sei und nicht ihrerseits zu gefährlichen sekundären Behinderungen führe. Es scheine sinnvoll, normales Verhalten soweit wie möglich wiederherzustellen.

LEWIS [242] weist aus Sicht der klinischen Sozialarbeit darauf hin, daß MCS sich in der Regel nicht durch medizinische Behandlung verbessere. Daher sei die Frustration der Ärzte ein großes Thema der Sozialarbeit in diesem Bereich. Die MCS-Diagnose müsse um psychosoziale Aspekte ergänzt werden, besonders hinsichtlich der Einschränkungen im Lebensstil von Patient und Angehörigen. Es gebe oft so starke Einschränkungen des Lebensstils bei MCS-Kranken, daß die Familien in eine Krise geraten. Diese Einschränkungen seien oft kontraproduktiv, ebenso wie Empfehlungen der Ärzte, einen schadstoff-freien Arbeitsplatz zu suchen. Dies verstärke in der Regel nur Anpassungsprobleme, die oft schon vor dem Auftreten der MCS bestanden.

7.1 Psychiatrisch, psychosomatisch und klinisch-psychologisch

Psychiater wissen, daß sie vielen Patienten nicht helfen können, daß diese Patienten aber trotzdem menschlichen Kontakt und Rat brauchen und eine Möglichkeit, sich auszusprechen [68]. Dies führte zur Forderung nach einer stützenden Psychotherapie. Dieser Ansatz ist auch für andere medizinische Fachgebiete sinnvoll: Wesentlich dabei sei zu akzeptieren, daß die Symptome für den Patienten sehr real und bedrohlich sind, auch bei psychogener Verursachung.

Der Arzt sollte die Patienten öfter untersuchen, ihnen die Befunde erklären, die Gefahren einer nicht notwendigen Therapie erläutern und die Unsicherheit der Diagnose [68]. Der Arzt sollte Symptome als chronisch akzeptieren und dies auch den Patienten deutlich machen. Er sollte deren Wunschdenken und sozialen Rückzug entmutigen, aber phobische Reaktionen akzeptieren und nicht wegmanipulieren.

MCS beginne oft in Streß-Situationen, wenn Menschen ihren Körper mehr beachten [382]. Aus diesem Grund sei bei MCS allgemein Streß-Abbau hilfreich, ebenso Mitbestimmung am Arbeitsplatz und vor allem Risiko-Minimierung und -Eliminierung. Das Bagatellisieren von Symptomen, auch seitens vertrauenswürdiger Personen, sei falsch, solange nicht alternative Erklärungsmöglichkeiten gegeben würden.

MCS-Betroffene fühlen sich zu Beginn ihrer Erkrankung von Vorgesetzten, Arbeitgebern, Ärzten etc. nicht ernstgenommen [382] – oft auch absichtlich mißverstanden und diskriminiert (W.M.) – und mißtrauen ihnen deshalb. Wichtig sei für die Betroffenen deshalb ein Arzt und eine Vertrauensperson eigener Wahl. Aus der angenommenen Selbstverstärkung angstbesetzter Vorstellungen folge nicht, daß Informationen über Gefahren unterdrückt werden sollten. Besser seien glaubwürdige Informationen über die reale Gefahr und alternative Erklärungen. Wenn die alten falschen Erklärungen aber sozial verstärkt werden oder Krankheitsgewinn verschaffen, sei dies nicht ausreichend.

Auch bei psychischer Verursachung von MCS dürfe eine Reduzierung des Krankheitsgewinns nur vorsichtig erfolgen. Eine voreilige Aberkennung der Berufs- oder Erwerbsunfähigkeit oder ein Entzug der familiären Unterstützung würden nur die Angst erhöhen. Hier sei ein schwieriger Kurs zu halten zwischen Permissivität und Konfrontation.

Kognitive und Verhaltens-Interventionen könnten nützlich sein [382], z. B. Desensitivierung, Entspannung und Selbsthypnose (neuerdings auch „kognitive Umstrukturierung“, W.M.). Auch andere kognitive Techniken wie bewußte Ablenkung und Biofeedback würden manchmal helfen. Diese Techniken gäben Betroffenen eine erhöhte Kontrolle über ihre Symptome und reduzierten dadurch Angst – was die Erfolge der klinischen Ökologie erkläre.

MCS-Kranke müßten lernen, daß eine völlige Heilung oft nicht möglich sei und sie mit fortbestehenden Symptomen leben und umgehen müßten. Bei MCS seien, wie bei Depression und Angst, oft auch pharmakologische[38)] und psychotherapeutische Interventionen sinnvoll. Viele MCS-Patienten seien aber ungewöhnlich empfindlich gegenüber anticholinergen und sedativen Effekten trizyklischer Antidepressiva.

ROSENBERG u. a. [360] glauben – anders als die sonstigen Vertreter des „Psycho-Ansatzes“ – nicht, daß MCS eine Somatisierungsstörung sei, bei der überemotionale und affektiv verunsicherte Kranke eine behütende und unterstützende Arzt-Patient-Beziehung brauchen. Sie halten MCS statt dessen für eine Zwangsvorstellung, einen

Verfolgungswahn unemotionaler, sachlicher und intelligenter Kranker, die nur Ärzte akzeptieren, die sie in ihrem somatischen Krankheitsverständnis unterstützten. Da die klinische Ökologie genau dies tue, erkläre dies ihre große Popularität unter MCS-Kranken. Eine stützende Psychotherapie sei bei solchen Zwangsvorstellungen nicht angebracht.

HALLER [159] hat MCS-Patienten erfolgreich stationär in einer Universitätspsychiatrie behandelt. Die Patienten waren trotz unveränderter Symptome zufrieden, da sie eine bessere kognitive, emotionale und instrumentelle Bewältigung gelernt hatten. Leitendes Prinzip der Behandlung war, die Patienten und ihre Beschwerden ernst zu nehmen, ohne die Verursachung zu thematisieren. Die Behandlung erfolgte durch stützende Gruppen- und Einzeltherapie, Hypnose, Musiktherapie und reduzierte Medikation.

7.2 Neurologisch und neuropsychologisch

Wichtig sind bei diesem Ansatz psychophysiologische Interventionen aus der Verhaltensmedizin und Lerntheorie. Wenn MCS gelerntes Verhalten ist, sollte es sich auch wieder verlernen lassen, z. B. durch Erzeugung von Entspannung bei Vorgabe des Auslösers in niedriger Dosis bzw. Intensität. Eine Alternative sind die Erzeugung positiver psychophysiologischer Reaktionen (z. B. durch angenehme Gerüche) und deren Kopplung an den Auslöser.

Für eine Verursachung von MCS durch TDS oder Kindling gibt es kaum konkrete Behandlungsempfehlungen, außer natürlich Meidung der Auslöser und – Geduld. BELL [40] meint, aus neuropsychologischer Sicht sei ein bewußterer Umgang mit Nahrungsmitteln erforderlich, denn sie enthielten nicht nur problematische Zusatzstoffe, sondern könnten selbst Auslöser neuropsychologischer bzw. psychiatrischer Symptome sein:

- Nahrungsmittel liefern Vorläufer von Neurotransmittern, die deren Konzentration im Gehirn beeinflussen und damit auch Gefühl und Verhalten.
- Verdauung erzeugt pharmakologisch aktive Wirkstoffe, wie Opioid-Peptide, die die Bluthirnschranke überwinden können.
- Verdauungshormone und die Aktivierung anderer Hormone durch die Nahrung im Darm können das ZNS beeinflussen.
- Immunkomplexe, die durch Nahrungs-Antigene erzeugt werden, können die Bluthirnschranke ändern und dadurch das ZNS beeinflussen.

- Während der Verdauung können bestimmte Nahrungsmittel intestinal-neurale Signale auslösen, die besonders auf den Hypothalamus wirken und Verhalten und Gefühle verändern.
- Flüchtige Geruchsstoffe aus Nahrungsmitteln stimulieren olfaktorisch-limbische Bahnen und lösen nachteilige Reaktionen aus. Diese Bahnen können auch durch Niedrigdosis-Exposition stimuliert werden und multiple Empfindlichkeiten und Kreuzreaktionen hervorrufen.

CALLENDER u. a. [81] zeigten an einem Fall, in dem nach Insektizid-Vergiftung schwere chronische neurologische Schäden auftraten, daß eine medikamentöse Behandlung mit Phenytoin die Bewegungsstörungen verschlimmerte, Behandlung mit Amantadin und Selegilin (Deprenyl) dagegen zu dramatischen Verbesserungen führte, die sich auch im SPECT zeigten. Eine gezielte medikamentöse Therapie scheine in einzelnen Fällen also vielversprechend zu sein – allerdings nicht mit den üblichen Psychopharmaka!

ARNETZ u. a. [14] berichten über gute Erfahrungen mit verschiedenen Formen von Akupunktur bei Elektrosensiblen, die ihrer Ansicht nach das schwedische Pendant zu MCS-Kranken in den USA sind.

7.3 Immunologisch

Da die traditionelle Immunologie und Allergologie, zumindest in den USA, sehr entschieden die klinische Ökologie und zugleich die damit fälschlich identifizierte Krankheit MCS ablehnt, gibt es von dieser Seite keine systematischen Behandlungsansätze [7, 438]. Da MCS keine Immunerkrankung sei, lasse sie sich auch nicht immunologisch behandeln. Die Patienten werden daher an Psychiater und Psychologen weiter verwiesen oder selbst eher unspezifisch behandelt, etwa mit Psychopharmaka. Dies erleben z. B. viele MCS-Patienten in allergologischen Krankenhäusern und Kurkliniken der BRD.

7.4. Toxikologisch, umwelt- und arbeitsmedizinisch

McLELLAN [272] gibt hier wieder viele wichtige Hinweise. Die Hauptfrage laute: Wogegen ist der Patient empfindlich und warum? Meidung der Auslöser könne hilfreich sein, führe aber oft zu bizarrem Verhalten und sozialer Isolation – besser sei Desensitivierung, sofern möglich. Krankheit könne die Empfindlichkeit gegenüber einem Schadstoff verändern: z. B. Kohlenmonoxid-Intoleranz von Personen mit Angina pectoris oder Chemikalien-Unverträglichkeit von Asthmatikern.

Kurzfristig sei in solchen Fällen Meidung erforderlich. Langfristig lasse sich aber meist die Toleranz bessern, wenn es nicht zu Komplikationen, etwa durch Infektionen, komme.

Chronobiologie beeinflußt die chemische Empfindlichkeit [488]. Die Entsynchronisierung innerer körperlicher Vorgänge zeige sich oft an zyklischen Körpervorgängen, wie hormonellen und Temperaturschwankungen, Stoffwechsel- und Ausscheidungsmustern. Chronische De-Synchronisierung ist verbreitet und schwächt die Abwehr gegen vielfältige Belastungen. Es bestehen auch Verbindungen zwischen Immunsystem und Schlafstörungen. Eine Re-Synchronisierung kann daher oft die chemische Toleranz verbessern. Hilfreich hierfür ist die Wiederherstellung des normalen Tag-Nacht-Rhythmus, z. B. durch Ausschaltung unnatürlicher Zeitgeber (Schichtpläne, Stimulantien, Schlafmittel, etc.).

Allgemein können Schadstoffe die chemische Empfindlichkeit über verschiedene Wege erhöhen: genetisch, neurologisch, toxikologisch oder immunologisch [272]. PCB, PBB und chlorierte Pestizide seien wegen ihrer Fettlöslichkeit und langen Halbwertszeit besonders wichtig, z. B. als starke Induktoren verschiedener Enzymsysteme. Präventiv wirke in diesem Zusammenhang nicht nur Produktelimination und -substitution. Auch verbesserte Lüftung oder Luftreinigung können schon hilfreich sein. Entscheidend sei oft die Luftfeuchtigkeit. Ärzte sollten MCS-Betroffene darin unterstützen, am Arbeitsplatz rauchfreie Zonen, ausreichende Lüftung und Feuchtigkeit durchzusetzen. Da die Gesamtexposition auch Nahrung, Wasser und Medikamente umfaßt, sollten auch diese möglichst frei von Schadstoffen sein, z. B. Chlor.

Ernährungszustand und Chemikalien-Stoffwechsel beeinflussen sich gegenseitig. Die Nahrungsmittel-Toxikologie konzentriere sich auf wenige Nahrungsmittel mit einzelnen hochdosierten Toxinen und sei für MCS unangemessen [272]. Die Pathophysiologie bei MCS unterscheide sich oft von der bei Hoch-Dosierung, etwa durch hohe Relevanz des Geruchs und geringe Relevanz des Leberstoffwechsels. MCS-Kranke vertragen auch oft Medikamente nicht. Es empfehle sich, möglichst allgemein Medikamente zu reduzieren und speziell unnötige Inhaltsstoffe wie Farben oder Geschmacksstoffe. Zu beachten sind ebenso Alltagsdrogen wie Kaffee, Tabak und Alkohol.

MCS-Kranke zeigen mitunter ein bizarres und auffälliges Verhalten, wie den Gebrauch von Gasmasken mit diversen Filtern – dies kann in Einzelfällen aber tatsächlich (überlebens-)notwendig sein. Umwelt- und Verhaltensänderungen, die MCS-Kranken das Leben erleichtern, etwa geringere Verwendung von Chemikalien, sind oft auch für die Allgemeinbevölkerung sinnvoll. Allerdings können sie anstrengend und teuer werden. Wichtig ist für die Betroffenen deshalb der Kontakt zu Netzwerken und Selbsthilfegruppen.

Nach McLELLAN verschärfen viele Lösungsversuche von MCS-Kranken ihre Probleme. Wenn MCS gelerntes Verhalten ist, kann Meidung auch zur Verallgemeinerung der Auslöser führen. Umgekehrt können bestimmte Schadstoff-Expositionen sinnvoll sein, um entgiftende Enzyme zu induzieren. Völlige Abstinenzler werden z. B. viel schneller betrunken als Gelegenheitstrinker. Schließlich treten bei fortgesetzter Exposition oft Anpassungsprozesse auf, wie die „olfaktorische Ermüdung" (also eine Heraufsetzung der Wahrnehmungsschwellen für unangenehme Geruchsreize). Er schlägt deshalb als Hauptziel der Behandlung vor, einen vernünftigen gesunden Lebensstil aufrechtzuerhalten, durch Entwicklung von Toleranz statt durch extreme Meidung.

Eine allgemeine biochemische Theorie chemischer Empfindlichkeit wurde von LEVINE/KIDD [240] vorgeschlagen. Sie nehmen an, daß Empfindlichkeit aufträte, wenn die normalen Schutzmechanismen gegen Antioxidantien überwältigt werden, entweder durch Exposition gegenüber exogenen Oxidantien oder durch eine Infektion. Zahlreiche Stoffe, die chemische Empfindlichkeit auslösen (Aromate, chlorierte Kohlenwasserstoffe, Photooxidantien) existieren entweder als freie Radikale in wässriger Gewebsumgebung oder können verstoffwechselt werden zu Vorformen freier Radikale. Nach LEVINEs Theorie sollte es also hilfreich sein, einem MCS-Patienten durch die Nahrung Antioxidantien zuzuführen.

Wenn MCS eine Vergiftung ist und fettlösliche Gifte von hoher Persistenz auch im Körper gespeichert werden, liegt eine Entgiftung (Detoxifikation) nahe. Über Ansätze von und Erfahrungen mit Entgiftung berichten verschiedene Autoren [215, 340, 358, 378, 379, 451, 492].

MATTHEWS [268] beschreibt die Wirkungsweise von Entgiftung nach der HUBBARD-Technik. Die im Fett gespeicherten Gifte müssen zunächst mobilisiert und zu Ausscheidungsorganen transportiert werden, danach muß die Ausscheidung verstärkt werden. Die Mobilisierung erfolgt durch körperliche Anstrengung (z. B. Aerobics) und genau dosierte Einnahme von Vitamin-B3. Die hierdurch geförderte Blutzirkulation transportiert zugleich die Gifte zu den Ausscheidungsorganen. Die Förderung der Ausscheidung erfolge meist durch therapeutische Sauna. Eine solche Behandlung dauere im Durchschnitt 25 Tage und müsse begleitet werden durch sorgfältige Kontrolle des Wasser- und Elektrolyt-Haushalts. Vor Selbstbehandlung nach dieser Methode sei dringend zu warnen, da bei vielen MCS-Patienten die physiologischen Regelmechanismen geschädigt und entsprechend besonders labil seien.

ZIEM [492] hat einen dezidiert eklektizistischen Ansatz. Sie empfiehlt ihren MCS-Patienten die Führung eines Expositions-Tagebuchs

(„Log“) mit genauer Registrierung der Symptome zur Identifizierung von Auslösern. Durch konsequente Meidung dieser Auslöser, allgemeine Reduzierung der chemischen Exposition, Nahrungsumstellung und Entgiftung (u. a. durch Sauna) ließen sich fast alle Fälle langfristig bessern. Über die individuelle Behandlung hinaus sei aber eine Einflußnahme auf die allgemeine und Arbeitsumwelt erforderlich, um solche Erfolge langfristig zu sichern.

7.5 Klinisch-ökologisch

Zwei Grundannahmen der klinischen Ökologie sind für die Behandlung wichtig. Erstens wird angenommen, daß für den Organismus die Umweltgesamtbelastung (kumulative Belastung, unter Einbeziehung von Arbeitsumwelt und psychosozialer Belastung) relevant sei. Symptome träten dann auf, wenn die Bewältigungskapazität erschöpft sei und es zum Auseinanderklaffen („Schere“) zwischen Belastung und Belastbarkeit komme. Theoretisch könnte also die Senkung irgendeiner Belastung unspezifisch die ganze Überempfindlichkeit mindern, was Immunologen wegen der Spezifität des Immunsystems heftig bezweifeln. Diese Kritik wird von klinischen Ökologen wegen der unterschiedlichen Definition von Allergie und Empfindlichkeit zurückgewiesen.

Zweitens geht die klinische Ökologie von der Annahme aus, daß chronische Symptome oft auf unzureichender physiologischer Anpassung an Niedrig-Exposition beruhen. Die Beziehung zwischen Symptom und Exposition sei solange maskiert, bis völlige Meidung durchgeführt werde. Kurz danach[39)] verschwänden die Symptome, Re-Exposition bringe sie zurück. Längere Meidung soll zu geminderter Empfindlichkeit führen, wiederholte Exposition zur Maskierung.

REA [345], der gegenwärtig wohl die größte Erfahrung mit MCS-Patienten haben dürfte, geht anscheinend im letzten, noch nicht veröffentlichten Band seines vierbändigen Werks „Chemical Sensitivity“ ausführlich auf Behandlung ein. Der Inhaltsangabe ist zu entnehmen, daß er folgende Behandlungsmethoden beschreibt: Meidung (sehr ausführlich), Sauna, Injektionstherapie, Nahrungsmittelersatz oder -zusatz, Hormonbehandlung, medikamentöse Beeinflussung der Toleranz, Verhaltenstherapie und chirurgische Behandlung.

Nach TERR [438], einem Kritiker, strebe die klinische Ökologie durch Meidung eine natürliche Umgebung an: Verzicht auf Parfüms, Kosmetika, Deodorantien, synthetische Textilien, weiches Plastik, Teppichböden oder Lösemittel. Diese Meidung konzentriere sich auf Formaldehyd, Ethanol, Phenol und allgemein Petrochemikalien. Sie sei abhängig vom Geldbeutel und Problembewußtsein: Manche meiden nur parfümierte Produkte, andere bauen aufwendig ihr Haus um, ziehen ans Meer oder in die Berge. Meist werde Berufs- oder

Erwerbsunfähigkeit beantragt. Manchmal komme es (bisher nur in den USA) zur Gruppenbildung in Gemeinden.

Bei fehlender Verbesserung nach Meidung oder bei Wiederkehr der Symptome werde weitere Elimination für notwendig gehalten [438]. Zusätzlich zur Meidung von Chemikalien und Nahrungsmitteln werde meist eine Neutralisationstherapie verordnet, mit subkutaner oder sublingualer Applikation sogenannter „Antigene", womit Extrakte von Nahrungsmitteln, Chemikalien, Hormonen, Allergenen im immunologischen Sinn etc. gemeint seien. Bei Neutralisation werde eine sofortige Symptombeseitigung erwartet.

Nach McLELLAN [272] wirkt Meidung gut bei Schleimhautreizungen. Bei komplexen Symptomen sei sie kaum erfolgreich[40)] und führe zu sozialer Isolation sowie Verallgemeinerung der Empfindlichkeit. Bei Nahrungsmittel-Intoleranz sei Meidung allerdings am besten. Klinische Ökologen empfehlen hier eine „wechselnde Rotationsdiät", um Nahrungsmittel-Abhängigkeit zu vermeiden. Diese Rotationsdiät erfordert nach McLELLAN einen abstrusen Aufwand und sei abzulehnen.

Bei MCS-Patienten sind oft mikrobiologische Auffälligkeiten zu finden, z. B. eine starke Verbreitung von Candida albicans. Dies könnte ein Zufall sein, aber auch auf einen Zusammenhang hinweisen [272]:

- Candida-Infektion erhöhe die Durchlässigkeit der Schleimhäute für Schadstoffe,
- eine ausgedehnte Candida-Besiedlung könne zu immunologischen Veränderungen führen,
- Candida könne Mykotoxine ausscheiden, die die kumulierte Toxizität erhöhen (sehr umstritten),
- eine chronische Candidose könne Phagozyten zur exzessiven Herstellung von Oxidantien veranlassen, die die antioxidante Pufferkapazität des Körpers überfordern.

Die Bedeutung einer Candida-Infektion für MCS ist aber umstritten: Ursache, Auslöser, Risikofaktor, Indikator/Symptom, Verstärker, Komplikation oder „opportunistisches" Anschlußproblem?

Bei Anwendung klinisch-ökologischer Theorien auf die Bundesrepublik läßt sich vermuten, daß wir nicht nur mit vielen manifesten Schäden durch Alkohol und Medikamente zu rechnen haben, sondern in ähnlicher Größenordnung mit maskierten Wirkungen dieser Stoffe. Während aber in den USA, wo diese Problematik sicher geringer ist, mehr dazu geforscht wird, scheint sie in der BRD auf einem blinden Fleck der gesellschaftlichen Problemwahrnehmung zu liegen.

7.6 Weitere Behandlungsansätze

Die neue Stoffwechsel-Theorie nimmt an, daß MCS in einigen Fällen auf angeborener oder erworbener Porphyrinopathie beruht. Für diese gibt es nach bisherigem Wissen keine Heilungsmöglichkeit, aber durch Meidung von Auslösern können Symptome deutlich gemildert und Langzeitschäden weitgehend vermieden werden [118]. Hier gälten dieselben Regeln wie bei MCS, nämlich Meidung von

- porphyrogenen Chemikalien und Medikamenten, einschließlich Alkohol, Steroiden und Substanzen, die der Körper mit Östrogenen verwechselt;
- Infektionen und unnötigem Streß;
- Fasten und kohlehydratarmer Ernährung;
- Eisenzusätzen, eisenhaltigen Vitaminen und Koch- und Eßgeschirr aus unbeschichtetem Eisen oder Aluminium;
- Austrocknung (durch ausreichendes Trinken; entwässernde Getränke wie Kaffee und Tee sind nicht mitzuzählen. Kaffee verschlimmert bei vielen MCS-Patienten die Symptome, wahrscheinlich, weil Koffein durch das Cytochrom-P450-System entgiftet wird, das häufig geschädigt ist);
- Sonneneinstrahlung (auch durch Fensterglas) bei Lichtempfindlichkeit. Tägliche Bewegung im Freien sei dagegen sehr zu empfehlen.

Bei akuter Porphyrie können bestimmte Medikamente und Behandlungen Symptome lindern [118]: z. B. Glukose-Drinks, hämhaltige Medikamente, Betablocker bei Herzrasen, Schmerzmittel, Hypnose und Akupunktur bei Schmerzen oder Beta-Karotin bei Hautsymptomen. Umgekehrt sollten zahlreiche Medikamente gemieden werden. Diagnose und Behandlung von Porphyrinopathien müßten eigentlich von den Krankenversicherungen bezahlt werden, da diese Krankheiten bei Ärzten anerkannt sind und seit 1920 in der ICD aufgeführt werden.

8. Verbreitung, Betroffene, Wirkungsabschätzungen und Prognose

Nach einer unter Ärzten und Arbeitsschützern verbreiteten Auffassung ist MCS kein Problem im Arbeitsschutz, sondern nur im Umwelt-, Verbraucher- und Patientenschutz. Da toxische, irritative, nervliche und und immunologische Belastungen im Arbeitsbereich oft deutlich höher liegen als im Umwelt- und Konsumbereich, legt dies nahe, bei Störungen in den letztgenannten Bereichen die Ursache nicht in der Exposition, sondern in der Disposition der Betroffenen zu sehen. Aber diese Vermutung hat erhebliche Schwächen:

- Gesundheitsprobleme, die im Arbeitsbereich entstehen, können sich möglicherweise erst später, unspezifischer im Umwelt- oder Konsumbereich manifestieren;
- Gesundheitsschäden bei Arbeitnehmern, die MCS von der Symptomatik her ähneln, werden eher als spezifische arbeitsbedingte Krankheiten diagnostiziert, wie Sick-Building-Syndrom und Malerkrankheit;
- ein Teil der „harten" umwelt- und konsumbedingten Gesundheitsschäden wird durch Diagnosen wie Holzschutzmittel- und Amalgam-Syndrom abgeschöpft;
- Expositionen im Arbeitsbereich sind zeitlich begrenzt auf maximal die Arbeitszeit. Expositionen im Umwelt- oder Konsumbereich können dagegen ständig vorhanden sein;
- Expositionen im Arbeitsbereich sind oft von der Zahl her begrenzter als im Umwelt- oder Konsumbereich, wo Mehrfachexpositionen die Regel sind;
- Arbeitnehmer sind unter gesundheitlichem Aspekt eine positive Auswahl (Healthy-Worker-Effekt); Personen, die nur im Umwelt- oder Konsumbereich exponiert sind (Kinder, Jugendliche, Hausfrauen, Arbeitslose, Rentner, etc.), stellen in dieser Hinsicht eine negative Auswahl dar, da oft gesundheitlich vorgeschädigt oder besonders empfindlich.

Eine Erfassung der Anzahl (Prävalenz) und Art der MCS-Betroffenen, der Anzahl der Neuerkrankungen (Inzidenz), des Schweregrads ihrer Erkrankung und des Umfangs von (falsch-positiven und falschnegativen) Fehldiagnosen ist dringend erforderlich. Das Fehlen allgemein anerkannter Kriterien und Definitionen – trotz des häufigen

Bezugs auf die Definition von CULLEN – macht in den USA eine empirisch fundierte zahlenmäßige Abschätzung der Verbreitung von MCS praktisch unmöglich [292, 313, 350].

Einige Kliniker und Arbeitsmediziner in den USA [339, 348, 492] schätzen die Häufigkeit (Prävalenz) massiv von MCS betroffener Personen auf 2-10 Prozent der US-Allgemeinbevölkerung. CULLEN u. a. [99] geben an, in sechs Jahren unter 2.760 Patienten der Occupational Health Clinic der Yale University 49 Personen mit MCS gesehen zu haben. Das waren zirka zwei Prozent dieser bereits hochselektierten Gruppe schwieriger diagnostischer Fälle. DAVIS (zitiert nach [173]) berichtet, die US-weite Betroffenen-Organisation NCEHS habe 1990 monatlich 500 Neumeldungen von MCS-Kranken erhalten. ASHFORD gibt 1995 (persönliche Mitteilung) an, von jährlich etwa 600 Personen wegen MCS kontaktiert zu werden. Selbsthilfegruppen im US-Bundesstaat Washington (etwa 5,5 Millionen Einwohner) haben in drei Jahren schon über 800 Fälle von MCS oder vermutlicher MCS erfaßt.

Aufgrund dieser unterschiedlichen Angaben, angesichts der Überschneidung von MCS mit CFS, SBS, Lösemittel-, Holzschutzmittel-, Pyrethroid- und Amalgam-Syndrom und aus weiteren Ergebnissen [15, 72, 290, 486] läßt sich die Anzahl von hochgradig chemisch empfindlichen Personen auf weniger als ein Prozent der US-Bevölkerung schätzen.

Diese Datenlage ist für die USA sehr unbefriedigend und Anlaß für Kritik und Aufforderungen zum Handeln [313, 350]. Das Ausmaß der Betroffenheit (Inzidenz, Prävalenz, Risikogruppen und -situationen, Cluster, Trends) und der Schweregrad der Erkrankung (Varianz, Reversibilität, Progredienz, Letalität) sind immer noch – trotz aller Absichtserklärungen – unbekannt. Das führt einerseits bei vielen Forschern zur Distanzierung, da ein noch so unbestimmtes Problem wenig Forschungsgelder „locker macht" und andererseits bei Betroffenen und ihren Unterstützern teilweise zu wilder Spekulation.

Selbst wenn es in den USA schon gute Daten gäbe, wäre ihre Übertragbarkeit auf die Bundesrepublik ein weiteres Problem – hier sind noch keine eigenen Prävalenz- oder Inzidenzstudien zu MCS geplant, geschweige denn durchgeführt worden. Von den vielen Merkmalen, in denen wir uns von den USA unterscheiden, können einige das MCS-Risiko erhöhen, andere es mindern:

- Das MCS-Risiko in der BRD wird gegenüber den USA erhöht wegen höherem Alkohol-, Kaffee- und Medikamentenkonsum, stärkerer Verwendung von Holzschutzmitteln in Innenräumen, häufigerer und längerer Exposition gegenüber Amalgam, insgesamt schlechter und seltener geregelter Arbeitsplatz-Exposition.

- Das MCS-Risiko in der BRD wird gegenüber den USA vermindert wegen geringerer Chemisierung, besserer Innenraumluft, geringerem Pestizid-Einsatz in Innenräumen, weniger Klimatisierung, stärkerer Regulierung von Umweltemissionen, mehr körperlicher Bewegung, geringerem Drogenkonsum und besserer Ernährung.

Es gibt in den USA bisher auch keine genauen Daten zur Beschreibung der MCS-Population [292]. US-Forscher und -Kliniker charakterisieren sie als vorwiegend „kaukasisch", mehrheitlich weiblich, 30 bis 40 Jahre alt, mit überdurchschnittlichem Sozialstatus und häufig im Erziehungs- oder Gesundheitsbereich tätig [99]. Nach BRODSKY [68] sind die Patienten klinisch-ökologischer Ärzte – oft mit der Diagnose MCS – meist überdurchschnittlich intelligent, mit gutem medizinischem und biologischem Wissen. Sie hätten oft in der chemischen Industrie oder in Heilberufen gearbeitet. Damit wird die Vorstellung nahegelegt, MCS sei tendenziell ein Problem von Lehrerinnen, Chemielaborantinnen und Psychologinnen, die zur „Massenhysterie" neigten.

Dagegen berichten viele Studien von MCS-kranken männlichen Arbeitern oder Umweltopfern, [z. B. 69, 81, 93, 112, 145, 213, 214, 225, 333, 432]. Ebenso fand die eben erwähnte MCS-Datenbank aus Washington Häufungen von MCS-Fällen an bestimmten Arbeitsplätzen oder in bestimmten Umgebungen – z. B. beim Flugzeughersteller Boeing (hierüber wird mehrfach von G. SIMON berichtet, mit einer psychiatrischen Deutung), beim Flughafen von Seattle/Tacoma, in einigen Verwaltungsgebäuden, Müllverbrennungsanlagen, landwirtschaftlichen Betrieben, bei einer Papierfabrik, etc. Ebenso passen die mehrere Dutzend MCS-Fälle, die bei der EPA als Folge einer SBS-Epidemie übrigblieben, nicht zu diesem Psychiater-Vorurteil.

Auch die Erfahrungen mit dem Lösemittel-Syndrom [25, 153, 255, 280, 301, 472] und dem Holzschutzmittel-Syndrom [246, 247] sprechen gegen die Unterstellung, chemische Empfindlichkeit sei auf eine kleine Minderheit von älteren, „überintelligenten" Mittelschichtfrauen beschränkt[41)].

Allerdings bestehen eine Reihe angeborener und erworbener Unterschiede zwischen Männern und Frauen allgemein, die zu einem unterschiedlichen Ansprechen nervlicher, immunologischer, hormoneller und biochemischer Prozesse führen können, beispielsweise:

- Nachgewiesene Geschlechtsunterschiede bei Enzym- und Immunfunktionen könnten eine erhöhte allergische Anfälligkeit von Frauen erklären.
- Frauen haben ein differenzierteres Gesundheitsbewußtsein, das wegen ihrer Rolle bei der Aufzucht der Kinder von ihnen auch gesellschaftlich erwartet wird [266].

- Frauen haben eine andere somatische Kultur mit ganzheitlicherem Denken und geringerer Problemverdrängung [357].
- Männliche Ärzte nehmen weibliche Patienten noch oft unter der Perspektive des Hysterie-Paradigmas des 19. Jahrhunderts wahr [396].
- Das Arbeitsschutzsystem thematisiert v. a. die Probleme männlicher deutscher Facharbeiter. Die Probleme weiblicher Beschäftigter – v. a. unqualifizierter Ausländerinnen – werden vernachlässigt und müssen daher in anderen Zusammenhängen artikuliert werden.

ASHFORD/MILLER [17] unterscheiden allgemein vier Gruppen von MCS-Betroffenen (Tabelle 10). Nur die letzte Kategorie von Betroffenen (Einzelpersonen) entspricht dem negativen Stereotyp des Umweltopfers: Frau, möglicherweise alleinstehend, in oder nach der Menopause, klagsam und intelligent.

Tabelle 10

Vier Gruppen von MCS-Betroffenen (nach ASHFORD/MILLER 1991, S. 4)

Gruppe	Art der Exposition	Demographische Merkmale
Industriearbeiter	Akute oder chronische Exposition	meist Männer, Arbeiter, Alter 20 bis 65 Jahre
Bewohner dichter Gebäude	Ausgasen von Baumaterialien, Büromöbeln oder -materialien, Tabakrauch; unzureichende Lüftung	eher Frauen, eher Angestellte, Alter 20 bis 65 Jahre; Schulkinder
Personen in verseuchten Gemeinden	Giftmüll-Deponien; Pestizid-Versprühung aus der Luft; Grundwasser-Verseuchung; Luft-Verschmutzung durch nahegelegene Industrie oder sonstige Schadquellen	alle Altersgruppen; Männer und Frauen; Säuglinge und Kinder evtl. zuerst betroffen; Embryos bei Schwangeren; eher Mittel- und Unterschicht
Einzelpersonen	unterschiedlich; Innenraum-Luft (zuhause), Verbrauchsgegenstände, Medikamente, Pestizide	70-80 % Frauen; zur Hälfte 30 bis 50 Jahre alt; Weiße, Mittel- bis Oberschicht, höherer Berufsstatus

Abschätzungen der gesellschaftlichen und individuellen Folgen der Überempfindlichkeit fehlen bisher. Bei vielen Experten und Laien ist die Auffassung verbreitet, MCS sei, falls überhaupt existent, nur eine Befindlichkeitsstörung oder Bagatellerkrankung, lästig, behindernd, aber nicht schwer oder gar tödlich. Dem widersprechen nicht nur Betroffene, sondern auch Ärzte [386], die sich eingehender mit MCS-Kranken beschäftigt haben. Sie berichten von Todesfällen und von Selbstmorden verzweifelter Kranker, die aber nicht bekannt werden. Die Todesfälle beruhen oft auf Kreislaufversagen, schockähnlichen Zuständen etc., aber auch auf Auszehrung und allgemeinem Verfall („Wasting-Syndrom"; der Organismus verarbeitet keine Nahrung mehr). Auf dem Totenschein werden diese Fälle in der Regel in gängige diagnostische Kategorien eingeordnet, um Nachfragen und die damit verbundene Mehrarbeit zu vermeiden.

Allgemein ist zu sagen, daß die bisher unter MCS eingeordneten Gesundheitsstörungen sehr unterschiedlich schwer sein können – von Befindlichkeitsstörungen, die ein Weiterarbeiten erlauben, bis zu lebensbedrohlichen Zuständen. Die leichteren Formen überwiegen bei weitem. Aus einer leichten kann sich aber eine schwere Störung entwickeln, wenn der Prozeß nicht rechtzeitig abgebremst wird. Mit dem Schweregrad nimmt auch die Irreversibilität zu. Eine definitorische Beschränkung von MCS auf schwere Verlaufsformen – wie vorgeschlagen – würde zwar die Anzahl gemäß dieser Definition Betroffener reduzieren, aber gleichzeitig die Prognose MCS-Kranker erheblich verschlechtern.

Die Prognose bei MCS wird sehr unterschiedlich beurteilt. Während einige Experten [97, 272] annehmen, es handle sich um eine chronische Krankheit ohne Hoffnung auf Heilung, sind andere Experten optimistischer, darunter v. a. Praktiker wie FABIG, LOHMANN, MONRO, RANDOLPH, REA, ROSS, RUNOW und SCHWARZ. ZIEM [492] berichtet von langsamer, aber deutlicher Verbesserung des Gesundheitszustands in vielen Fällen, die allmählich eine Rückkehr ins normale Leben ermöglicht. Dies werde erreicht durch Meidung der Auslöser, Sanierung der Lebensbedingungen und Entgiftung. CALLENDER u. a. [81] haben durch Medikamente in bestimmten Fällen die Erkrankung wesentlich bessern können. Verschiedene Betroffene [50, 203, 268] haben offensichtlich durch rigorose Meidung von Auslösern langfristig ihren Gesundheitszustand bessern können.

Die von mir befragten MCS-Kranken haben meist ebenfalls nach langem Irrweg durch das medizinische System, trotz vieler Rückschläge, einen Zustand erreicht und stabilisieren können, der ihnen wieder ein gewisses soziales Funktionieren erlaubt und eine, allerdings geringe, Lebensqualität. Alle haben aber gegenüber dem Zustand vor der Erkrankung erhebliche gesundheitliche und soziale Einbußen erlitten.

9. Auslöser

In den USA suchen inzwischen viele Ärzte bei MCS-Betroffenen zunächst nach chemischen Auslösern bzw. Ursachen. Erst wenn sie diese nicht finden, nehmen sie eine psychische Verursachung an. Die Reihenfolge und eventuell das Gewicht der abzuarbeitenden Hypothesen im diagnostischen Suchprozeß hat sich also zugunsten MCS geändert. ZIEM [492] glaubt aber trotzdem, daß die Suche nach chemischen Faktoren oft vorschnell aufgegeben bzw. nur oberflächlich vorgenommen wird. Besonders Ärzte, die Betroffene kaum kennen, neigen zu Psychiatrisierung und Psychosomatisierung, insbesondere, wenn die Betroffenen bestimmten Opfer-Klischees entsprechen: z. B. Akademiker, alleinstehende Frau mittleren Alters oder Mann mit sozialem oder künstlerischem Beruf.

Chemische Auslöser von MCS sind oft aus der Arbeits- und Umweltmedizin aus anderen Zusammenhängen bekannt, etwa als Reizstoffe, Allergene, Gifte oder sogar Karzinogene. Zu diesen Auslösern gehören Pestizide [81, 145, 285], bestimmte Metalle und ihre Legierungen [101,102, 157, 301, 470], organische Lösemittel [100, 153, 156, 245, 280, 294, 301, 322, 334, 368, 432, 472], Verbrennungsprodukte und andere Schadstoffgemische [112, 208, 209, 335]. Viele dieser Substanzen sind auch als porphyrinogene (den Porphyrin-Stoffwechsel beeinflussende) Chemikalien bekannt [118, 480]. Diese Auslöser sind enthalten in unterschiedlichen Konsumgütern, Medikamenten, Arbeits- und Umweltstoffen.

Oft verändert sich das Spektrum der Auslöser im Verlauf der Erkrankung, meist in Richtung einer Erweiterung. Spezifische anerkannte Toxine, Allergene oder Reizstoffe, die oft für die Initialzündung von MCS verantwortlich waren, können später als Auslöser durch alle möglichen Allerwelts-Expositionen ersetzt werden, die nach Meinung von Experten „harmlos“ sind – was im Regelfall wahrscheinlich richtig ist, aber bei den nicht so seltenen Ausnahmen zur gefährlichen Fehleinschätzung werden kann. Diese Unterscheidung von früher vs. später Phase der Erkrankung ist für das Verständnis wichtig, ähnlich wie die Unterscheidung von Induktion und Promotion bei der Karzinogenese.

Bei einer Umfrage unter umweltmedizinisch tätigen Ärzten in der Bundesrepublik, Dänemark und Griechenland [15] zeigte sich für die Bundesrepublik, daß die wichtigsten chemischen Auslöser von MCS nach Ansicht der behandelnden Ärzte Holzschutzmittel, Pestizide, Pyrethroide und Formaldehyd waren. ASHFORD und MILLER [18] unterteilen die MCS-Auslöser in folgende Hauptgruppen (siehe Tabelle 11):

Tabelle 11

MCS-Auslöser (nach Ashford/Miller 1991, S. 59ff)

Außerhäusliche Luftverunreinigungen

Beispiele: Autoabgase; Photosmog; Ozon; Kohlenmonoxid; Pestizide; Dioxin

Luftverschmutzung in Innenräumen, zu Hause und am Arbeitsplatz

Beispiele: Formaldehyd, Lösemittel, Holzschutzmittel; Ausgasungen von Teppichen, Computern, Kopierern, Plastik; Ozon, Desinfektions-, Reinigungsmittel; Kühlschmiermittel; Tabakrauch

Nahrungsmittelverunreinigungen und -zusatzstoffe

Beispiele: Pestizide, Hormone, Antibiotika; Konservierungsstoffe; Farbstoffe; Stabilisatoren, Fungizide; Süßstoffe; Reifungsmittel; Lösemittel; Metallionen, Beschichtungsstoffe (bei Konserven)

Trinkwasserverunreinigungen und -zusatzstoffe

Beispiele: Pestizide, Nitrate, Lösemittel, Chlor, Blei; Rückstände von Reinigungsmitteln; Plastikpartikel

Medikamente und Konsumgüter

Beispiele: Pflaster, Sulfonamide, Antibiotika; Parfüm, Haarspray, Seife, Deodorants, Badezusätze; Heizdecken; Filzstifte, Bücher, Zeitschriften; Politur; Reinigungsmittel; Chlor im Wasser

Neben Chemikalien werden in einzelnen Fällen auch physikalische oder biologische Auslöser genannt: z. B. elektromagnetische Felder [11] und Bildschirmarbeit [49], Viren [229, 429, 449] und Pilz-Infektionen [95, 175, 452, 453]. Viele Auslöser sind in der Luft, als Mischungen flüchtiger organischer Verbindungen (englisch: VOC – volatile organic compounds). Angesichts dieser Unzahl möglicher Auslöser wird meist möglichst weitgehende Vermeidung empfohlen. Viele Lösungsversuche von MCS-Kranken können aber ihre Probleme verschärfen.

Nach PARACELSUS gilt: „Erst die Dosis macht das Gift". Die qualitative Betrachtung der Auslöser muß also durch eine quantitative ergänzt werden. Hier gilt meist, daß die Dosis der Auslöser, soweit sie bekannt sind, aus Sicht der einschlägigen medizinischen Fachdisziplinen nicht ausreicht, um die beobachteten Gesundheitsstörungen hervorzurufen. Entsprechend wird auf eine sehr hohe bzw. Über-Empfindlichkeit geschlossen. Diese Argumentation geht von einem „Uniformitätsmythos" aus, der relativ gleichförmige Reaktionen auf Schadstoffe bei allen Menschen unterstellt, zumindest bei allen Gesunden in einem bestimmten Altersbereich.

Diese Reaktionen ließen sich daher auch durch den Mittelwert der Einzelreaktionen gut abbilden, ohne daß eine Berücksichtigung von Heterogenität (Varianz) notwendig wäre. Diese Argumentation ist überholt (siehe auch Kapitel 10): Menschen sind viel weniger homogen, als die traditionelle Toxikologie und Arbeitsmedizin unterstellten. Der Verweis darauf, daß eine Exposition im allgemeinen harmlos sei, ist vereinbar mit der Feststellung, daß sie in einer relevanten Minderheit von Fällen überhaupt nicht harmlos ist. Und nicht nur Mehrheiten haben Anspruch auf Schutz!

Bei manchen MCS-Fällen scheinen Quantität (Art, Dosis, Dauer) und Qualität (Zusammensetzung) der Expositionen allein die entstehende Gesundheitsstörung nicht hinreichend erklären zu können. Notwendig ist hier die Einbeziehung erworbener oder vererbter Merkmale der Betroffenen, wie z. B. Vorerkrankungen, Traumatisierungen, neurophysiologische Besonderheiten, immunologische Auffälligkeiten oder Stoffwechsel-Anomalien. Beispielsweise können die erheblichen quantitativen und qualitativen Unterschiede zwischen Menschen in Enzymausstattung und Verstoffwechslung die möglicherweise sehr unterschiedliche „innere Belastung" bei gleicher „äußerer Belastung" erklären.

In diesem Zusammenhang ist die schon erwähnte Erklärung von MCS in einigen Fällen als Störung des Porphyrin-Stoffwechsels und damit der Hämsynthese relevant [123, 297]. DONNAY und ZIEM [118, 481] nennen eine Reihe von bekannt oder vermutet porphyrinogenen Substanzen, von denen hier einige genannt werden sollen:

- Chemikalien: Aluminium und seine Verbindungen, Atrazin, Blei, Carbaryl, Chlordan, Chloroform, DDT und seine Stoffwechselprodukte, Dibenzofuran, Dieldrin, Endosulfan, Ethanol (Trinkalkohol), Ethylenoxid, Hexachlorbenzol, Kadmium, Lindan, Parathion, Pentachlorphenol (PCP), Polychlorierte Biphenyle (PCB), Pyrethroide, Quecksilber und seine Verbindungen, Styrol, 2,3,7,8-Tetrachlordibenzo-p-Dioxin (TCDD, Seveso-Dioxin), Trichlorphenol und Vinylchlorid;
- Medikamente: Amitriptylin, Barbiturate, Carbamazepin, Diazepam, Griseofulvin, Halothan, Imipramin, Isoniazid, Meprobamat, Metamphetamin, Östrogene, Oxazepam, Progesteron, Quecksilber-Verbindungen, Sulfonamid-Antibiotika und Tetrazykline.

Nach dieser hier nur auszugsweise wiedergegebenen Liste können diverse Substanzen, die aus der MCS-, Lösemittel-, Holzschutzmittel, Pestizid- und Amalgam-Diskussion als Noxen bekannt sind, auch Porphyrinopathien auslösen: z. B. Alkohol, Amalgam, Blei, DDT, Lindan, PCB, PCP, Pyrethroide, TCDD und Vinylchlorid. Zur Veranschaulichung möglicher MCS-Auslöser, der situativen Einbettung dieser Expositionen und der praktisch-sozialen Schwierigkeiten bei ihrer Reduzierung wieder eine Fallbeschreibung:

Herr N. wurde Anfang der 60er Jahre in einem Dorf geboren. Nach der Hauptschule besuchte er eine Fachschule für Wirtschaft. Danach machte er eine zweijährige Ausbildung als Industriekaufmann. Er arbeitete in mehreren Betrieben, zum Schluß in einer Beleuchtungsfirma, erst als Hilfsarbeiter, später als Leiter der Fertigungssteuerung. Die Arbeit machte ihm Spaß. Ab Anfang '92 war er mehrfach krankgeschrieben, einige Monate später mußte er wegen Krankheit den Arbeitsplatz aufgeben. Seitdem ist er arbeitslos.

Sein Vater, ein Landwirt, hat sich Mitte der 80er Jahre das Leben genommen, nach einem Kuraufenthalt in einer psychosomatischen Klinik. Dort waren seine Medikamente abgesetzt und er selbst als geheilt entlassen worden. In den Jahren zuvor war er zunehmend aggressiv und depressiv geworden, weswegen er starke Beruhigungsmittel erhielt. Die Persönlichkeitsveränderung des Vaters war der Familie unbegreiflich gewesen. Er war allerdings grob fahrlässig mit Spritz- und Holzschutzmitteln umgegangen.

Herr N. ist als Jugendlicher viel mit Spritzmitteln für Getreide in Kontakt gekommen. Beim Reißen eines Schlauchs ist ihm einmal die „Spritzbrühe“ (mit E 605) ins Gesicht gespritzt. Er hat in dieser Zeit häufig die Scheune mit Carbolineum gestrichen. Danach war ihm immer tagelang übel. Die Familie wohnte in einem Fachwerkhaus, das der Vater innen immer mehr vertäfelte. Seit 1982 wurde das Holz mit Xyladecor geradezu getränkt. Dies galt auch für seine kleine Schlafkammer, in der 16 m^2 Holzverkleidung so behandelt waren, ebenso für Wohnzimmer und Wohnküche. Ein Tischlermeister hatte empfohlen, Türen und Fenster mindestens einmal jährlich mit Xyladecor zu streichen.

Herr N. hat massive Gesundheitsprobleme, die erstmals Mitte der 80er Jahre auftraten. Sie äußerten sich damals als Infektanfälligkeit (Schnupfen, Husten, Grippe, dauernde Erkältung, chronische Mandelentzündung), Schwindelgefühl, Kreislaufprobleme und innere Unruhe. Infektanfälligkeit und innere Unruhe haben ihn bis vor kurze ständig begleitet. Die Unruhe war stark behindernd. Schwindelgefühl und Kreislaufprobleme haben sich durch Einnahme blutdruck-steigender Medikamente gebessert.

Ab Sommer '87 verschlimmerten sich Infektanfälligkeit (z. B. Seitenstrangangina) und psychische Probleme (totale Erschöpfung, Konzentrationsstörung, Weinkrämpfe ohne Anlaß). Er bekam zwei Palladium-Basiskronen eingesetzt. Beim zweiten Mal trat nach wenigen Minuten eine massive Zahnfleischentzündung auf, dazu Schwindel, Kopfschmerzen, Depression und Weinkrämpfe. Schreibtischarbeit wurde für ihn zum Alptraum.

Als er Anfang '88 nach drei weiteren Palladium-Basiskronen Zungenbrennen, Schmerzen an Zähnen und Kiefern und Metallgeschmack im Mund spürte, überwies ihn der Zahnarzt zum Nervenarzt, der ein halbes Jahr lang erfolglos Gesprächstherapie versuchte. Vor 1989 war er durchgängig psychisch krank, lebte zu Hause, finanzierte sich aber selbst, v. a. durch die Arbeitslosen-Unterstützung.

1989, in der Beleuchtungsfirma, behandelte er sich selbst mit Natur-Psychopharmaka und Vitamin-C, was aber nicht half. Ab September '89 hatte er eine Mittelohrentzündung auf beiden Ohren, die auf Antibiotika und Kortison nicht ansprach; dazu kamen noch eine Blasen- und Nierenbeckenentzündung. Er ging weiter arbeiten, wurde von Ärzten aber trotzdem als Simulant betrachtet. Da die Antibiotika nicht anschlugen, wurden psychosomatische Verursachung und Therapieresistenz der Entzündungen unterstellt. Eine Heilpraktikerin diagnostizierte im November '89 eine akute Zahnmetall-Vergiftung, was der Zahnarzt bestritt. Von Anfang 1990 erhielt er fast durchgängig Gesprächstherapie – ohne Erfolg.

Mitte 1992, als er den letzten Arbeitsplatz schließlich aus Gesundheitsgründen aufgegeben hatte, ging er für einige Monate in die Umweltklinik Bad Emstal, was für ihn sehr teuer war, da er alles selbst zahlen mußte. Dort fand man hohe Metallwerte im Speichel und vermutete den Krankheitsherd in den Zähnen. Anschließend ließ er elf Amalgamfüllungen und sechs Palladiumbasiskronen entfernen. Der ausführende Zahnarzt, ein Krankenkassengutachter, fragte nur, wer diese „Wunderwerke verbrochen" habe. Danach ging es ihm zunächst deutlich schlechter. Er hatte wochenlang Kopfschmerzen. In Emstal wurden weiterhin eine Pilzinfektion und Nahrungsmittelallergie festgestellt. Deren Austestung war ihm aber zu langwierig und teuer.

Ein Zahnarzt versuchte, die Zahnmetalle ganzheitlich auszuleiten. Es ging ihm aber zunehmend schlechter, vor allem psychisch. Außerdem reagierte er allergisch auf Zahnwerkstoffe, wie Methylmethacrylat. Ein Toxikologe in München empfahl, alle Zähne zu ziehen und den Kiefer auszufräsen (worin Herr N. nicht einwilligte). Er sollte sich noch zwei schöne Jahre machen, da er sowieso Krebs bekäme. In dieser Zeit wechselte er ständig zwischen Arbeitslosigkeit und Krankschreibung und bekam immer größere Schwierigkeiten mit der Krankenkasse.

Im Frühjahr '94 nahm ein Pilzexperte eine Holzschutzmittelvergiftung an (was er zunächst nicht glauben wollte), untersuchte auch auf Viren, begann eine Pilzbehandlung, verwies ihn an andere Betroffene und an einen Neurologen. Der diagnostizierte eine Polyneuropathie und ein chronisches Müdigkeitssyndrom. Herr N. ging damals „fast am Stock". Der Neurologe verwies ihn an einen Immunologen, der ihn ab Herbst '94 mit Immunglobulinen behandelte. Seitdem geht es ihm wesentlich besser, vor allem psychisch, aber auch körperlich. Die Schmerzen sind stark reduziert, die körperliche Belastbarkeit ist aber weiter sehr gering.

Die vielen Ärzte, die er über die Jahre kennenlernte, waren meist von vornherein festgelegt auf Psyche oder Umwelt, auch diejenigen mit Umweltorientierung waren oft sehr einseitig. Am meisten geholfen hat ihm eine Psychologin aus einer nervenärztlichen Ambulanz, die eine maskierte Zahnmetall-Allergie annahm, ihn aber auf weitere mögliche Ursachen hinwies und mit entsprechender Literatur versorgte. Ansonsten haben ihm viele Ärzte seine Gesundheitsprobleme nicht abgenommen oder versucht, ihm neue Ängste einzureden.

Der Neurologe will eine befristete Erwerbsunfähigkeit durchsetzen. Sein Zimmer im Elternhaus, in dem er noch immer wohnt, wurde vor zwei Jahren „saniert" durch Entfernung des Teppichbodens und der Holzverkleidung. Die Polstermöbel und eine holzschutzmittelbehandelte Tür sind aber drin geblieben. Ein neuer Teppichboden in seinem Zimmer mußte wieder entfernt werden, da er trotz Umweltkennzeichen einen beißenden Gestank entwickelte. Auch die Dielen wurden entfernt, jetzt stinken nur noch die Tapeten.

Er finanziert die Behandlungen und Sanierungen selbst, hat dafür sein Auto verkauft und den Bausparvertrag aufgelöst. Die Krankenkasse mauert bei Außenseiter-Methoden und schmettert alle einschlägigen Gutachten ab. Der Medizinische Dienst der Krankenkasse will ihn zu einer psychosomatischen Kur zwingen, was er – das Beispiel des Vaters vor Augen – ablehnt. Die Vertrauensärztin der LVA ist geradezu fixiert auf den Selbstmord des Vaters.

Er reagiert hyperaktiv und ist extrem geruchsempfindlich auf alle Chemikalien im Haus. Sonst hat er eigentlich keine empfindliche Nase. Er versucht, sich vor dem Verfolgungswahn zu schützen, den er bei einigen anderen Betroffenen zu sehen meint. Er trinkt keinen Alkohol, lehnt Psychopharmaka ab, trinkt kaum noch Kaffee (wegen der fehlenden Wirkung) und hat vor kurzem das Rauchen aufgegeben. Sein Gemüse bezieht er aus Öko-Anbau. Er leidet massiv unter Antriebsschwäche, Kraftlosigkeit, Vergeßlichkeit und Müdigkeit: „Ich bin dreißig und fühle mich, als wäre ich achtzig!"

Herr N. hat, durch medizinische Untersuchungen belegt, eine Candida-Mykose, eine Epstein-Barr-Virusaktivierung, eine Polyneuropathie, eine zerebrale Durchblutungsstörung, eine Allergie gegen die Zahnwerkstoffe Methylmethacrylat und Triethyelenglykol-Dimethacryl, erhöhte Serumwerte von Hexachlorbenzol, Sensibilisierung gegen Inhalationsallergene (Schimmelpilze, Pollen) sowie Nahrungsmittel und Gewürze. Dazu wahrscheinlich eine chronische Vergiftung durch Holzschutzmittel und durch Zahnmetalle. Im November 1992 nach der Zahnsanierung ergaben zwei Speicheltests die Überschreitung der Normwerte für Zahnmetalle um folgende Faktoren (jeweils der kleinere der beiden Werte): Palladium 30, Quecksilber 20, Silber 13 und Zinn 9.

Dieser Fall zeigt zum einen die bei uns – ganz anders als in den USA – bestehende weitgehende Schutzlosigkeit eines Patienten gegenüber inkompetenten Ärzten. Zum anderen die unerfreuliche Rolle mancher Krankenkassen, die nicht offensiv auf Prävention und Gesundheitsförderung einsteigen, sondern die Ärzte gewähren lassen und dafür dem Patienten Kostenerstattung streichen. Schließlich die ambivalente Funktion mancher engagierter Umweltmediziner, denen aufgrund der bisherigen Außenseiter-Rolle der fachliche Austausch und damit das fachliche Korrektiv fehlen, weswegen sie manchmal zu Dogmatismus neigen.

10. MCS und Anlage vs. Umwelt

Allgemein gilt Krankheit als Ergebnis des Zusammenwirkens von Anlage und Umwelt (Disposition und Exposition). Über den Mechanismus und Prozeß dieses Zusammenwirkens ist damit noch nichts ausgesagt, ebenso nicht über eine mögliche Dominanz einer der beiden Komponenten bei der Entstehung einer bestimmten Krankheit. Während MCS von den Betroffenen meist als umweltbedingte Gesundheitsschädigung verstanden wird, denken Ärzte, die MCS nicht als psychogen abtun, eher an eine abweichende Konstitution, z. B. individuelle Besonderheiten im Stoffwechsel, im Immun- oder Nervensystem. Hier soll daher zunächst allgemein auf die genetische Bedingtheit von Krankheiten eingegangen werden.

Die real praktizierte Medizin geht meist implizit von einer Gleichheit der Menschen aus. Aufgestellte Normwerte für Funktionen und Reaktionen lassen nur wenig Spielraum zu. Größere Abweichungen von der statistischen Norm gelten als Ausnahmen, die als Fehlfunktion, Fehlreaktion oder Krankheit zu erklären sind. Aber die unterstellte Gleichheit ist ein Uniformitätsmythos, der eine Zeitlang pragmatisch gerechtfertigt war, mit dem Erkenntniszuwachs in Genetik und Ökogenetik jedoch seine Berechtigung verloren hat.

Menschen sind, anders als industrielle Massengüter, nicht gleich beschaffen. Erworbene Unterschiede überlagern dabei vererbte Unterschiede. So, wie sich Menschen hinsichtlich Hautfarbe, Gesichtsform und Körpergeruch unterscheiden, so unterscheiden sie sich auch in ihrer Empfindlichkeit gegen Schadstoffe [77, 126a, 164, 367, 458]. Dabei scheinen zwei verbreitete Annahmen falsch zu sein:

- erstens die Annahme, Menschen seien untereinander in den meisten äußeren und inneren Merkmalen gleich (wie Anzahl der Finger und Nieren), wovon nur wenige Personen mit Erbkrankheiten abwichen – Ausnahmen von der Regel;
- zweitens die gegenüber der ersten abgeschwächte Annahme, Menschen seien sich untereinander in den meisten Merkmalen sehr ähnlich (wie Körpergröße, Muskelkraft, Sehschärfe), weshalb es hier nur eine geringe interindividuelle Varianz gebe, z. B. in der Größenordnung von 1 : 2.

Tatsächlich bestehen zwischen verschiedenen Menschen bei einigen wichtigen Merkmalen Unterschiede in der Größenordnung von einer oder mehreren Zehnerpotenzen [260]. So ist aus neueren genetischen Untersuchungen bekannt, daß die Krankheitsanfälligkeit von

Menschen erheblich genetisch variieren kann, auch außerhalb des engen Bereichs der klassischen Erbkrankheiten.

Nicht jede Person erkrankt, die in einer gesundheitsschädlichen Umwelt lebt oder einen gesundheitsgefährdenden Lebensstil hat. Die Konstitution von Personen ist deshalb eine entscheidende Variable im Arbeits-, Umwelt- und Verbraucherschutz. Arbeit, Umwelt und Lebensweise schädigen vor allem Personen mit einer bestimmten genetischen Veranlagung. Beispiele sind:

- die oft vererbten großen Unterschiede von Personen bei der Acetylierung[42)] von Fremdstoffen [172],
- die stark erhöhte Wahrscheinlichkeit von Blasenkrebs bei Abweichungen des Stoffwechsels der Aminosäure Tryptophan [367, 394],
- das hohe Krebsrisiko bei geringer Stabilität von Chromosomen [161].

Dabei sind zwei Wirkungsarten von Giften zu unterscheiden:

- Im einen Fall treten toxische Wirkungen kurz nach Exposition auf, es bestehen deutliche Dosis-Wirkungs-Beziehungen. Die Toxizität beruht auf der Störung oder Schädigung morphologischer Strukturen oder biochemischer Prozesse.
- Im anderen Fall, der allergische, teratogene, mutagene und karzinogene Wirkungen umfaßt, treten selbstunterhaltende toxische Wirkungen auf. Es besteht keine Dosis-Wirkungs-Beziehung, auch keine zeitliche Nähe von Dosis und Wirkung. Die Wirkung muß nur überhaupt angestoßen worden sein, um dann im Organismus „selbsttätig weiterzulaufen" Die Toxizität beruht auf sich verselbständigenden Prozessen, z. B. im Immun- oder Fortpflanzungssystem.

Der Körper besitzt ein Verteidigungssystem mit Hunderten von Enzymen zur Abwehr von Fremdstoffen. Die Gene, die die Produktion von entgiftenden Enzymen steuern, sind vielfältig und polymorph. „Polymorphismus" meint das Auftreten von verschiedenen Varianten einer biologischen Art. Polymorphismus kann auf verschiedenen Ebenen bestehen, wie der äußeren Erscheinung (z. B. blond oder braun), der Enzymausstattung (z. B. schneller oder langsamer Acetylierer), oder der Genausstattung. „Genetischer Polymorphismus" meint das Vorhandensein von zwei oder mehr Formen eines Gens in ausreichender Häufigkeit (mehr als ein Prozent) in einer Bevölkerung[43)].

Da die Gene auch die Enzymausstattung und damit den Stoffwechsel eines Menschen bestimmen, kann der genetische Polymorphismus die unterschiedliche Anfälligkeit gegenüber Chemikalien mit erklären und erlaubt in bestimmten Fällen eine Vorhersage von Krankheiten. Von den Hunderten von Enzymen, die am Stoffwechsel des Menschen beteiligt sind, ist für mindestens vier gut belegt, daß Menschen mit unterschiedlicher Enzymausstattung unterschiedliche Krebsrisiken haben[44)] [186, 219].

Bis zu zehn Prozent der Kinder in industrialisierten Ländern haben beispielsweise Asthma. Risikofaktoren für Asthma sind Übererregbarkeit der Bronchien, Allergien, Atemwegsinfektionen und Luftschadstoffe wie Zigarettenrauch, Stickoxide oder Ozon. Die Neuerkrankungsrate hat sich in den letzten Jahren erhöht, und zwar unabhängig von der verbesserten Diagnostik. Asthma gilt zwar als typische Umweltkrankheit, aber epidemiologische Asthma-Studien konnten keine einfachen und klaren Zusammenhänge zwischen Umweltbelastung und Asthma nachweisen.

Offensichtlich beeinflussen genetische Merkmale, die regional unterschiedlich verteilt sein können, stark die Wirkung der Umweltfaktoren. Die individuelle Asthma-Anfälligkeit wird von verschiedenen Genen polygen beeinflußt, die die Übererregbarkeit der Bronchien steuern, die allgemeine Immunlage oder spezifische Immunreaktionen auf Allergene etc. Erforderlich ist daher die Berücksichtigung genetischer Merkmale der Exponierten bei der Untersuchung von Asthma.

Seit der Antike ist auch bekannt, daß Krebs sich in bestimmten Familien häufen kann. Auf molekularer Ebene liegt Krebs immer ein Genschaden zugrunde: Punktmutationen an einzelnen Genen, Vermehrung oder Fehlen von Genen und Bruch von Chromosomen. Die meisten Mutationen treten an Körperzellen auf, einige aber auch an Keimbahnzellen, sie sind dann vererbbar. Krebs tritt meist im mittleren oder späten Alter auf. Bei frühem Krebs ist der genetische Einfluß im Sinne einer erhöhten Anfälligkeit meist größer[45)] [161, 317].

Neben direkt vererbbaren Tumoren gibt es Familienkrebse. Damit sind verbreitete Tumoren gemeint, die multifaktoriell bedingt sind und oft einen genetischen Anteil haben. Sie können z. B. Lunge, Brust[46)], Darm, Eierstock oder Gebärmutter betreffen. Bei familiär gehäuften Tumoren kann der Krebs auftreten

- in mehreren Generationen (z. B. Gebärmutterkrebs bei Mutter, Tochter, Enkelin),
- bei Geschwistern (z. B. Hodenkrebs bei Brüdern),
- in ungewöhnlichen Altersstufen (z. B. Brustkrebs bei jungen Mädchen),
- beim untypischen Geschlecht (z. B. Brustkrebs bei Männern),

- in Zwillingsorganen (z. B. beide Nieren betroffen),
- als multizentrischer Krebs (z. B. mehrere Krebsherde im Gehirn),
- als mehrfacher Krebs ohne Metastasenbildung (z. B. gleichzeitig Lungenkrebs und Leukämie).

Nach der traditionellen Auffassung der Krebsentstehung [161] erfolgt in der ersten Stufe der sogenannten Tumor-Induktion die Schädigung des Genmaterials normaler Zellen durch bestimmte chemische, physikalische oder mikrobiologische Einwirkungen. Dadurch ändert sich die Reaktionsfähigkeit dieser Zellen. Sie werden nicht geschwächt oder gar zerstört, sondern im Gegenteil überlebensfähiger und tendenziell unsterblich. Sie können z. B. weniger auf negative Wachstumsfaktoren oder den programmierten Zelltod reagieren. Die zweite Stufe der sogenannten Tumor-Promotion besteht in der vermehrten Teilung oder dem erfolgreicheren Überleben der so veränderten Zellen und erhöht die Wahrscheinlichkeit zusätzlicher genetischer Schäden. Damit wächst auch die Wahrscheinlichkeit, daß eine Untergruppe der veränderten Zellen bösartig wird.

Dieses klassische Zwei-Phasen-Modell gilt inzwischen als zu einfach [317]. Es wird jetzt mehr das Zusammenwirken von inneren und äußeren Faktoren beachtet. Viele krebserzeugende Chemikalien benötigen beispielsweise einen Umbau durch den Stoffwechsel zu energiereichen Verbindungen, um karzinogen zu wirken. Wichtig sind in diesem Zusammenhang die Cytochrom-p450-Enzyme. Hinsichtlich der Verfügbarkeit dieser Enzyme gibt es vielhundertfache Unterschiede zwischen Menschen[47)]. Aus den genannten Erkenntnissen der Toxikogenetik lassen sich folgende Thesen ableiten [260]:

1. Die genetisch bedingte Anfälligkeit verschiedener Personen für bestimmte Schadstoffe kann sich um mehrere Zehnerpotenzen unterscheiden. Um den Faktor 100 und mehr erhöhte Anfälligkeiten sind keine Seltenheit.
2. Bei derselben Person kann die Anfälligkeit im Zeitverlauf ebenfalls sehr stark variieren, abhängig von Gesundheitszustand, Immunlage, früherer Exposition, Gesundheitsverhalten, Vorerkrankungen und Alter.
3. Die Krankheiten, durch die sich erhöhte Anfälligkeiten manifestieren, sind meist keine seltenen und exotischen Krankheiten, sondern ganz normale Tumoren, Herzkreislauf-Krankheiten, Atemwegs-Erkrankungen und Allergien.
4. Genetische Merkmale sind oft gesundheitlich ambivalent: Sie können das Risiko für bestimmte Schadstoffe erhöhen,

zugleich das Risiko für andere Schadstoffe vermindern und für noch andere Schadstoffe völlig irrelevant sein.

5. Auch typische Umweltkrankheiten haben in der Regel einen beachtlichen genetischen Anteil, falls man die Verursachung statistisch betrachtet.

6. Eine kleine Anzahl von Personen ist durch Gen- und Chromosomenschäden hoch gefährdet (Typ: Erbkrankheiten). Abgesehen von dieser Extremgruppe gibt es aber in der Bevölkerung die verschiedensten Formen, Grade und Kombinationen genetisch bedingter Anfälligkeiten, die im Zusammenwirken mit Umweltfaktoren für eine große Unterschiedlichkeit individueller Gesundheitsrisiken sorgen.

Die sehr unterschiedlichen Schicksale verschiedener Personen bei ähnlichen Arbeitsbedingungen (vom Typ: „A hat sich fast totgeschuftet und wie verrückt gequalmt, ist aber steinalt geworden. Sein Kollege B war sehr gesundheitsbewußt, hat aber die Rente nicht mehr erlebt, und Kollege C ging schon mit 52 unter die Erde – wahrscheinlich über Chef und Frau zu Tode geärgert") sind also nicht dem bloßen Zufall geschuldet, sondern lassen sich durch Einbeziehung des genetischen Status oft besser verstehen.

In dieser Betrachtungsweise verschiebt sich das Interesse von der Risiko-Exposition zur Risiko-Person. Dabei wird die wissenschaftliche Diskussion – und verstärkt die Diskussion in den Medien – von Einfachmodellen genetischer Gesundheitsrisiken (z. B. monogenen Erkrankungen) beherrscht. Diese zeigen zwar ein sehr starkes Durchschlagen genetischer Risiken, sind aber nur für wenige Individuen oder Schadfaktoren relevant. Beispiele hierfür sind:

- die über 3.000-fach erhöhte Anfälligkeit gegenüber UV-Licht und damit Hautkrebs bei der Erbkrankheit Xeroderma pigmentosum,
- die wesentlich erhöhte Wahrscheinlichkeit von Lungenemphysemen bei einem erblich bedingten Mangel des Enzyms α1-Antitrypsin,
- die Erblichkeit von Krankheiten wie Phenylketonurie, Mukoviszidose, Retinoblastom etc.

Die Verallgemeinerung solcher Einfachmodelle führt, ob gewollt oder nicht, zur Vergröberung und Verfälschung ökogenetischer Zusammenhänge. Einfachmodelle sind zwar leichter zu verstehen und von werbewirksamer Dramatik, aber für die Praxis oft nur begrenzt relevant, vor allem wegen des seltenen Auftretens entsprechender Fälle. Allerdings: Aus der Perspektive des Einzelfalls, z. B. der Person mit Xeroderma pigmentosum, ist die Dramatik verständlich und berechtigt.

Wenn nicht seltene durchschlagende Erbkrankheiten betrachtet werden, sondern der Normalfall von angeborenen und erworbenen Anfälligkeiten und Unanfälligkeiten für Schadstoffe, ergibt sich eine andere Sicht:

- Zum einen sind die Zusammenhänge zwischen genetischer Anlage und Krankheit oft schwächer oder weniger eindeutig, als zunächst angenommen, wie z. B. bei den langsamen und schnellen Acetylierern [172].
- Oder sie führen nachweisbar zur beruflichen Diskriminierung (z. B. das höhere Risiko von US-Afroamerikanern für erblich bedingte Sichelzellanämie erschwert ihre Einstellung in der chemischen Industrie).
- Oder sie gelten gesellschaftlich als unproblematisch (z. B. die Unterschiede im Alkoholstoffwechsel zwischen Personen mit geringer oder hoher Verfügbarkeit des alkoholabbauenden Enzyms Alkoholdehydrogenase). Wer wenig Alkohol verträgt, wird belächelt oder bedauert, aber kaum jemand fordert hier zum Schutz der Betroffenen allgemeine Null-Exposition.

Hier verlieren genetische Risiken ihre von interessierter Seite behauptete Sonderstellung. Trotz der neuen theoretischen Relevanz und politischen Akzeptanz des genetischen Ansatzes bleibt also sehr fraglich, ob er sich im Arbeits- und Umweltschutz zugleich konsequent und sozialverträglich umsetzen läßt. So ist die gleichzeitige differenzierte Berücksichtigung von Dutzenden von Stoffwechseltypen mit je nach Exposition sehr unterschiedlichen Gesundheitsrisiken zwar denkbar, dürfte aber in der Praxis schnell zum pauschalen Ausschluß ganzer Personengruppen aus dem Arbeits- und Lebensprozeß verkommen, sofern Regelungen dies nicht erfolgreich verhindern. Fraglich bleibt somit, ob arbeits- oder umweltbedingte Gesundheitsrisiken durch Wissen oder eher Nichtwissen um genetische Risiken besser gesteuert werden können [260].

Diese allgemeinen Erkenntnisse zur genetischen Bedingtheit von Krankheit und Krankheitsanfälligkeit treffen auch auf MCS zu. MCS ist in der Regel keine vererbte Krankheit:

- MCS besteht in der Regel nicht bei Geburt, sondern tritt erst im mittleren Erwachsenenalter auf[48],
- MCS tritt meist erstmalig in der Familie der Betroffenen auf,
- MCS zeigt einen hinreichend plausiblen Zusammenhang mit einem ersten (akuten oder chronischen) Auslöser und
- die durch den ersten Auslöser angestoßene Gesundheitsstörung zeigt einen ungewöhnlichen Verlauf.

Die ersten drei Indizien sprechen für eine im Verlauf des Lebens erworbene Schädigung. Das vierte Indiz spricht für eine, vererbte oder erworbene, abweichende innere Konstitution, die den ungewöhnlichen Verlauf der Gesundheitsstörung erklärt. Nimmt man beide Erklärungskomponenten zusammen, ergibt sich folgendes allgemeine MCS-Modell:

Manche Menschen haben (vererbt oder erworben) eine größere Störanfälligkeit gegenüber wenigen oder vielen Chemikalien. Werden sie mit diesen Chemikalien nie konfrontiert, bleiben sie völlig unauffällig. Kommt es dagegen zur Exposition, ist deren Wirkung größer und/oder anders als bei anderen Menschen. In ungünstigen Fällen kann sich ein Störungsbild wie MCS entwickeln. Dieses Modell hat u. a. folgende zwei Unbekannte: Verbreitung der kritischen Exposition und Verbreitung der kritischen Disposition (Störanfälligkeit).

Hinsichtlich der Exposition sind folgende Überlegungen relevant: MCS scheint, ähnlich wie Allergien, zahlenmäßig zuzunehmen. Eine Zunahme von Diagnosen kann grundsätzlich immer mehrere Ursachen haben:

- Zunahme der Exposition,
- Veränderung der Altersstruktur der Bevölkerung,
- erhöhte Sensibilität der Exponierten,
- Zunahme pathogener Prozesse,
- neue Erklärung für bisher vernachlässigte oder verdrängte Fälle,
- verbesserte oder veränderte Diagnostik,
- veränderte rechtliche Konsequenzen von Diagnose oder Fehldiagnose,
- Suggestion der Medienberichterstattung.

Der bloße Verdacht, daß die Zunahme der MCS-Diagnosen einen anderen Grund als eine reale Zunahme des entsprechenden gesundheitlichen Problems hat, ersetzt keine seriöse MCS-Epidemiologie, wird aber gerne eingesetzt, um das Problem zu bagatellisieren.

Wenn MCS aber nach dem oben dargestellten allgemeinen Modell toxisch zumindest mitbedingt ist, dann ist eine reale Zunahme des gesundheitlichen Problems aufgrund der umfassenden und weiter zunehmenden Chemisierung der Arbeitswelt, allgemeinen Umwelt, Wohnumwelt, von medizinischer Behandlung, Lebensmitteln, Textilien und sonstigen Konsumartikeln wahrscheinlich. Das heißt für die erste der beiden genannten Unbekannten aus dem allgemeinen Modell: Die kritische Exposition wird wahrscheinlicher, damit wird auch MCS wahrscheinlicher.

Hinsichtlich der zweiten Unbekannten „Verbreitung der kritischen Disposition" ist ebenfalls mit einer Zunahme zu rechnen. Der vererbte Anteil dürfte in etwa gleich bleiben, da der häufigeren Auslösung der Störung durch vermehrte Exposition mit im Extremfall lebensbedrohlichen Folgen bessere medizinische Hilfe und damit Überlebensmöglichkeiten gegenüberstehen. Der erworbene Anteil dürfte dagegen zunehmen, da der menschliche Körper mit immer mehr Chemikalien konfrontiert wird, an die sich weder die Gattung noch das Einzelindividuum bisher hinreichend durch Entwicklung von Entgiftungsmöglichkeiten anpassen konnten.

So belegen zunehmend mehr Studien, daß diverse Einzelchemikalien, auch in niedriger Dosierung, subklinische, aber physiologisch nachweisbare Wirkungen im Körper hervorrufen [148, 220, 248, 466], deren Krankheitswert zwar umstritten ist [22], der aber aller Wahrscheinlichkeit nach zumindest bei einem Teil der Fälle besteht.

Dies gilt bereits für die zeitlich begrenzte Exposition gegen Einzelchemikalien. Bei der alltäglichen chronischen Mehrfach-Exposition ist eine solche krankmachende Wirkung umso wahrscheinlicher. Diese Einschätzung bietet eine Begründung für allgemeine und spezifische Reduzierung chemischer Exposition und für eine sinnvolle Handlungsorientierung, solange die Wissenschaft noch nicht in der Lage oder bereit ist, die langfristig erforderlichen konkreten Belege zu liefern.

11. MCS, Persönlichkeit und Psychiatrisierung

MCS-Kranke werden von ihrer Umwelt oft psychopathologisiert. Die Kennzeichnungen hierfür werden dem reichen Begriffsschatz der Psychiatrie entnommen, z. B. Simulant, Querulant, Hypochonder, Hysteriker, Neurastheniker, Neurotiker, Psychotiker oder Chemophobiker. Betroffene werden entsprechend belächelt, bedauert oder diskriminiert. Oft wird auch eine bewußte Täuschung der Umwelt unterstellt, um Vorteile zu erlangen. Hier sind Bezeichnungen wie Rentenneurose historisch eingeführt [298]. Solche Bewältigungsversuche des sozialen Umfelds erfolgen in Familie, Nachbarschaft und Betrieb, durch Angehörige, Nachbarn, Kollegen und Experten. Beispiele sind die bis unlängst populäre Psychiatrisierung von Holzschutzmittel-Opfern und Psychosomatisierung von Lösemittel-Opfern [256, 259].

Die Psychopathologisierung erfolgt erst nach einem längeren, beidseitig frustrierenden, sozialen Prozeß, in dem sich die Fronten zunehmend verhärten. Anfangs suchen MCS-Betroffene nach Erklärung und Unterstützung. Reagiert die Umwelt mit Unverständnis, Ungläubigkeit oder Bagatellisierung, steigern sich Erregung und oft auch Symptomatik der Betroffenen. Sie reagieren gereizt. Dies wird von der Umwelt als böser Wille oder Persönlichkeitsdefekt gedeutet und mit Schuldzuweisungen beantwortet.

Betroffene werden so immer mehr zu Außenseitern und zeigen abweichendes Verhalten. Sie können sozial so isoliert sein, daß sie die Reaktion anderer auf vergleichbare Belastungen gar nicht mehr kennen [414]. Eine gefährliche Psycho- und Soziodynamik kommt in Gang, deren harmlosestes Resultat noch die Wertung der hohen Empfindlichkeit als Überempfindlichkeit ist. Häufiger sind dagegen soziale Diskriminierung und versteckte oder offene Aggression (Mobbing).

Auch Ärzte als medizinische Experten können sich durch Psychiatrisierung der Betroffenen um das Eingeständnis eigener Hilflosigkeit herumdrücken. MCS-Kranke sind unbequem, anstrengend und überfordern schnell den Arzt – was als Hinweis auf eine Störung des Patienten und nicht etwa des Arztes interpretiert wird.

MCS-Betroffene sind oft Experten-Killer. Auch bei anderen umweltbedingten Gesundheitsstörungen läßt sich häufig beobachten, daß anerkannte Betroffene überdurchschnittlich intelligent und sozial kompetent sind, trotz behaupteter oder bewiesener zentralnervöser Schädigung. Dies erscheint paradox, läßt sich aber erklären:

Diese Störungen sind bisher Außenseiter-Krankheiten und werden nur von Außenseiter-Ärzten diagnostiziert. Betroffene brauchen Glück, Hartnäckigkeit, Geschick und Selbstvertrauen, um diese Diagnose zu erhalten. Sie stellen daher eine positive Auswahl nach Intelligenz und sozialer Kompetenz aus allen Betroffenen dar. Individuell mögen sie beachtliche intellektuelle und affektive Einbußen erlitten haben – war das Niveau vor der Schädigung hoch genug, kann es auch danach noch über dem Durchschnitt liegen.

GIBSON [147] nennt MCS eine „unsichtbare Behinderung". Sie führe bei Betroffenen zu

- sozialen Einschränkungen: Kosten für Diagnose, Behandlung, Rechtsverfahren müssen oft selbst aufgebracht werden; es ist notwendig, bestimmte Orte und Situationen zu meiden;
- psychischen Verletzungen: Verlust von Gesundheit, Arbeit, Mobilität, Leistungsfähigkeit und Freunden; Einschränkungen der Lebensweise; reduzierte Affektkontrolle; Isolation bis hin zum „sozialen Tod"; Angst; Wut; Selbstbezichtigungen; Diskriminierung durch Experten; reduziertes Gefühl von Identität; durch zeitweilige Besserungen eingeschränktes Arrangement mit der Krankheit.

Die Unsichtbarkeit der Behinderung bedingt, daß die Betroffenen wenig soziale Unterstützung erfahren, sondern eher gezielten Schikanen ausgesetzt sind, die – falls überhaupt problematisiert – als versuchte „Umerziehung" gerechtfertigt werden. Zur Veranschaulichung der vielfältigen körperlichen und psychischen Veränderungen bei MCS ein weiterer Fallbericht:

Frau B. wurde Ende der 40er Jahre in einer Großstadt geboren, in der sie noch jetzt lebt. Sie besuchte das Gymnasium bis zur Mittleren Reife, lernte Grafik an einer Kunstschule und war dann in verschiedenen Werbeagenturen tätig, zum Schluß als Artdirector. Sie machte das Begabten-Abitur und begann Kunstgeschichte zu studieren, arbeitete aber nebenbei als Grafikerin, um das Studium zu finanzieren. Seit 1984 arbeitete sie wieder voll und erlitt im März 1986 zu Hause einen Kollaps. Seitdem hat sie praktisch nicht mehr gearbeitet.

Vor dem Kollaps hatte Frau B. ein halbes Jahr lang Sehstörungen (mit ‚Fernrohrgefühl'), Augendruck, Lichtempfindlichkeit und Kopfschmerzen. Sie war schlapp, antriebs- und lustlos. Die Kopfschmerzen wurden als Stirnhöhlenvereiterung behandelt. Ein Internist diagnostizierte Schilddrüsen-Unterfunktion und gab ihr drei Minieinheiten Thyroxin[49)], was den Zusammenbruch auslöste. Anscheinend bestand eine massive Überempfindlichkeit gegen Thyroxin. Sie hatte vorher fast nie Medikamente genommen.

Danach traten drei Monate lang Herzbeschwerden auf; ebenso Sprech- und Sehstörungen, Atembeschwerden, rasende Kopfschmerzen, Darmkrämpfe, starke Durchfälle, Zittern, Kältegefühl und Bewußtseinsstörungen bis fast zur Bewußtlosigkeit. Sie brach in dieser Zeit mehrmals plötzlich zusammen, ohne das Bewußtsein zu verlieren, und kam in die Notaufnahme. Bei Einnahme von Nitroglyzerin[50)] besserten sich die Beschwerden.

Sie war zwei Jahre lang ständig in Krankenhäusern, wo gegen Neurose oder psychosomatische Störung behandelt wurde. Anfang 1987 las sie einen „Stern"-Artikel über umweltbedingte Allergien und wandte sich an den Allergiker-Bund. Im Sommer 1987 ging sie in eine Allergieklinik im Sauerland. Wegen ihrer chronischen Darmprobleme schien ihr klar zu sein, daß sie eine Nahrungsmittel-Allergie hatte. Sie wurde aber als Neurotikerin behandelt.

Der Aufenthalt war nutzlos, nur die andere Ernährung verschaffte Erleichterung. Die Allergologen in der Klinik waren sich sicher: „Das gibt es einfach nicht, daß man auf alles reagiert". Sie beharrten darauf, daß Auslöser immer spezifisch seien. In einem Universitäts-Krankenhaus wurde eine starke Reaktion auf Schimmelpilze festgestellt.

Im Januar 1988 suchte sie das Institut für Umweltkrankheiten in Bad Emstal auf (zur Hälfte von der Kasse bezahlt). Dieser Aufenthalt half allmählich. Ein Teil der Behandlung (Spritzen neutralisierender Dosen) erfolgte zu Hause. Jedes halbe Jahr fuhr sie wieder nach Emstal. Sie reagierte auf Nahrungsmittel und Chemikalien. Ihre Empfindlichkeit auf Parfüms, Lösemittel, Tippex, Auspuffgase etc. wurde in zwei Jahren wesentlich gebessert. Allerdings erlitt sie in dieser Zeit einmal nachts auf der Autobahn einen Kollaps mit Tendenz zum epileptischen Anfall, ausgelöst durch die vielen Lichter.

Nahrungsmittel vertrug sie vor Emstal bis auf einige exotische Ausnahmen praktisch überhaupt nicht mehr. In drei Monaten war sie in dieser Hinsicht „wie ausgewechselt". Die ersten Untersuchungen kosteten 8.000 Mark. Sie hat per Rechtsanwalt die Bezahlung durch die Kasse durchgesetzt. Ihr Vater war Arzt und hat ihr zunächst psychisch und finanziell geholfen, lehnte aber Emstal als „Quatsch" und zu teuer ab. Sie erhielt kein Krankengeld mehr und mußte Sozialhilfe beantragen.

1987 machte sie noch einmal einen Arbeitsversuch, mit Exposition gegenüber Klebern, erlitt aber sofort einen erneuten Zusammenbruch. 1991 begann sie eine neunmonatige Computer-Ausbildung und suchte sich 1992 Arbeit. Im Januar 1993 begann sie zu arbeiten, erlitt aber im April wieder einen Zusammenbruch. Das Computer-Büro lag unter dem Dach, mit einer Holzdecke. Entgegen einer münd-

lichen Zusage (eine schriftliche holte sie nicht ein aus Angst vor einer Absage) war der Staub im Raum hochgradig mit PCP und Lindan verseucht. Das Umweltamt blockte nur und mußte per Dienstaufsichtsbeschwerde gezwungen werden, im Computer-Büro zu messen.

Bei ihrer 16jährigen Tätigkeit als Grafikerin war sie stark und oft diversen Lösemitteln in Klebern ausgesetzt (u. a. n-Hexan, Toluol, Xylol, Dichlormethan, Trichlormethan). Überhöhte Werte wurden noch 1986 bei Messungen am Arbeitsplatz festgestellt. Sie hatten im Betrieb eine Gruppe von Betroffenen gegründet, um Messungen zu finanzieren und die Benutzung dieser Kleber im Betrieb zu beenden. 1988 wurde bei ihr noch Dichlormethan im Blut festgestellt, obwohl es bei der biologischen Halbwertszeit längst ausgeschieden sein sollte (es ist ungeklärt, ob sie eine Stoffwechsel-Anomalie hat).

Bis 1990 wohnte sie in einer schimmligen Wohnung, die zuwenige Heizkörper hatte. In der trockenen neuen Wohnung geht es ihr besser, aber auch hier hat sie Probleme durch gewachste Holzböden, aber auch durch eine „Allergie" auf das Holz selbst. Deswegen zieht sie jetzt ständig bei Bekannten herum.

Im November 1993 haben sich die Amalgam-Plomben aufgelöst, die sie schon als Jugendliche bekam. Vorher hatte sie normale Quecksilber-Werte. Danach fanden sich v. a. in den Erythrozyten extrem erhöhte Werte. Sie ließ sich die Plomben herausbohren, brach dann aber, anscheinend ausgelöst durch den Zahnzement, erneut zusammen. Eine Gesichtsseite wurde zeitweilig ganz tot. Jetzt hat sie offene Zähne.

Sie verträgt kein Betäubungsmittel mehr. Seit 1991 geht es ihr wieder schlechter, aber anders als früher. Hauptproblem sind nicht mehr Darmstörungen, sondern die „Nerven". Sie ist oft ganz zittrig, unruhig, hat Herzschmerzen. Sie verliert das Gefühl für Zeit, hat Selbstmordvisionen. Hinterher ist sie völlig erschöpft, hat danach schon einmal drei Tage wie bewußtlos geschlafen. Wenn sie mit Menschen spricht, sind diese Zustände weniger schlimm.

Sie reagiert jetzt stark auf Pollen und Schimmelpilze und konnte deswegen im Sommer die Wohnung nicht verlassen. Die Reaktionen sind auch psychisch, bei Pollen bekommt sie oft Visionen. Sie ist häufig müde, hat Probleme mit der Nase, mit Verschleimung und Husten. Beim Geruch vieler elektrischer Geräte wird ihr schlecht. Konzentration, Gedächtnis, Schreiben und Wortfindung sind gestört. Andere bemerken dies nicht, da sie es noch erfolgreich kompensiert. Autofahren schafft sie nicht mehr, da es ihr zu schnell geht. Beim Kofferpacken vergißt sie alles.

Der Medizinische Dienst der Krankenkassen hält ihre Probleme für eine Neurose. Ab Februar 1994 wurde sie gesund geschrieben und sollte in eine Diagnose-Klinik nach Wiesbaden. Nur durch Einschaltung von Rechtsanwälten konnte sie die Einweisung bisher vermeiden. Aufgrund ihrer extremen Überempfindlichkeit auf Medikamente und zumindest zahntechnische Materialien hat sie Angst vor möglichen Gesundheitsrisiken der dortigen Untersuchungen und Ernährung, wehrt sich aber auch gegen die Entmündigung.

Viele Freunde haben sich zurückgezogen. Sie regelt ihr Leben mit Hilfe von nur noch drei verbliebenen Freunden, die sie immer wieder aufnehmen, bei einem Zusammenbruch begleiten und ihr psychiatrisches Testament [51] verwahren.

Ärzte haben ihr sehr geschadet, haben durch unzureichende oder falsche Gutachten[52] ihre Aussicht auf eine Berufsunfähigkeits-Rente für Selbständige zerstört. Die rechtliche Durchsetzung einer Berichtigung schaffte sie seinerzeit gesundheitlich und finanziell nicht mehr – jetzt ist die Gelegenheit vertan. Sie lebte damals von Sozialhilfe und hatte vier Rechtsverfahren laufen. „Außerdem glauben Richter sowieso immer den Ärzten".

Sie ist jetzt praktisch mittellos. Auch andere Betroffene sind völlig ohne Geld oder leben von Arbeitslosenhilfe, aber werden zur Krankheit noch „terrorisiert" durch Ärzte, Krankenkassen und den Medizinischen Dienst, können sich dagegen nur mit Rechtsanwälten wehren. Sie hat nur einen kleinen Behindertenstatus (30 Prozent), ist nicht einmal mehr krank geschrieben und wird sich also arbeitslos melden müssen, mit dem Risiko einer unsinnigen und eventuell gesundheitsschädlichen Arbeitsvermittlung, oder andernfalls Schwierigkeiten mit dem Arbeitsamt bekommen.

Die Solidarität innerhalb der Selbsthilfegruppe ist sehr begrenzt, auch bei Lebensgefahr oder Wohnungsnot, und endet außerhalb des Gruppenraums. Der Allergikerbund werde ihrem Eindruck nach von der Pharmaindustrie und konservativen Allergologen beherrscht, Alternativen würden „niedergebügelt". In der Allergieklinik waren sehr viele, auch junge, Schwerkranke. Dort wurde exzessiv getestet, auch wenn das zu lebensbedrohlichen Asthma-Anfällen bei Kindern und Schwerkranken führte. Es gab ihrem Eindruck nach klare Behandlungsfehler und sogar Todesfälle durch Asthma – aber gegen diese Praktiken vorzugehen, sei praktisch aussichtslos, wie der Fall Bernbeck[53] zeige.

In Emstal sah sie einen jungen Mann mit totaler Allergie, wie sonst nur aus den USA berichtet. Bei ihm schlug keine Behandlung mehr an, was ihn zum Sterben verurteilte. Das hat sie sehr deprimiert.

Dieser Fall verdeutlicht ein häufig berichtetes Phänomen: Betroffene müssen nicht nur eine oft stark einschränkende Krankheit ertragen und verarbeiten, sondern zugleich um ihr finanzielles Überleben kämpfen, sich auf unerfreuliche Rechtsstreitigkeiten einlassen und sozialen Druck und Diskriminierung von verschiedensten Seiten abwehren – insbesondere von „professionellen Helfern".

Zwar haben wir erfreulicherweise (noch) keine amerikanischen Verhältnisse bei der sozialen (Nicht-) Absicherung im Krankheitsfall, aber auch bei uns wäre der kumulierte Effekt dieser psychischen, sozialen, finanziellen und juristischen Probleme bereits ausreichend, um Gesunde zu zermürben – um wieviel mehr dann Kranke. Angesichts dieser Situation erscheinen viele ärztliche, v. a. psychiatrische, Diagnosen in Gutachten weniger als unbeabsichtigte Beleidigung und Entgleisung, eher als gezielte Diskriminierung und Bestrafung.

Eine sozialpsychologische Rechtfertigung für eine solche Bestrafung können Gutachter aus folgendem ableiten: Die sehr große Empfindlichkeit der MCS-Kranken wird gesellschaftlich meist als Überempfindlichkeit gedeutet, also als abweichendes Verhalten und Normverstoß. Die darin anklingende moralische Verurteilung wird gestützt und gerechtfertigt durch Unterstellungen, daß die Krankheit letztlich selbstverschuldet sei oder zumindest einen hohen Eigenanteil habe:

- Die hohe Empfindlichkeit ist nicht real, sondern eingebildet, nicht schicksalhaft, sondern gewollt, beruht auf einem bewußten Sich-Hineinsteigern.
- Die hohe Empfindlichkeit beruht auf einem biologischen Defizit, ähnlich wie z. B. das Down-Syndrom – Betroffene verdienen Mitleid, sollten sich aber auch „nicht so anstellen", schließlich hätte jeden solch ein Schicksal treffen können.
- Die zugestanden größere Empfindlichkeit der Betroffenen ist „bei gutem Willen" mühelos kompensierbar, sie müßten sich dafür „nur ein bißchen zusammenreißen".

Diese Unterstellungen sind zugleich erfahrungs- und ideologiegesättigt, können in einzelnen Fällen sogar richtig sein, sind aber als Kollektivurteil sicher falsch. Der Fehler liegt u. a. im übervereinfachten Verständnis der Wechselbeziehung körperlicher und geistiger Prozesse. Befindlichkeiten und Symptome sind oft nicht nur biologische Reflexe, sondern auch soziale Konstruktionen, insofern also gemacht [176]. Trotzdem sind sie meist nicht frei gestaltbar, sondern Ausdruck einer Gesamtverfassung der Person, die stark vom körperlichen Zustand bestimmt ist.

Abweichendes Verhalten, das die Gesellschaft bei MCS-Kranken diskriminiert oder sogar bestraft, wird aber nicht immer gesellschaftlich sanktioniert. Zum einen gibt es in jeder Gesellschaft „konformes abweichendes Verhalten“, das zwar offiziellen Normen widerspricht, aber inoffiziell[54)] toleriert oder gar erwartet wird. Zum anderen gibt es Normenvariationen in einer Gesellschaft, etwa gegenüber verschiedenen Geschlechtern, Sozialschichten, Berufen, Altersgruppen und Subkulturen[55)].

Zusammengefaßt bedeutet dies, daß MCS-Betroffene bei der Wahrnehmung und Artikulation ihrer Beschwerden Konflikten ausgesetzt sein können, evtl. sogar gegenüber denselben Adressaten, bei von diesen ausgehenden widersprüchlichen Signalen[56)]. Das führt dazu, daß sie einerseits in unterschiedlichen sozialen Situationen unterschiedliche Beschwerden angeben und subjektiv haben, und daß andererseits die soziale Umgebung bei verschiedenen Betroffenen unterschiedliche Maßstäbe an die geäußerten Beschwerden anlegt, sie unterschiedlich ernst nimmt. Diese soziale Dynamik erklärt mit, warum bei denselben Betroffenen und denselben Auslösern MCS-Symptome nicht einfach und zuverlässig reproduzierbar sind.

In den USA ist die gesellschaftliche Auseinandersetzung mit der Krankheit MCS schon weiter vorangeschritten. Der Vorwurf der Simulation wird hier kaum noch vorgebracht. Zu offensichtlich ist das Leid vieler Betroffener. Die pauschale Psychopathologisierung ist bei dem Wissen um chemische Risiken, der gesellschaftlichen Kontrolle ärztlichen Handelns (Haftung und Schadenersatz) und dem Vorhandensein einer Ärzte-Opposition nicht mehr so einfach durchzusetzen – was nicht heißt, daß es nicht doch immer wieder versucht wird.

Mit dem Ziel der Kompensation wird MCS inzwischen von einigen US-Bundesbehörden als Behinderung anerkannt, z. B. von der Sozialverwaltung (Social Security Administration, SSA) und dem US-Ministerium für Wohnen und Stadtentwicklung (Department of Housing and Urban Development, HUD) [147, 492].

Ein Gesetz (Americans with Disability Act, ADA) legt Arbeitgebern auf, behindertengerechte Arbeitsbedingungen zu schaffen. Bei Arbeitnehmern mit MCS kann dies bedeuten: Reduzierung des Gebrauchs von Chemikalien am Arbeitsplatz, vorherige Information bei Gebäudereparaturen und Pestizideinsatz in Innenräumen, Benutzung von Luftfiltern am Arbeitsplatz etc. Auch das HUD schreibt vor, MCS als Behinderung zu behandeln und entsprechende Auflagen an den Wohnraum zu erfüllen. Solche Anforderungen gelten auch für den „öffentlichen Raum“; z. B. Verbot des Rauchens und Einschränkung des Gebrauchs von Geruchsverbesserern und Luftreinigern in öffentlichen Verkehrsmitteln und Toiletten, Einschränkung des Pestizideinsatzes in Parks und auf Spielplätzen oder Kampagnen zum freiwilligen Verzicht auf Parfüm.

Schutzregelungen für Arbeitsplatz, Wohnraum etc. können natürlich zur Diskriminierung führen, wie etwa beim Jugendschutz, Mutterschutz und bei Schutzregelungen für Frauen allgemein. So lassen sich etwa Schwangere (und Embryos) erfolgreich vor arbeitsbedingten Gesundheitsschäden schützen, indem man ihnen keinen Arbeitsplatz gibt – was eigentlich nicht mit der Regelung beabsichtigt war.

Nach CULLEN [98] ist die objektive Feststellbarkeit des Krankheitsstatus entscheidend für die gesellschaftliche Akzeptanz von MCS. Wie und wann läßt sich mit ausreichender Sicherheit das Vorliegen einer MCS feststellen, wenn es dafür praktisch keine objektiven Meßverfahren gibt und die Diagnose sich stark auf die Angaben der Betroffenen stützen muß? Zwar halten sich Ärzte viel auf ihre Erfahrung und den klinischen Blick zugute, der erlaube, echte Kranke von bloßen Simulanten zu unterscheiden. Aber an praktisch jedem Fall kann es zum Expertenstreit kommen. Sowohl Betroffene als auch Verursacher und Hafter suchen sich ihnen genehme ärztliche Gutachter („doctor-shopping").

Der Versuch der Haftbarmachung von Herstellern, Arbeitgebern und anderen Verwendern führt ebenfalls in große Schwierigkeiten. Wie läßt sich ein Expositions-Status feststellen, wenn die relevanten Expositionen zum Teil gar nicht bekannt sind und im Einzelfall schon minimale Expositionen relevant sein können? Wie ist Haftung noch praktisch möglich, wenn der Haftende nicht mehr weiß, was er dem Kunden, Arbeitnehmer o.ä. gefahrlos zumuten kann, da die Personen so kraß unterschiedliche Empfindlichkeiten haben können?

Cullen [98] schlägt die Einrichtung von Gremien und weitere Strategien vor, um die Subjektivität des einzelnen Expertenurteils in den „breiten Konsens" zurückzuführen – ein wenig überzeugender Versuch, Objektivität durch Intersubjektivität zu erreichen. Bei starker Meinungspolarisierung wird diese Strategie sicher scheitern, solange nicht eine Meinung wissenschaftlich oder politisch ausgeschaltet werden kann. Das Beispiel der unterschiedlichen wissenschaftlichen Akzeptierung der Malerkrankheit in Dänemark und Deutschland [259] belegt, daß die wissenschaftlichen „Gemeinden" ganzer Länder irren können.

Diese Probleme mit der Bestimmung des Krankheits- und Expositions-Status ergeben sich v. a. für die Kompensation. Wichtiger als Kompensation ist langfristig aber Prävention. Hier gilt, daß Umwelt- und Verhaltensänderungen, die MCS-Kranken das Leben erleichtern, oft auch für normale Personen sinnvoll sind [272]. Aktivitäten in diesem Bereich sind also immer sinnvoll, ungeachtet des genauen wissenschaftlichen Status und Umfangs des MCS-Problems. Allerdings können solche Umwelt- und Verhaltensänderungen aufwendig und teuer werden.

Ein US-Arbeitsschutzgesetz (Occupational Safety and Health Act) fordert zwar, daß kein Arbeitnehmer durch Einwirkungen am Arbeitsplatz geschädigt werden darf [98]. Angewendet auf Gesundheitsprobleme wie MCS könnte diese Forderung den Arbeitsschutz revolutionieren. Deshalb ist das Gesetz in den Auslegungen des Obersten Gerichts deutlich abgeschwächt worden, mit dem Ziel, gesundheitsökonomische Kosten-Nutzen-Überlegungen stärker zum Tragen zu bringen – also die Frage: Wieviel ist uns die Verhütung eines MCS-Falls wert?

Diese Denkart setzt Berechenbarkeit voraus: Bei diesem Expositions-Niveau werden soviel Personen erkranken, bei jenem soviel. Solche Berechenbarkeit ist bei MCS auf dem gegenwärtigen Wissensstand nicht gegeben. MCS-Patienten reagieren quantitativ stärker (empfindlicher) auf bekannte Auslöser; sie reagieren oft qualitativ anders auf diese Auslöser; und sie reagieren auf Dinge, die bei anderen Personen nichts auslösen. Dieses Problem der Risikoabschätzung haben nicht nur Gegner, sondern auch Befürworter eines strengeren Arbeits-, Umwelt-, Verbraucher- und Patientenschutzes.

Angesichts dieses Dilemmas propagiert CULLEN [98] die Schaffung von sicheren Umwelten und Schonarbeitsplätzen für MCS-Kranke, analog den Einrichtungen für Körperbehinderte. Nur wo dies nicht möglich sei, sollten die Standards für Arbeits-, Umwelt- und Verbraucherschutz allgemein angehoben werden. Prinzipiell lehnt er es aber ab, das allgemeine Schutzniveau an den Erfordernissen dieser Untergruppe der Bevölkerung auszurichten. Statt dessen sollte versucht werden, ihre Einschränkungen und Leiden finanziell zu entschädigen oder sonstwie sozial zu kompensieren.

CULLENs Argumentation unterstellt, daß das MCS-Problem keine Beziehung zu anderen Gesundheitsproblemen hat, deshalb betont er den qualitativen Unterschied. Wenn aber MCS-Betroffene, qualitativ gesehen, viele Gesundheitsprobleme mit ihrer Umwelt teilen, nur auf einem quantitativ anderen Niveau, wenn außerdem noch andere Gesundheitsprobleme durch diese Chemikalien ausgelöst werden – dann erscheint eine Doppelstrategie sinnvoller: einerseits Schaffung sicherer Umwelten für MCS-Betroffene, aber andererseits „Einstieg in den chemischen Ausstieg“.

12. Arbeitsschutz und MCS

Allgemein ist Prävention von Krankheiten sinnvoller als Kompensation (Ausgleich, Entschädigung). Wenn Personen schon von MCS betroffen sind, hat Prävention aber bereits versagt. Das Interesse Betroffener richtet sich dann auf

- Schutz vor weiterer Exposition,
- finanzielle und soziale Kompensation der Gesundheitsschäden,
- erfolgreiche Behandlung.

In den USA ist die Diskussion um MCS, ähnlich wie im Verbraucher- und Patientenschutz allgemein, schon auf die rechtliche Ebene verlagert worden [108, 109, 244]. Ein Grund hierfür ist sicher die sehr hohe Anzahl von Rechtsanwälten und ihr erfolgsbezogenes Honorar. Ein anderer Grund ist die nach Sensibilisierung, Artikulierung und Politisierung erfolgte Verrechtlichung dieser Problemfelder. Rechtsstreitigkeiten über MCS werden in den USA oft vorgerichtlich durch Vergleiche mit Entschädigungszahlungen beigelegt. Insbesondere Versicherungen bemühen sich, keine Präzedenzfälle zu schaffen oder sie wenigstens nicht bekannt werden zu lassen.

Die in den USA existierenden Rundbriefe und Info-Blätter von Betroffenen und/oder für Betroffene räumen daher der Dokumentation und Analyse einschlägiger Rechtsfälle einen breiten Raum ein, etwa der „Ecological Illness Law Report" (EILR) von Earon DAVIS, „The Delicate Balance" und andere Materialien des National Center for Environmental Health Strategies (NCEHS), oder „Our Toxic Times" des Chemical Injury Information Network (CIIN).

Auch nach den Erfahrungen von ZIEM sind Gerichte erst dann ernsthaft bereit, eine Entschädigung für MCS zuzusprechen, wenn sie mit entsprechenden Urteilen anderer Gerichte bekannt gemacht werden – deshalb legen Betroffenen- und Aktivisten-Gruppen in den USA großen Wert auf die systematische und umfassende Sammlung und Dokumentation von einschlägigen Rechtsfällen. In der BRD hat der Verband arbeits- und berufsbedingt Erkrankter (Abekra) eine ähnliche Funktion übernommen.

12.1 Exkurs: Recht

Aufgrund der Vielzahl, Verstreutheit, Kompliziertheit und Unübersichtlichkeit der Regelungen, die dem juristischen Laien ein Auffinden, Verstehen und Anwenden sehr erschweren (sollen?), können nur einige unsystematische Hinweise gegeben werden. Beratung in Rechtsfragen bieten, neben einschlägig spezialisierten Rechtsanwälten, oft Selbsthilfegruppen, Info-Stellen, Betroffenen-Organisationen,

Gewerkschaften, Umweltverbände, Verbraucher- und Patientenberatungs-Stellen. Die Hinzuziehung juristischer Fachleute ist aber bei vielen Fällen empfehlenswert.

Das deutsche Recht ist gegliedert in Privatrecht (Beziehungen zwischen gleichgeordneten Rechtsbeteiligten auf Basis ihrer Selbstbestimmung) und Öffentliches Recht (Beziehungen der Bürger zum Staat, Organisation und wechselseitige Beziehung der Träger öffentlicher Gewalt). Für MCS-Regelungen sind u. a. relevant

- im Privatrecht das Bürgerliche Recht (BGB) und Arbeitsrecht,
- im Öffentlichen Recht das Verwaltungsrecht (VwGO), Sozialrecht (SGB), Umweltrecht, die Gewerbeordnung (GewO) und das Strafrecht (StGB).

Gesetze sind vom Gesetzgeber erlassene allgemeinverbindliche Rechtsvorschriften. Aus Gesetzen werden Rechtsverordnungen und Verwaltungsvorschriften abgeleitet [201]. Rechtsverordnungen dienen der Präzisierung von Gesetzen. Sie sind allgemein verbindliche Rechtsvorschriften, die Rechte und Pflichten generell und verbindlich regeln, aber von der Verwaltung erlassen werden. Sie bedürfen einer gesetzlichen Ermächtigung, in der Inhalt, Zweck und Ausmaß hinreichend bestimmt sind. Verwaltungsvorschriften richten sich nicht an den Bürger, sondern regeln Tätigkeiten und Organisationsformen innerhalb der Verwaltung und dienen oft der Vereinheitlichung. Sie können von der Bundes- oder Landesregierung ohne gesetzliche Ermächtigung erlassen werden.

MCS ist in der Regel ein Thema von Bürgerlichem Recht, Arbeits- oder Verwaltungsrecht, selten nur von Strafrecht, etwa als chemische Körperverletzung. Hinweise oder Darstellungen zu MCS-relevanten Regelungen des Arbeits- und Umweltrechts findet man bei einer Vielzahl von Autoren [2, 3, 74, 108, 109, 116, 128, 132, 143, 144, 196, 202, 244, 300, 331, 374, 380, 409, 426, 454, 484, 487].

Die Freisetzung von Schadstoffen ist, falls überhaupt, nicht allgemein geregelt, sondern unterschieden nach Emissionsquellen, Immissionsmedien, betroffenen Personen und Zumutbarkeitskriterien. So gelten im Umweltschutz andere Regelungen und Normen als im Arbeitsschutz. Auch Verbraucher- und Patientenschutz haben meist eigene Regelungen. Hier kann nur auf den Arbeitsschutz eingegangen werden.

12.2 Arbeitsschutz

Die bisher im Arbeitsschutz hinsichtlich Kompensation wichtigste Regelung ist die Berufskrankheiten-Verordnung [144, 487]. Die BeKV unterstellt aber meist spezifische Einwirkungen und spezifische

Gesundheitsschäden. Beide Voraussetzungen sind bei MCS oft nicht gegeben. Das Chemikalien-Gesetz (ChemG), die Gefahrstoff-Verordnung (GefStoffV) und die Technischen Regeln Gefahrstoffe (TRGS) sind weitere Regelungen des Arbeitsschutzes, die vor allem für Verhütung oder Minderung von Exposition wichtig sind.

Folgende Regelungen sind also bei MCS als arbeitsbedingter Erkrankung möglicherweise anwendbar:

- Gewerbeordnung (GewO),
- Betriebsverfassungsgesetz (BetrVG),
- Berufskrankheiten-Verordnung (BeKV),
- Chemikalien-Gesetz (ChemG),
- Gefahrstoff-Verordnung (GefStoffV),
- Technische Regeln Gefahrstoffe (TRGS),
- Arbeitsstättenverordnung (ArbStättV),
- Gesetz über technische Arbeitsmittel (GtA).

Gewerbeordnung

Nach der GewO hat der Arbeitgeber alles zu tun, um die bei ihm beschäftigten Arbeitnehmer gegen Gefahren für Leben und Gesundheit zu schützen. Im Zusammenhang mit Schadstoffen ist der beste Schutz die Verhinderung einer Einwirkung. Die GewO regelt u. a.

- einige allgemeine Fragen der Betriebssicherheit (§ 120a), wie Einrichtungen der Arbeitsräume, Betriebsvorrichtungen, Maschinen, Beleuchtung, Belüftung und Arbeitsschutzvorrichtungen;
- die Tätigkeit der Gewerbeaufsicht (§ 139b);
- die Befugnisse der Gewerbeaufsicht (§ 139g) zur Durchführung der dem Arbeitgeber nach § 62, Abs. 1 Handelsgesetzbuch auferlegten Pflichten;
- die Geldbußen bei Verletzung von Arbeitsschutzvorschriften (§ 120a).

Betriebsverfassungsgesetz

Das BetrVG regelt u. a. die Pflichten des Arbeitgebers gegenüber dem Betriebsrat bei betrieblichen Veränderungen:

„Nach § 90 BetrVG ist der Unternehmer verpflichtet, den Betriebsrat rechtzeitig, umfassend und an Hand von Unterlagen zu unterrichten, wenn er bauliche Maßnahmen, die Anschaffung von Maschi-

nen oder die Änderung von Arbeitsverfahren oder Arbeitsplätzen plant. U. a. muß er den Betriebsrat über die zu erwartenden Umgebungsbelastungen informieren ... In das Beratungsgespräch sollte der Betriebsrat seine Anforderungen an Arbeitsschutz und Arbeitsgestaltung einbringen; gegebenenfalls kann er auf die arbeitswissenschaftlichen Erkenntnisse verweisen ...

Treten nach der Umstellung „besondere Belastungen" auf, die den gesicherten arbeitsmedizinischen Erkenntnissen offensichtlich widersprechen, so kann der Betriebsrat nach §91 BetrVG ‚angemessene Maßnahmen zur Abwendung, Milderung und zum Ausgleich der Belastung' verlangen ...

Die Bedeutung der § 90,91 BetrVG liegt u. a. darin, daß auch Bereiche geregelt werden können, die im gesetzlichen Arbeitsschutz nicht oder nicht ausreichend angesprochen sind" [202].

Berufskrankheiten-Verordnung

In der BRD werden drei Arten des Zusammenhangs von Arbeit und Krankheit unterschieden:

- **Arbeitsunfall:** „ein körperlich schädigendes, plötzlich eintretendes und in einem verhältnismäßig kurzen Zeitraum ablaufendes Ereignis, das eine Person bei der Ausübung ihrer beruflichen Tätigkeit innerhalb oder außerhalb der Arbeitsstätte erleidet". Arbeitsunfall als Oberbegriff umfaßt auch Wegeunfall, Dienstwegeunfall und Berufskrankheit.
- **Berufskrankheit** (früher: Gewerbekrankheit): ein Gesundheitsschaden, der bei Angehörigen bestimmter Berufsgruppen in ursächlichem Zusammenhang mit ihrer beruflichen Tätigkeit allmählich entsteht; dabei ist die Arbeit nicht eine Bedingung unter anderen, sondern eine „wesentliche Bedingung" [487].
- **Arbeitsbedingte Erkrankung:** ein Gesundheitsschaden, der durch Arbeit mitverursacht oder -ausgelöst wurde, ohne daß die Arbeit „wesentliche Bedingung" ist oder als solche gilt.

Die völlig unzureichende Berücksichtigung der Arbeit(swelt) als Krankheitsursache und Auslöser hat zur Schaffung des Begriffs „arbeitsbedingte Erkrankung" geführt. Hier wird ein „liberalerer" Begriff von Verursachung (Kausalität) zugrundegelegt – bereits eine Mitwirkung der Arbeitswelt an einer Erkrankung ist hinreichend, um sie als arbeitsbedingt zu bezeichnen. Allerdings hat dieser weitere Begriff keinerlei rechtliche Konsequenzen.

Die BeKV regelt sehr unsystematisch und dadurch unverständlich, welche Krankheiten als Berufskrankheiten gelten können, welche

Expositionen Berufskrankheiten verursachen können und unter welchen Umständen sie anerkannt oder entschädigt werden. Die Einteilung und Systematik ist in den einzelnen Teilen der BeKV unterschiedlich:

- bei den chemischen Einwirkungen: Stoffgruppen und Stoffe,
- bei den physikalischen Einwirkungen: Krankheitsarten und Arbeitsbedingungen,
- bei den Infektionskrankheiten: Krankheitsarten und Arbeitsplätze,
- bei den Atemwegserkrankungen: Krankheitsarten und Stoffe,
- bei den Hautkrankheiten: Art und Schweregrad der Krankheit, Stoffe.

Diese unterschiedliche und eher auf Ursachen statt auf Wirkungen, also Krankheiten, bezogene Systematik hat zur Folge, daß für wichtige Krankheitsarten wie Krebs Zahlen überhaupt nicht oder nur mit den Zahlen für andere Krankheitsarten vermischt ausgewiesen werden. Die BeKV ist nur auf die finanzielle Kompensation des Gesundheitsschadens (oder vermutlich richtiger: die Vermeidung einer solchen Kompensation) orientiert. Dazu kommt ein starker Verschleierungs-Charakter:

- Zwischenschaltung von angeblich neutralen und kompetenten Experten,
- Schadensbegleichung – sofern überhaupt – nicht durch den Schädiger (Verursacher), sondern durch eine Unfallversicherung der Unternehmer (Berufsgenossenschaft). Die BG muß nicht nur den Schaden begleichen, sondern ihn vorher selbst begutachten und anerkennen, ist also zugleich Schiedsrichter und Partei – eine weltweit einmalige Konstruktion.

Dieses Regelungssystem hat praktisch keine präventive Orientierung und Wirkung. Das Antragsverfahren wird von Kritikern mit einem Hürdenlauf verglichen, bei dem Geschädigte mehrere Hürden zu überwinden haben, an denen sie erwartungsgemäß meist scheitern:

- rechtzeitige Wahrnehmung der Gesundheitsschädigung durch die Geschädigten (oft nicht gegeben),
- Finden eines geeigneten Arztes,
- richtige Diagnose der Gesundheitsschädigung,
- Berücksichtigung der Gesundheitsschädigung in der BeKV,
- Bereitschaft und Kompetenz des diagnostizierenden Arztes einen brauchbaren BK-Antrag zu stellen,

- ausreichende Gesundheit, Ausdauer, Hartnäckigkeit und Selbstbewußtsein des Geschädigten,
- Nachweis einer relevanten, ausreichend starken und langen Exposition,
- Finden eines einigermaßen kompetenten und objektiven Gutachters,
- den Antrag unterstützendes Gutachten,
- Verzicht der BG auf einen Nervenkrieg gegen den Geschädigten (Gegengutachten, höhere Instanz, Entzug der materiellen Basis, Verleumdung).

Chemikalien-Gesetz

Das ChemG *„regelt die Prüfung und Anmeldung von neuen Arbeitsstoffen vor ihrer Vermarktung sowie die ordnungsgemäße Kennzeichnung und Verpackung. Danach sind die Hersteller verpflichtet, neu in den Handel gebrachte Arbeitsstoffe auf ihre gefährlichen Eigenschaften und gesundheitsschädlichen Wirkungen hin zu prüfen und unter Beifügung der Prüfungsergebnisse und Unterlagen bei einer staatlichen Behörde anzumelden.*

Die Durchführung der Grundprüfung ist dabei von einer Mengenschwelle (eine Jahrestonne) abhängig. Über die Grundprüfung hinausgehende Prüfungen, etwa auf Langzeitwirkungen hin, sind erst in einer zweiten Stufe vorgesehen und abhängig von den Ergebnissen der Grundprüfung, der tatsächlich erreichten Produktionsmenge und der Bewertung der Prüfungsergebnisse durch staatliche Stellen“ [202].

Das ChemG sieht eine Meldepflicht für alle stoffbezogenen Erkrankungen und entsprechenden Verdachtsfälle vor. Als Anmeldestelle fungiert die Bundesanstalt für Arbeitsschutz und Unfallforschung (BAU) in Dortmund, die auch befristete Verbote aussprechen kann. Unbefristete Verbote kann nur die Bundesregierung aussprechen. Die Prüfungen werden von den Herstellern selbst vorgenommen. Prüfstellen können neben der BAU auch die für überbetrieblichen Gesundheitsschutz und Umweltschutz zuständigen Bundesministerien mit den entsprechenden Behörden Bundesinstitut für gesundheitlichen Verbraucherschutz und Veterinärmedizin (BgVV; Nachfolgeorganisation des aufgelösten Bundesgesundheitsamts BGA), Umweltbundesamt (UBA), Biologische Bundesanstalt und Bundesanstalt für Materialprüfung sein. Sehr viele Stoffe wurden noch vor Inkrafttreten des Gesetzes als „Altstoffe“ gemeldet, für die das Gesetz nicht gilt – außer bei „tatsächlichen Anhaltspunkten“ für Gefährdungen.

Gefahrstoff-Verordnung

Wesentlicher Anstoß für die GefStoffV war die Verpflichtung der Bundesregierung, ihre Vorschriften zur Verbreitung von Chemikalien an die EU-Richtlinien anzupassen. Die GefStoffV ist eine umfangreiche Ausführungsverordnung im Rahmen des Chemikaliengesetzes. Sie legt fest, welche Stoffe überhaupt als Gefahrstoffe gelten, unter welchen Bedingungen sie vermarktet werden dürfen und wie Herstellung und Verarbeitung im Betrieb erfolgen sollen. Sie enthält

- Grundpflichten des Herstellers oder Einführers von gefährlichen Stoffen und Zubereitungen hinsichtlich Einstufung, Verpackung und Kennzeichnung (§ 5),
- die Erstellung eines Sicherheitsdatenblatts (§ 14),
- eine umfassende Ermittlungspflicht des Unternehmers, die schriftliche Betriebsanweisungen und ein betriebliches Gefahrstoffkataster umfaßt (§ 16),
- eine Überwachungspflicht des Arbeitgebers (mit Arbeitsbereichsanalyse) und die Pflicht, die Ergebnisse der Überwachung 30 Jahre lang aufzubewahren (§ 18),
- Schutzmaßnahmen und ihre Rangfolge (§ 19),
- Beteiligungsrechte der Belegschaft mit der Andeutung eines Arbeitsverweigerungsrechts (§ 21),
- Vorsorgeuntersuchungen (§ 28), Informations- und Dokumentationspflichten des Arztes (§ 31), die Aufbewahrung der ärztlichen Bescheinigungen und Erstellung einer Vorsorgekartei (§ 34),
- eine Begriffsbestimmung und Auflistung krebserzeugender Stoffe und Höchstmengen bsd. gefährlicher Stoffe in Zubereitungen (§ 35),
- zusätzliche Ermittlungspflichten, Vorsorge- und Schutzmaßnahmen beim Umgang mit krebserzeugenden Stoffen (§ 36).

Die GefStoffV enthält weiterhin

- Anhänge zu allgemeinen Bestimmungen für gefährliche Stoffe und Zubereitungen (Anhang I),
- Bestimmungen gefährlicher Zubereitungen, u. a. Pestizide (Anhang II),
- zusätzliche Kennzeichnungsvorschriften für bestimmte Stoffe, Zubereitungen und Erzeugnisse, u. a. bei Verwendung von PCP, PCB, PCT, Formaldehyd, Isocyanat, Blei und Kadmium (Anhang III)

- Herstellungs- und Verwendungsverbote, u. a. für PCB, PCT, Vinylchlorid, aliphatische Chlorkohlenwasserstoffe, Quecksilber und seine Verbindungen, Kadmium und seine Verbindungen, Kühlschmierstoffe und Teeröle (Anhang IV),
- besondere Vorschriften für bestimmte Gefahrstoffe und Tätigkeiten, u. a. in Räumen und Behältern, für Begasungen und gewerbliche Schädlingsbekämpfung (Anhang V).

Die GefStoffV hat einige gravierende Mängel:

- der vorhandene Kenntnisstand über chemische Gefährdungen ist nur bruchstückhaft eingearbeitet worden,
- die Schutzbestimmungen fallen weit hinter die anderer Länder (etwa der skandinavischen) zurück,
- eine präventive Zielsetzung fehlt weiterhin,
- die hohen Hürden bei der Begründung einer berufsbedingten Schädigung bleiben voll erhalten,
- ein vollständiges Verbot krebsgefährdender Stoffe gibt es auch in Zukunft nicht,
- der Einsatz von Ersatzstoffen ist nur ein Gebot, keine zwingende rechtliche Verpflichtung,
- risikoerhöhende Tempoarbeit mit gefährlichen Stoffen ist weiterhin erlaubt,
- allergisierende Stoffe werden kaum schärfer geregelt,
- besonders gefährliche Stoffe, wie Dioxin und Asbest, sind immer noch nicht vollständig verboten.

Kritiker [307] vertreten die Auffassung, daß die neue Verordnung deutlich die „Handschrift der chemischen Industrie“ trage.

Technische Regeln Gefahrstoffe

Die TRGS regeln konkrete Einzelheiten, z. B.

- die Informationen in Betriebsanweisungen (TRGS 555)
- die Liste der MAK-Werte (TRGS 900),
- eine Liste von krebserzeugenden, erbgutverändernden und fortpflanzungsgefährdenden Arbeitsstoffen (TRGS 905).

Arbeitsstättenverordnung

„Unter der Voraussetzung, daß die ArbStättV gilt, bietet sie in Verbindung mit der ArbStoffV (jetzt GefStoffV, W.M.) gute Möglichkeiten, die Bekämpfung von Schadstoffbelastungen im Betrieb im Sinne der Maßnahmenhierarchie zu beeinflussen, da zuallererst auf technische Lösungen zur Vermeidung von schädigenden Einwirkungen verwiesen wird.

Die genannten Arbeitsschutzvorschriften gelten nebeneinander, wobei nach dem ‚Günstigkeitsprinzip' zu verfahren ist; das heißt, es sind jeweils die Vorschriften heranzuziehen, die für Arbeitnehmer den größtmöglichen Schutz gewähren" [202].

Gesetz über technische Arbeitsmittel

Nach dem GtA (auch Gerätesicherheitsgesetz genannt) dürfen Arbeitsmittel und -verfahren nur eingesetzt werden, wenn sie bei „bestimmungsgemäßer Verwendung" gefahrenfrei sind. Ist dies nicht der Fall, so muß der Betriebsrat nach BetrVG die Gewerbeaufsicht verständigen, damit diese dem Arbeitgeber oder Hersteller entsprechende Auflagen erteilt.

Die Nutzung dieser sehr beschränkten rechtlichen Möglichkeiten für den Einzelfall war schon immer sehr schwierig. Die EU-Integration hat sie nicht einfacher gemacht. Im Berufskrankheitenrecht wirkt sich die Beweislast der Betroffenen und das Fehlen einer flächendeckenden Regelung zusätzlich erschwerend aus.

13. Handlungsmöglichkeiten für Betroffene und Helfer

Die Handlungen bereits oder potentiell Betroffener spielen sich in einem Rahmen ab, der von Politik und Verwaltung als Hauptakteuren gestaltet ist – neben Medien, Industrie, Handel, Rechtswesen, Versicherungswirtschaft, Ärzteschaft etc. Hierzu findet sich umfangreiche Literatur [59, 132, 187, 202, 267, 361, 423, 450].

Oft sind schon die Gesetze und Rechtsvorschriften aus Sicht des Gesundheitsschutzes unbefriedigend bis mangelhaft. Bei der Umsetzung durch die Verwaltung werden sie häufig zusätzlich verwässert durch die berüchtigten Vollzugsdefizite:

- Nichtanwendung von Normen,
- zu großzügige Auslegung von Normen,
- mangelnde politische Zielvorgaben,
- unzureichende Kontrolle und Überwachung,
- mangelnde oder unzureichende Sanktionen,
- Höherbewertung anderer Interessen,
- mangelnde Zusammenarbeit der Behörden,
- unzulängliche Gesetzesanwendung.

Handlungsmöglichkeiten lassen sich unterscheiden in

- individuelle vs. kollektive,
- präventive vs. kompensatorische,
- gesundheitliche, soziale, finanzielle, politische und rechtliche,
- Handlungsmöglichkeiten im Arbeits-, Umwelt-, Verbraucher- und Patientenschutz.

Die Handlungsmöglichkeiten nichtbetroffener externer Helfer decken sich mit dem klassischen Handlungsrepertoire der Sozialarbeit [168, 242]:

- Einzelfallhilfe: Information, Vermittlung materieller Hilfen, rechtliche Beratung, psychische Stützung und Mobilisierung, Qualifikation, Organisierung sozialer Unterstützung, Vermittlung in Selbsthilfegruppen,
- Gruppenarbeit: Vernetzung von Betroffenen, Gründung von Selbsthilfegruppen, Einrichtung von Info-Läden, Dokumenta-

tion von Fällen, Organisierung von Recherchen, Fortbildung, Mobilisierung von Experten,

- Gemeinwesenarbeit: Öffentlichkeitsarbeit, Einrichtung von Datenbanken (zu Fällen, relevanten Regelungen und rechtlichen Entscheidungen), Zusammenarbeit mit Wissenschaftlern, Vernetzung von Experten, Herausgabe von Mitteilungsblättern (u. a. rechtliche Informationen), Einrichtung von Unterstützungs-Fonds, Vernetzung von Gruppen, politische Kampagne, Entwicklung von Regelungsvorschlägen (zu Prävention, Behandlung, Kompensation), Lobby-Tätigkeit.

Andere professionelle Gruppen (Wissenschaftler, Journalisten, Psychologen, Ärzte, Gewerkschafter, Rechtsanwälte) haben sich meistens auf einige Angebote in diesem umfassenden Katalog spezialisiert.

13.1 Individuelle und kollektive Handlungsmöglichkeiten

Die Notwendigkeiten und Grenzen von Hilfe für MCS-Betroffene veranschaulicht der folgende Fall:

Herr D. wurde vor dem Krieg in einer norddeutschen Großstadt geboren, in der er noch immer lebt. Er lernte Maschinenbau in den 50er Jahren, arbeitete in diesem Beruf und studierte in den 60er Jahren Ingenieurwissenschaften. Danach arbeitete er als Ingenieur in der Industrie, immer in demselben Betrieb in der Arbeitssicherheit. Seit einigen Jahren ist er arbeitslos; die Abteilung wurde aufgelöst.

Er ist verheiratet und hat zwei Kinder. Da er sein eigenes Haus wegen Holzschutzmittelbelastung nicht mehr bewohnen kann, lebt er allein. Er hat nie geraucht, Alkohol oder Kaffee getrunken oder von sich aus Medikamente genommen. MCS schränkt ihn in seinem Hobby (klassische Musik; er spielt selbst) und der politischen Aktivität ein. In der IHG und der Selbsthilfegruppe macht er MCS-Beratung.

Als Kind erhielt Herr D. Amalgamfüllungen. Er hat seit der Jugend Kreislaufstörungen, später kam Heuschnupfen hinzu. In der Lehre war er z. T. intensiv gegenüber Lösemitteln, Farben und Lacken exponiert. Im Betrieb bestanden anfangs ähnliche Expositionen. Zwei Jahre lang war er in einem Gebäude beschäftigt, in dem mehrere Kollegen eine offensichtlich lösemittelbedingte Blutkrankheit bekamen und in mehreren Fällen daran starben.

Anfang der 70er Jahre bekam er unerklärliche hohe Fieberanfälle. Sie wurden als Streptokokken-Infektion diagnostiziert und zwei Jahre lang mit Antibiotika behandelt. Sein maximales Körpergewicht von 65 kg sank während dieser Fieberschübe auf 48 kg. Heute wiegt er 50 kg und gilt als stark untergewichtig.

Seit Anfang der 70er Jahre bestanden verminderte Leistungsfähigkeit und zunehmende Infektanfälligkeit. Er hatte ständig Kopfschmerzen, Schwindel, Müdigkeit, geringe Ausdauer, Schlafstörungen, Schwitzen, Gedächtnis- und Konzentrationsstörungen, depressive Verstimmungen, Magen- und Darmbeschwerden, Gelenk- und Muskelschmerzen („schwere Beine"). Der Hausarzt erklärte dies als konstitutionell und psychosomatisch bedingt, verordnete Kreislaufmittel, riet zu mehr Schlaf und Streßabbau und verwies letztlich zum Nervenarzt. Der Neurologe deutete die Beschwerden als psychosomatisch – es zeichnete sich die Auflösung der Abteilung ab.

Mitte der 80er Jahre diagnostizierte ein Orthopäde eine rheumatische Erkrankung. Später wurde aufgrund der Angaben des Neurologen und des Orthopäden eine Erwerbsminderung von 40 Prozent anerkannt. Der Vorgesetzte war verunsichert. Herr D. machte autogenes Training, Gesprächstherapie und ließ die Amalgamfüllungen entfernen – ohne Erfolg.

Mitte der 70er Jahre bezog die Familie ein Fertighaus, dessen Hölzer vom Hersteller mit Holzschutzmitteln behandelt worden waren. Ende der 80er Jahre wurde er durch ein Buch auf Holzschutzmittel im Fertighaus aufmerksam und nahm Kontakt zur IHG auf. Nach einer Hausbegehung empfahl die IHG Untersuchung der Hölzer und des Bluts. Alle Blutwerte waren erhöht, besonders die PCP-Werte. Häufiges Lüften und Versiegelung der Fenster und Türhölzer waren erfolglos. Das Umweltamt bestritt eine Holzschutzmittel-Belastung, maß dagegen erhöhte Formaldehyd-Werte, die aber die Beschwerden nicht erklären konnten. Die Nachbarn aus der Fertighaus-Siedlung reagierten erbost, da sie um den Wert ihrer Häuser fürchteten.

Ein umweltmedizinisch interessierter Arzt nahm eine Holzschutzmittel-Vergiftung an. Seine Behandlung blieb aber erfolglos, daher empfahl er Auszug oder sofortige Sanierung. Auf diesen Rat hin verließ Herr D. Ende der 80er Jahre das Haus und zog zunächst in Behelfsunterkünfte, die weitgehend frei von Schadstoffen waren. Anfang der 90er Jahre bezog es eine eigene Wohnung, in der er anfangs auch Probleme hatte, da er inzwischen auf viele Schadstoffe reagierte. Deshalb mußte er die Wohnung erst einmal sanieren. Zehn Monate nach Auszug sanken die PCP-Werte von Herrn D. auf normal. Bescheinigt wurde PCP-Vergiftung, Lindan-Belastung, bleibende ZNS- und PNS-Schäden und Begleitkrankheiten. Das Versorgungsamt bestätigte 80 Prozent Schwerbehinderung. Vor einigen Jahren wurde eine MCS amtlich anerkannt.

Nach dem Auszug begann Herr D. allmählich auf verschiedene Schadstoffe in minimalen Mengen zu reagieren, z. B. Zigarettenrauch, Geruch von Zeitungen, Computern und Kopiergeräten. Die Kollegen wollten das nicht glauben und schikanierten ihn. Der Vorgesetzte hielt sich heraus, auch Betriebrat und Werksarzt konnten keine Verbesserung der Arbeitsbedingungen durchsetzen. Da ihm Büroluft fast unerträglich wurde, ging er immer eine halbe Stunde vor Dienstbeginn in den Betrieb, um gründlich zu lüften. Der Arbeitgeber versuchte die Aufhebung seines Arbeitsvertrags. Herr D. akzeptierte nur eine verminderte Leistungs- und Teamfähigkeit.

Seit einigen Jahren ist er arbeitslos. Die MCS wirkt sich weiter im Alltagsleben aus: In vielen Räumen verschlimmern sich sofort seine Beschwerden, die sich ansonsten durch Auszug und Behandlung deutlich gebessert haben. Auslöser sind v. a. Rauch, Pestizide, Insektizide, Löse- und Flammschutzmittel; besonders in Kaufhäusern, Leder- und Möbelläden, Buchhandlungen, Kopierläden, Elektronikgeschäften, manchmal in öffentlichen Verkehrsmitteln und überall, wo geraucht wird.

Sein Gesundheitszustand besserte sich durch Vitamine, Spurenelemente, durchblutungsfördernde Medikamente, Umstellung der Ernährung, Streßabbau und besonders Meidung der Schadstoffe. Durch die Unterstützung seines Hausarztes konnte er seine Wohnung schadstoffarm herrichten. Die nach seinem Auszug versuchte Sanierung des Hauses führte nach mehreren Jahren zur starken Senkung der Belastung. Die Blutwerte der Familie sanken auf normal. Die Gesundheitsstörungen des Sohnes verbesserten sich. Herr D. bekommt in seinem Haus aber weiterhin Gesundheitsprobleme. Seine Familie unterstützt ihn selten.

Wegen der Lösemittelbelastung am Arbeitsplatz läuft seit mehreren Jahren ein Antrag auf Anerkennung einer Berufskrankheit. Eine Kur in einer umweltmedizinischen Klinik – die erste Kur im Leben – lehnte die Rentenversicherung ab, bewilligte aber eine Kur in einer psychosomatischen Klinik. Der Klinikleiter wollte nicht garantieren, daß er als MCS-Betroffener bei ihm richtig sei. Daraufhin nahm die Rentenversicherung die Bewilligung zurück und erklärte Herrn D. für erwerbsunfähig.

Herr D. erwägt eine Klage gegen den Holzschutzmittel-Hersteller wegen Vergiftung und materieller Schädigung. Für eine Klage muß er aber die schädigende Substanz genau benennen können, was der Hersteller des Fertighauses bisher verhindert. Herr D. will auch erst die Entscheidung des BGH im Revisionsverfahren nach dem Strafurteil des Frankfurter Landgerichts gegen die Manager von DESOWAG Materialschutz abwarten.

Dieser Fall zeigt

- die Vermischung von Umweltschutz- und Arbeitsschutz-Problemen, ohne aber eine entsprechende ganzheitliche rechtliche Würdigung, was die in ihrer Handlungsfähigkeit beeinträchtigten Betroffenen dazu zwingt, auf ganz unterschiedlichen Rechtsgebieten, mit unterschiedlichen Verfahren nach Kompensation zu suchen;
- die geringe Sensibilität und Handlungskompetenz des traditionellen Arbeitsschutzes in einer solchen Situation;
- die Absurdität eines Bautenschutzes, der zum Gesundheitsrisiko für die Bewohner wird;
- die große Bedeutung von engagierten Ärzten und Rechtsanwälten, Betroffenen-Organisationen und populärwissenschaftlichen Publikationen;
- die weitreichenden persönlichen und gesundheitlichen Einbußen, die selbst in einem so günstig verlaufenen Fall bleiben (bescheinigte Minderung der Erwerbsfähigkeit, Anerkennung der MCS, finanzielle Absicherung durch Rente, guter Arzt).

Bisher sind MCS-Betroffene in der Bundesrepublik, anders als in den USA, weitgehend auf sich gestellt, wenn nicht sogar isoliert: Es fehlen Betroffenen-Organisationen, Medieninteresse[57)], politische Lobby, wissenschaftliche Akzeptanz und vereinheitlichende rechtliche Regelungen. Verglichen mit Holzschutzmittel- und Lösemittel-Betroffenen stehen MCS-Kranke erst am Anfang eines langen Weges.

Es gibt zwar erste Selbsthilfegruppen, einige engagierte medizinische und juristische Experten (oft von ihren Kollegen geächtet) und gelegentliche Medienbeachtung besonders spektakulärer Fälle. Es fehlen aber spezialisierte Info-Blätter, nationale und regionale Unterstützungs-Netzwerke, Sammlungen und systematische Aufbereitungen von Fällen, relevanten Regelungen und rechtlichen Entscheidungen in Datenbanken. Sofern sie gesundheitlich überhaupt können, agieren Betroffene daher oft als Einzelkämpfer und laufen bei schwerer Erkrankung Gefahr, in psychiatrischen, psychosomatischen und sonstigen Kliniken unauffällig zu „verschwinden“[58)].

Aufgrund der (nur bedingt übertragbaren) Erfahrungen der deutschen IHG und der US-amerikanischen MCS-Organisationen[59)] erscheint momentan ein Aufbau regionaler Netzwerke dringlich erforderlich (s. Tabelle 12).

Tabelle 12

Konzept eines regionalen MCS-Netzwerks

Mitglieder: begutachtende Ärzte, vertretende Rechtsanwälte, beratende Wissenschaftler und Ärzte, sonstige Experten (MCS-Betroffene, Vertreter von IHG, IGUMED etc.)

Aufgaben:

- Klärung/Vereinheitlichung des theoretischen, praktischen und juristischen Wissensstands
- Diskussion über und Einigung auf geeignete Diagnosearten, Behandlungsarten und Rechtswege für MCS
- Entwicklung von Standard-Gegenargumentationen

Ziele:

- Aufbau eines effizienten regionalen Netzes aus ärztlichen Gutachtern, juristischen Vertretern und wissenschaftlichen Beratern zur Durchsetzung der Ansprüche von MCS-Kranken
- wissenschaftliche und publizistische Tätigkeit zur Verbesserung und Verbreitung des Wissensstands
- exemplarische wissenschaftliche und juristische Auseinandersetzungen an geeigneten Fällen mit prominenten Mainstream-Gutachtern, die Betroffene diskriminieren oder psychiatrisieren, die Schädigung leugnen oder bagatellisieren
- politische Lobbyarbeit bei Behörden, Berufsverbänden, Kostenträgern und Ausbildungseinrichtungen, z. B. Ärzteverbänden, Juristenverbänden, Krankenkassen, BGs, Universitäten, Fortbildungsakademien, IGUMED etc.
- politische Lobbyarbeit bei Parteien, Verordnungs- und Gesetzgebern, z. B. Grüne, SPD
- Herausgabe eines regelmäßigen Info-Dienstes mit medizinischen, politischen, juristischen und praktischen Hinweisen
- Aufbau einer Datenbank über Fälle (mit Exposition, Krankheitsbild, Behandlung, Entschädigung).

13.2 Präventive und kompensatorische Handlungsmöglichkeiten

Einsicht in die Notwendigkeit von Prävention entsteht v. a. dann, wenn eine Gesundheitsstörung glaubhaft und schwer ist und uns alle angeht, wie bei AIDS. Für MCS trifft all dies nicht zu. Sie gilt als zweifelhafte Bagatellerkrankung von Außenseitern. Es herrscht die Meinung vor, „an MCS stirbt man nicht“, was in einzelnen Fällen offensichtlich falsch ist, aber erfolgreich Solidarität verhindert, außer bei engsten Freunden und Angehörigen.

Eine MCS-spezifische Prävention, soweit überhaupt sinnvoll, ist in der BRD daher nicht aktuell, sondern nur angekoppelt an allgemeine Maßnahmen im Arbeits-, Umwelt-, Verbraucher- und Patientenschutz, bei dem Gesundheitsrisiken durch Chemikalien inzwischen eine große Rolle spielen. Hier scheint die isolierte Regelung je einzelner Schadstoffe angesichts ihrer Vielzahl und Interaktion systematisch zu kurz zu greifen, was einen integrativen, umfassenden Ansatz (Mehrfach-, Gesamtbelastung) erfordert. Dieser liefert Risikoabschätzungen nicht mehr für Einzelexpositionen, sondern für verschiedene Muster von Mehrfach-Expositionen.

Selbsthilfegruppen zu MCS oder verwandten Umweltkrankheiten setzen erst nach Auftreten der Krankheit an, sind also primär kompensatorisch, auch wenn sie MCS-Prävention zu einem Ziel machen. Die gegenwärtige genaue Anzahl solcher Gruppen ist mir unbekannt. MCS-Gruppen im engeren Sinne kenne ich bisher nur eine in Hamburg. Selbsthilfegruppen für Umweltkranke im weiteren Sinne gibt es m.W. in Düsseldorf, Gelsenkirchen, Kassel, Konstanz, München (für Elektrosensible) und Stuttgart.

Adressen sind am besten zu erfahren über Institutionen wie ABEKRA, DGUHT, IGUMED oder IHG sowie die Zeitschriften „Zeitung für Umweltmedizin“ und „Umwelt & Gesundheit“, eventuell auch über Gesundheitsämter, Verbraucherzentralen, Umweltmedizinische Ambulanzen, Infostellen für Arbeit und Gesundheit (Berlin, Frankfurt/Main, Hamburg und München), Gesundheitsläden (Bremen, Freiburg und Hamburg) sowie Kontakt- und Informationsstellen für Selbsthilfegruppen (Hamburg).

Selbsthilfegruppen bieten Betroffenen Verständnis und Akzeptanz, psychosoziale Unterstützung, soziale und rechtliche Beratung, eventuell auch praktische Hilfe, was in der Regel den Leidensdruck mildert und den Realitätsbezug verbessert. Die im Zusammenwirken von gesundheitlicher Bedrohung, sozialer Diskriminierung und Hilflosigkeit der Helfer entstehende und sich verstärkende soziale Entfremdung der Betroffenen wird abgebremst oder sogar umgekehrt.

Selbsthilfegruppen bieten zugleich im günstigen Fall den Aktivisten ein Forum, vor dem die soziale Präsentation des Problems geübt, verbessert und objektiviert werden kann und vor dem Erklärungen und Handlungsstrategien relativ herrschaftsfrei formuliert und weiterentwickelt werden können. Diese Chancen bergen zugleich große Risiken: Im ungünstigen Fall können Selbsthilfegruppen den Bezug zur Realität verlieren und zur Sekte entarten.

In den USA sind MCS-Selbsthilfegruppen sehr viel weiter und, zumindest auf dem jetzigen Stand, stark an „Professionals“ – Ärzte wie ZIEM und RAPP oder Rechtsanwälte wie DAVIS – gebunden.

Einen großen Raum nehmen indirekte Formen der Hilfe ein:

- Beobachtung, Dokumentation und Analyse relevanter wissenschaftlicher, politischer und rechtlicher Entwicklungen,
- Beratung zu und Begleitung von rechtlichen Auseinandersetzungen und
- wissenschaftliche und politische Lobbytätigkeit.

Vernetzung der Einzelinitiativen zur Verbreiterung der Bewegung und politikfähige Präsentationen des Problems gelten als entscheidende Voraussetzung einer befriedigenden Lösung.

13.3 Gesundheitliche, soziale, finanzielle, politische und rechtliche Handlungsmöglichkeiten

Einige Initiativen waren sehr erfolgreich, ihre Arbeit deutet verschiedene Handlungsmöglichkeiten an.

Per-Initiative Hamburg

ROSENBUSCH [361] berichtet über die zunächst Hamburger, später bundesweite Per-Initiative. Hintergrund waren die Belästigungen und Gesundheitsbeschwerden von Anwohnern einer chemischen Reinigung durch das verwendete Perchlorethylen (Per; Tetrachlorethen). Die Anwohner suchten nach ihrem Zusammenschluß Unterstützung beim Umweltamt sowie der Verbraucherzentrale und wurden später von IFAB, HWP, Infostelle Arbeit & Gesundheit und Institut für Toxikologie an der Universität Kiel unterstützt.

Die Initiative stellte folgende Forderungen:

- Recht auf Per-freien Wohnraum (Einführung eines Grenzwerts, Änderung der BImSchV),
- Schutz der Wohngebiete vor Per (Verlegung chemischer Reinigungen aus Wohn- in Gewerbegebiete),
- Bewußtseinsänderung bei Verbrauchern (Waschen statt Reinigen),
- schrittweises Verbot von Chlorkohlenwasserstoffen,
- Schutz der Arbeitnehmer.

Das BGA wurde zu einer Stellungnahme zu Per und Krebs gezwungen, allerdings wurde Per nicht in die Gruppe III A2 der MAK-Liste aufgenommen.

In Hamburg wuchs die politische Bedeutung der Initiative schnell durch geschickte Öffentlichkeitsarbeit, gute Presse und erfolgreiche Lobbytätigkeit. Per wurde zum Thema im Gesundheitsausschuß der Bürgerschaft, im Ernährungsausschuß und auf der Umweltministerkonferenz.

Per wurde auch zum Thema einer Doktorarbeit, eines Forschungsprojekts und eines Meßprogramms der Umweltbehörde. In die Lebensmittelhöchstmengen-Verordnung wurden Lösemittel mit aufgenommen; der empfohlene Wert paßte aber nicht zu dem vom BGA empfohlenen Innenraumluft-Grenzwert von 5 mg/m^3. Erfolgreich war auch die Zusammenarbeit mit Betriebsräten in Betrieben, die Arbeitskleidung chemisch reinigen ließen. Ein Mietminderungsprozeß wurde in der ersten Instanz gewonnen, in der zweiten aber verloren.

Trotz langer Verschleppung durch die politischen Instanzen erreichte die Initiative schließlich, daß nach der 3. Novelle der 2. Bundesimmissionsschutz-Verordnung (BImSchV) ab 1996 für Wohnungen, die an chemische Reinigungen angrenzen, ein Per-Grenzwert von 0,1 mg/m^3 für die Raumluft gilt. Dieser Wert liegt um mehr als den Faktor 3.000 unter dem im Arbeitsbereich immer noch (1995) geltenden MAK-Wert von 345 mg/m^3.

MCS-Datenbanken in den US-Bundesstaaten Washington und Maryland

Eine regionale MCS-Selbsthilfegruppe hat eine Datenbank über Betroffene im US-Bundesstaat Washington aufgebaut (Northwest MCS Database). Diese Datenbank umfaßte nach weniger als drei Jahren Anfang 1996 bereits über 800 Personen mit medizinisch erfolgter oder vermuteter Diagnose MCS. Für jede Person wird angegeben: Name, Adresse, Telefon und eine kurze Beschreibung, wie sich MCS bei ihr entwickelte. In Zukunft sollen mehr Daten pro Fall erhoben werden.

Aufgrund dieser Daten konnten verschiedene sogenannte Cluster (Häufungen) MCS-trächtiger Arbeits- und Umweltbedingungen identifiziert werden, z. B. Beschäftigte beim Flugzeughersteller Boeing (mehr als 200), Schüler und Lehrer einer sanierten Schule (mehr als 70), Büroangestellte in einigen Firmen (mehr als 40), Anwohner zweier Papierfabriken (mehr als 40), Farmarbeiter nach großflächigem Pestizideinsatz (mehr als 20), Laborpersonal der Universität (mehr als 20), Beschäftigte des Seatac-Flughafens (Seattle/Tacoma, mehr als 15), Fahrer von Dieselbussen (mehr als 10) und Beschäftigte einer Müllverbrennungsanlage (5).

Dieser Nachweis einer unerwartet großen Zahl Betroffener und das Auftreten von spezifischen Arbeits- und Umwelt-Clustern haben die politischen Durchsetzungschancen der Betroffenen-Organisationen deutlich erhöht, was sich u. a. darin zeigt, daß Washington-State mehrere Forschungsprojekte zu MCS weiter fördert.

Im US-Bundesstaat Maryland wurde eine Datenbank zu MCS-relevanten Gesetzen, Verordnungen, Schlichtungen und Gerichtsentscheidungen von der Gruppe um ZIEM (MCS-Referral & Resources von DONNAY und CASTLEMAN; ähnlich vorher schon der Ecological Illness Law Report von DAVIS) angelegt. Diese Datenbank erwies sich als sehr hilfreich bei der Überzeugung zweifelnder Behörden und Richter.

IGUMED

Die Interdisziplinäre Gesellschaft für Umweltmedizin (IGUMED) ist eine stark wachsende Vereinigung von umweltmedizinisch engagierten Ärzten, einigen Natur- und Sozialwissenschaftlern und ganz wenigen Rechtsanwälten. Sie wurde 1992 gegründet und hat zum Ziel, Umweltkranken zu helfen und eine Umweltmedizin in der BRD zu etablieren, die sich nicht automatisch als Anwalt der Industrie versteht.

Sie hat zahlreiche Arbeitsgruppen eingerichtet, u. a.: Nervenschädigungen durch Umweltschadstoffe, Gesundheitsschäden durch landwirtschaftliche Produktion, gesundheitliche Risiken der Müllverbrennung, Gesundheitsschäden bei Kindern, Krankheiten durch Innenraumfaktoren, psychosoziale Aspekte der Umweltbelastung und Gesundheitsschäden durch den KfZ-Verkehr. Sie arbeitet u. a. an folgenden Projekten: Erstellung einer Datenbank über Umweltkranke, Erstellung einer Standard-Gegenargumentation bei neurotoxikologischen Berufskrankheits-Verfahren und Erarbeitung eines Curriculums für die umweltmedizinische Zusatzausbildung von Ärzten.

Kooperation (oft indirekt oder individuell) besteht u. a. mit der IHG, der IG-Medien, dem Arzneimittel-Info, ABEKRA, dem Selbsthilfeverein für Elektrosensible u.v. a. Die IGUMED ist eine wichtige Anlaufstelle und Info-Börse für Betroffene und Professionelle geworden. Zu vielen Arbeitsthemen wird die politische Einflußnahme auf Kammern, Verbände, Parteien und andere Institutionen vorbereitet und aktiv betrieben.

Interessengemeinschaft der Holzschutzmittelgeschädigten (IHG)

Die IHG ist eine große, erfolgreiche Betroffenen-Organisation, die die Interessen von mindestens 14.000 Holzschutzmittel-Geschädigten vertritt und 1983 entstand. Die IHG hat sich früh durch Entwicklung eigener Expertisen professionalisiert. Sie hat geschickte Medienarbeit gemacht, mit zahlreichen Wissenschaftlern kooperiert, im politischen Bereich gearbeitet und die rechtliche Auseinandersetzung im Holzschutzmittel-Prozeß sorgfältig vorbereitet.

Aufgrund ihrer Effizienz und Stabilität wurde die IHG für Betroffene zur Vertrauens-Institution mit über 10.000 Anfragen jährlich, für viele andere Umwelt-Initiativen und Betroffenengruppen zum Vorbild und zugleich für andere Institutionen zum sinnvollen Ansprechpartner. So bot etwa 1994 der AOK-Bundesverband der IHG Kooperation mit dem Ziel an, durch Holzschutzmittel verursachte gesundheitliche Kosten bei AOK-Mitgliedern von der DESOWAG einzuklagen.

Die relativ einfachen Ausgangsbedingungen für die IHG – wenige und leicht identifizierbare Auslöser, unproblematische Expositionsabschätzung, relativ spezifische Gesundheitsstörungen, ungeschickte Politik der Verursacher und des BGA, begrenztes Rechtsgebiet – haben sicherlich zum Erfolg beigetragen. Wesentlich war auch der Holzschutzmittel-Prozeß vor dem Landgericht Frankfurt/Main, der 1993 in erster Instanz positiv entschieden wurde. Nach achtjähriger (!) Ermittlung wurden zwei Geschäftsführer der DESOWAG wegen fahrlässiger Körperverletzung zu je einem Jahr Freiheitsstrafe auf Bewährung und einer Geldstrafe verurteilt. Dies war mehr als etwa bei Contergan erreicht werden konnte und löste eine Welle von Zivilprozessen aus. Allerdings wurde das Urteil 1995 vom BGH kassiert, was für die Umweltbewegung einen Rückschlag bedeutet und einen auf breiter Front versuchten „Rollback" anzeigte.

Der sensationelle Erfolg in der ersten Instanz und seine große Publizität haben trotzdem weitreichende Auswirkungen auf das Arbeits- und Umweltrecht gehabt [450]. Ein Amtshaftungs-Verfahren gegen das BGA[60)], das die von Holzschutzmitteln ausgehende Gefahr jahrelang herunterspielte, wurde bisher nicht angestrengt.

Boeing

Über 50 Arbeiter des Flugzeugherstellers Boeing in Seattle, die 1987 bei der Produktion feuerfester Plastikteile Formaldehyd, Phenolen und Lösemitteln ausgesetzt waren, bekamen danach chronische Gesundheitsprobleme wie Müdigkeit, Schwäche, Husten, Hautausschlag, Augenreizung, Gedächtnis- und Konzentrationsschwäche, Kopfschmerzen, Schwindelgefühle, Reizbarkeit und Angst. Bei 37 von ihnen waren die Beschwerden so stark, daß Berufsunfähigkeit beantragt wurde.

Aufgrund guter Beziehungen von Boeing zur University of Washington in Seattle (Boeing ist der größte Mäzen der Universität), insbesondere zum Fachbereich Psychiatrie, wurden die Arbeiter mehrfach von Psychiatern untersucht [400, 402, 415]. Die Psychiater erklärten die Gesundheitsprobleme erwartungsgemäß als psychisch verursacht, durch Geruchskonditionierung, Symptomverstärkung, Somatisierungsstörung oder irregeleitetes Umweltbewußtsein.

Die Arbeiter ließen sich aber von den Experten-Aussagen, daß ihre Symptome praktisch nichts mit der Exposition zu tun hätten, nicht täuschen und entmutigen. Sie erkämpften seit 1991 durch vier Instanzen, bis zum Obersten Gericht des US-Bundesstaats Washington, die Zulassung ihrer arbeitsrechtlichen Klagen [304]. Das Oberste Gericht akzeptierte nicht das Argument, die von Boeing inzwischen anerkannten Gesundheitsstörungen seien zufällig entstanden, sondern stellte fest, Boeing habe beim Einsatz bestimmter Phenolharze nicht nur grob fahrlässig gehandelt, sondern bewußt bereits bekannte Erkenntnisse über die Gesundheitsschädlichkeit dieser Arbeitsstoffe mißachtet. Einige US-Juristen nehmen an, dieses Urteil werde erhebliche Auswirkungen zugunsten der Arbeitnehmer auf ähnlich gelagerte zukünftige Rechtsverfahren haben, zumindest in Washington-State.

Hamburger „Kindergartenstudie“

Die Hamburger Kindergartenstudie [59] kam 1986 nach einem informativen „Stern“-Artikel auf Betreiben engagierter Eltern zustande, die auf mögliche Gesundheitsrisiken ihrer Kinder in öffentlichen Kindergärten aufmerksam geworden waren. Aufgrund der Belastung der Holzauskleidung mit Dioxinen, Furanen, PCP und Lindan traten eine Reihe von Gesundheitsschäden bei Erzieherinnen und Kindern auf: Kopfschmerzen, Übelkeit, Durchfälle und ständig geschwollene Mandeln.

Die Bezirksgesundheitsämter und die Hamburger Gesundheitsbehörde verfolgten anfangs nur die vom BGA ausgegebene Linie des Abwiegelns und Beschwichtigens. Um dagegen Abriß oder gründliche Sanierung der Problemgebäude zu erreichen, mußten die betroffenen Eltern erheblichen politischen Druck entfalten. Zunächst erreichten Eltern in Hamburg-Harburg, daß das Bezirksamt nach einer Konfrontation mit aufgebrachten Müttern entgegen der ursprünglichen Absicht die Kindertagesstätte schloß und ein Ersatzgebäude stellte.

Dann wurde eine Harburger Elterninitiative gegründet, die erfolgreich Öffentlichkeitsarbeit machte und bei Versammlungen weitere Zugeständnisse der Behördenvertreter erzwang. Gegen den Besitzer des Gebäudes wurde Strafanzeige erstattet, verbunden mit einer großen Demonstration durch die Harburger Innenstadt und entsprechender Medienbeachtung. Da dieser Kindergarten baugleich noch etwa 400 mal im Bundesgebiet aufgestellt worden war, wurden Verbündete gesucht. Es kam zur Kooperation mit Elternvertretern von vier weiteren Kindergärten. Gemeinsam antwortete man auf eine Pressemitteilung des BGA, das gegen PCP feuchtes Wischen empfahl. Weitere Verbündete wurden unter Ärzten und Toxikologen gefunden.

Nach Einschätzung der Initiative war für einen Abriß die durchweg abwiegelnde Hamburger Gesundheitsbehörde weniger wichtig als die Harburger Bezirksversammlung und die Hamburger Bürgerschaft. Die Unterstützung der Grünen war sicher, die eines Teils der SPD wurde schließlich erreicht. Eine große Podiumsdiskussion mit Behördenvertretern wurde von der Initiative durch eigene Recherchen, Befragungen und Diskussion mit Experten sehr gründlich vorbereitet und zu einem Riesenerfolg. Aus der Versammlung heraus wurde beschlossen, Strafanzeige gegen das BGA zu stellen.

Anfang Januar 1987 – die Initiative bestand gerade drei Monate – beschloß die Hamburger Bürgerschaft eine wissenschaftliche Untersuchung der Dioxinbelastung in Kindergärten. Gegen den Widerstand der Behörde und des BGA setzte die Initiative durch, daß bei den Kindern zahlreiche Laboruntersuchungen durchgeführt wurden und daß ein Epidemiologe ihres Vertrauens (KARMAUS vom NORDIG-Institut für Gesundheitsforschung und Prävention) mit der Auswertung beauftragt wurde.

Die Elternvertreter der vier Kindergärten setzten auch ein Vetorecht bei der Untersuchungsplanung durch und ein Informationsrecht in allen Phasen der Untersuchung. Dieser „Hamburger Kooperationsmodell" getaufte Ansatz wurde vom Hamburger Senat nachträglich als Beispiel für gelungene Risikokommunikation gefeiert. Die auf ein Jahr angesetzte Studie dauerte tatsächlich vier Jahre und war von vielen Konflikten begleitet, vor allem mit dem BGA. Ihre Ergebnisse wurden im Januar 1991 der Öffentlichkeit vorgestellt und zeigten bei 34 von 43 Laborwerten einen statistisch signifikanten Zusammenhang mit der Exposition. Der Krankheitswert der veränderten Laborparameter blieb aber heftig umstritten. Die Sanierung des Gebäudes dauerte aufgrund der schleppenden Abwicklung durch verschiedene Behörden ebenfalls vier Jahre.

14. Politische Perspektiven und Forschungsbedarf

Ein medizinischer Praktiker und MCS-Experte beschreibt Stand und Perspektive der Befassung mit MCS:

„Ich bin ein Internist in einer Gruppenpraxis, die sich auf die Unterscheidung von Psychischem und Physischem und ihre Behandlung spezialisiert hat. Da wir evozierte Potentiale im Gehirn gemessen haben, die unserer Ansicht nach eine Schädigung bei chemisch sensitiven Patienten belegen, wurden wir in letzter Zeit von vielen solcher Patienten aufgesucht .. Diese Patienten haben eine Krankheit, die wir nicht verstehen, die uns aber eine Möglichkeit gibt, etwas Neues zu verstehen ...

(Diese Patienten) ... bedeuten für uns Streß, egal, ob wir in der Medizin, der Regierung oder der Industrie arbeiten, und wie alle gestreßten Lebewesen reagieren wir mit Angst und Wut. Es ist ihre Schuld und wir wollen, daß sie verschwinden. Der Weg aus diesem Streß besteht darin ... sich zu beruhigen, anzufangen nachzudenken und das Problem interessant zu finden.

Diese Patienten präsentieren sich mit einem erkennbaren klinischen Syndrom ... Es reicht nicht zu sagen ... „die neurologischen Befunde sind normal". Hat der Experte sich tatsächlich den Hippokampus genau angesehen, eine wirklich gründliche sensorische Untersuchung auf dem Stand neurologischen Wissens durchgeführt, die PET-Scans, evozierten Potentiale und speziellen Sinne geprüft? Gewöhnlich nicht. Meiner Ansicht nach lassen wir die Indexfälle (also ersten Fälle einer Epidemie) undiagnostiziert und unbehandelt, weil wir denken, wir können sie nicht diagnostizieren und die Behandlung ist zu teuer ...

Chemikalienüberempfindlichkeit wird aber nicht verschwinden, wenn wir sie nicht untersuchen und die Opfer schlecht machen, sondern nur, wenn wir wissen, welche Chemikalien sie wie verursachen und wie wir sie verhüten können. Sie ist eine Herausforderung an unsere Intelligenz und Kreativität, nicht ein Anlaß zur Resignation. Wenn wir das annehmen, werden wir begeistert sein von dem neu gewonnenen Wissen." [370]

In den USA hat MCS offensichtlich einen anderen Status, ist akzeptierter, wenn schon nicht als Begriff, so doch zumindest als das damit bezeichnete Phänomen. MCS findet daher dort inzwischen eine ähnliche Berücksichtigung wie körperliche Behinderung – als eine Art „unsichtbare Behinderung" [147] – und gilt nicht mehr als medizinische und soziale Monstrosität.

Bezogen auf die bundesdeutsche Realität wirkt dieser Appell an unseren Erkenntnisdrang nobel und zugleich naiv. Arbeits- und umweltbedingte Krankheiten sind heftig umkämpft, wie die Geschichte der Berufskrankheiten zeigt. Es geht dabei um Theorien, Ideologien, Gefühle sozialer Zugehörigkeit und oft sehr handfeste politische und ökonomische Interessen. Das Thema Umweltkrankheit ist daher tendenziell ein politisches Minenfeld. ALSEN-HINRICHS und WASSERMANN haben die politische Karriere des Nachweises einer umwelt- oder arbeitsbedingten Verseuchung oder Gesundheitsschädigung in sechs Phasen beschrieben [5]:

1. Ignorierung,
2. Abwiegeln durch Herunterspielen der Schäden, Verdummung der Betroffenen und Diffamierung der Kritiker,
3. Ablenkung des politischen Drucks durch Umdefinition des Regelungs- in ein Erkenntnisproblem,
4. Ablenkung des politischen Drucks durch Aufblähung des Erkenntnisproblems und Heraufsetzung der Beweisstandards,
5. Ablenkung des politischen Drucks durch Suche nach anderen Schuldigen („Haltet-den-Dieb"-Strategie),
6. Ablenkung des politischen Drucks durch Drohung mit der Vernichtung von Arbeitsplätzen.

Gemäß diesem Modell befindet sich MCS in der BRD im Bereich der Phasen 1-3, je nach Argumentationsniveau der Kritiker. Es ist nicht sicher, daß MCS über diese Phasen je hinauskommt – wenn doch, dann nicht durch eine wissenschaftliche Eigendynamik (Rand-Themen sind nie förderungs- und karriereträchtig), sondern nur durch politischen Druck.

MCS ist also kein rein akademisches Problem, sondern befindet sich im Spannungsfeld von Wissenschaft und Politik. Falls MCS existiert, würde die Prävention, Behandlung und Kompensation erhebliche finanzielle und soziale Kosten hervorrufen, möglicherweise die Chemisierung aller Lebens- und Produktionsbereiche insgesamt in Frage stellen. Diese politische Brisanz führt zur Polarisierung, in der die eine Seite das Bremsen der Wissenschaft kritisiert und die andere das Vorpreschen der Umweltpolitik.

„Einige fürchten, daß die Krankheit rasch politisch definiert wird, bevor es ausreichende wissenschaftliche Daten gibt, um ihre Existenz zu unterstützen." [282]. Andere Experten fürchten dagegen, daß MCS aufgrund verzögerter Anerkennung zur „Asbestose der 90er Jahre" wird.

Eine Möglichkeit der politischen Entschärfung des Problems besteht darin, es als Randgruppen-Problem zu interpretieren – egal, ob diese Randgruppe statistisch definiert wird als kleine bzw. verschwindende

Minderheit von Überempfindlichen oder inhaltlich, z. B. medizinisch als Personen mit seltenen Stoffwechsel-, Immun- oder Nervenstörungen. Entsprechend beansprucht die Arbeitsmedizin nur, „fast alle Arbeitnehmer" zu schützen [414] – für die Umweltmedizin gilt analoges –, was schon immer bedeutete, daß einige Personen auch unterhalb der Grenzwerte geschädigt werden. Die Frage entsteht:

- wer diese Ausnahmen sind,
- ob es möglich und praktisch ist, sie zu schützen,
- ob man sie wenigstens identifizieren, beraten und verfolgen kann bis zur Entstehung der Krankheit und
- ob man ihnen bestimmte Arbeitsplätze versperren kann?

MCS-Betroffene weichen von der normalen Dosis-Reaktions-Verteilung durch eine große Reaktion schon bei kleiner Dosis ab und gelten daher tendenziell als „unschützbar". Diese Kennzeichnung kann aber dramatische Folgen haben. Oft ist tatsächlich viel mehr Schutz möglich als angenommen. Eine voreilige Kennzeichnung als unschützbar, vor allem bei angenommener genetischer Verursachung der Sensitivität, kann nachweisbare Umweltkrankheiten verschleiern und zur Akzeptanz von Arbeitsbedingungen führen, die nicht nur „hypersensible" Personen krank machen, auch wenn diese als erste reagieren.

MCS und vergleichbare Syndrome können in verschiedenen Ländern sehr unterschiedlich diagnostiziert und geregelt werden[61)]. Da MCS bei uns bisher kaum bekannt ist, muß man, sofern diese Krankheit wirklich existiert, mit vielen verborgenen oder fehldiagnostizierten Fällen rechnen. Die irgendwann erfolgende medizinische Anerkennung wird daher anfangs zu einem Abbau des bestehenden Meldestaus führen, mit entsprechend rapider Zunahme von MCS-Diagnosen.

Ganz allgemein sind für Gegner wie Anhänger des MCS-Konzepts mehr Daten erforderlich [97], um den zahlenmäßigen Umfang des Problems abschätzen zu können. Dabei hat die Häufigkeit eines Problems bekanntlich einen zumindest lockeren Zusammenhang mit seiner politischen Bedeutung.

Nach MILLER [282] haben die MCS-Konferenzen der letzten Jahre in den USA [19, 313] dringend Forschung im Bereich MCS gefordert und u. a. folgende Forschungsprioritäten formuliert:

- Verbesserung der Falldefinition,
- Entwicklung einer einheitlichen Datenbasis, d. h.: Standardisierung der Erfassung, Dokumentation und Auswertung,
- Einrichtung von Fallregistern für beschreibende und spätere serologische Studien von Stichproben von MCS-Kranken,

- Einrichtung einer Umweltkontrolleinheit zur Überprüfung der Adaptations-/Deadaptations-Hypothese,
- Studien der Geruchsfunktion und des olfaktorisch-limbischen Einwirkungspfads,
- Gehirnuntersuchungen mit bildgebenden Verfahren bei Symptomauslösung durch chemische Reize,
- doppelblinde, placebo-kontrollierte Studien zur Symptomauslösung durch chemische Reize,
- Durchführung multizentrischer klinischer Fall-Kontroll-Studien,
- Nutzung ihrer Ergebnisse zur Konzipierung einer Querschnittstudie (Bevölkerungsstudie) zur Bestimmung der MCS-Prävalenz,
- Durchführung von Kohortenstudien zur Bestimmung der MCS-Inzidenz,
- Längsschnittstudien von „natürlich" Exponierten, etwa den Beschäftigten in einem SBS-verdächtigen Büroneubau,
- Querschnittstudien bestimmter Berufsgruppen,
- kulturell vergleichende Studien „naiver" Populationen, etwa pestizid-exponierter Landarbeiter in der Dritten Welt,
- prospektive Studien von Kohorten von chemisch sensiblen Personen,
- medizinische und psychologische Studien der Familien von MCS-Kranken,
- randomisierte, kontrollierte Therapiestudien,
- Studien des Effekts früher Intervention, etwa Beratung bei erfolgter Exposition.

In den USA ist unlängst ein Nationales Expositions-Register (NER) geschaffen worden [75], das der Gewinnung (nicht dem Test) von epidemiologischen Hypothesen zum Zusammenhang von chemischer Niedrigdosis-Exposition und langfristigen Gesundheitsfolgen dienen soll. Ein derartiges Register würde auch in der Bundesrepublik sehr viel Sinn machen und ist mehrfach von der IGUMED gefordert worden.

Auf dem bescheideneren europäischen Niveau medizinischer und epidemiologischer Forschung sind die in Tabelle 13 geschilderten Untersuchungen zu MCS denkbar und dringlich:

Tabelle 13

Dringende Forschungsfragen im Bereich MCS

Diagnostik:	**Verwendbarkeit von** – Indikatoren: Symptome, Marker etc. – Meßverfahren: Selbstbeobachtung; Fremdbeobachtung; immunologische, neurologische und Stoffwechsel-Parameter; neurophysiologische und bildgebende Verfahren etc. – Meßsituationen: Provokationstest, Umweltkontrolleinheit etc. – Gütekriterien: Objektivität, Reliabilität, Validität, Sensitivität, Spezifität, prognostischer Wert
Deskriptive Epidemiologie:	**Verteilung von MCS-Inzidenz und -Prävalenz nach** – Personen: Alter; Geschlecht; Sozialschicht; Ausbildung; Beruf, Vorerkrankungen; genetische Disposition – Orten: Wohnort und Arbeitsplatz; klimatische, chemophysikalische und soziale Merkmale; örtliche Cluster – Zeiten: Jahren; Jahreszeiten; zeitliche Trends; zeitliche Cluster – Exposition: Art der Chemikalien; Situation, Menge bzw. Dosis, Dauer der Exposition; Mehrfachexposition; modifizierende medizinische, psychologische und soziale Einflüsse – Behandlung: medizinische, psychologische, soziale, sozialarbeiterische, politische und juristische Ansätze – Gesundheit: Art, Umfang, Schweregrad, Dauer und Häufigkeit des Gesundheitsproblems; Reversibilität; Kompensierbarkeit; sekundäre Probleme
Analytische Epidemiologie:	**Erklärung der beobachteten Verteilung durch** – Fehler in den Daten: mangelnde Bedingungskontrolle, Fehlklassifikation, Auswahlfehler (Zugehörigkeits-, Entdeckungs-, Prävalenz-Inzidenz-Fehler, selektives Überleben) – reale pathogene Wirkungen von Expositionen und Dispositionen – Typen, Cluster, „verschiedene Wege“ zu MCS

Eine Klärung von Verbreitung, Verursachung und Verlauf von MCS ist nicht nur für aktuell oder potentiell Betroffene, sondern auch für viele Hersteller und Anwender von Arbeitsstoffen, Treibstoffen, Baumaterialien, Fahrzeugen, Nahrungsmitteln, Medikamenten, Kosmetika und Textilien und Emittenten von Umweltbelastungen von hoher Dringlichkeit. MILLER [282] meint, daß MCS-Forschung helfen könnte, teure und wenig sozialverträgliche Überregulation im Bereich chemischer Exposition zu vermeiden, falls sich

- eine spezifische Untergruppe der Bevölkerung identifizieren läßt, die chemisch überempfindlich ist,
- eine spezifische Untergruppe von Chemikalien identifizieren läßt, die überempfindliche Reaktionen verursachen oder auslösen und
- die Exposition chemisch überempfindlicher Personen gegenüber diesen Risiko-Chemikalien spezifisch begrenzen läßt.

Forschung dient v. a. der Prävention. Für bereits von einer Krankheit Betroffene sind aber Behandlung und Kompensation individuell meist von größerem Interesse. Vertreter der IHG leiten aus der Analyse des ersten Holzschutzmittel Prozesses politische Forderungen ab, die sich großenteils auf MCS übertragen lassen:

- Schaffung eines systematischen Datenzugangs zu allen behördlich vorliegenden Umweltdaten,
- Schadenersatz durch Staat, Hersteller und Betreiber,
- Zulassungsverfahren für alle verbrauchernah eingesetzten Chemikalien nach Lebensmittel- und Bedarfsgegenständegesetz (LMBG),
- Deklarationspflicht für alle Chemikalien inklusive Verunreinigungen,
- Beweislastumkehr bei Schädigungen,
- Akzeptierung einer richterlichen zuungunsten einer naturwissenschaftlichen Kausalität.

Ein Teil dieser Forderungen wie Informationsrecht und Beweislastumkehr zugunsten der Geschädigten und Verursacherprinzip bei der Haftung hat schon eine lange Geschichte im Arbeits- und Umweltschutz. Daß diese Forderungen bisher noch nicht erfüllt sind, schmälert nicht ihre Bedeutung.

Die letzte Forderung ist neu: Gegen die methodischen und theoretischen Relativierungen, mit denen moderne Forscher dank POPPER alle Aussagen versehen müssen[62)], wird auf der Notwendigkeit klarer Aussagen beharrt. Wenn aufgrund der Auseinanderentwicklung von juristischem und wissenschaftlichem Denken die Rechtsprechung bei der Entscheidungsfindung von der Wissenschaft im Stich gelassen wird, soll sie nach eigenen – nicht wissenschaftstheoretischen – Kriterien die Befundlage würdigen. Ob eine solche Rückbesinnung auf den „gesunden Menschenverstand" der Richter zur Verbesserung der Rechtslage von Umweltgeschädigten führen würde, bliebe abzuwarten.

Zum Schluß noch einmal eine Falldarstellung, die zeigt, daß eine durch MCS verursachte Erschütterung der Lebensperspektive nicht notwendig auf Dauer lähmt, sondern offensiv gewendet werden kann und neue Energien mobilisiert:

Mrs. McDonell lebt im US-Bundesstaat Washington und ist heute MCS-Aktivistin und „public health advocate". Ihr Ziel ist die Einrichtung von Aktionsgruppen, nicht nur Selbsthilfegruppen, zusammengesetzt aus MCS-Betroffenen, aber auch nicht-betroffenen Aktivisten und Unterstützern. Angestrebt wird – ganz auf der Linie der WHO – ‚empowerment', also kollektive politische Handlungsfähigkeit über die individuelle Selbsthilfe hinaus.

Sie ist vor sechs Jahren als Rechtssekretärin in einem Rechtsanwaltsbüro selbst an MCS erkrankt. Vorher war sie immer sehr gesund und sportlich (Bergsteigerin). Ihr Arbeitsplatz befand sich in einem Hochhaus an einem Gewerbegebiet, die Zufuhr von Frischluft für die Klimaanlage war auf 10 Prozent beschränkt. Die Büros wurden ständig renoviert, umgebaut und mit neuen Teppichen ausgestattet. In den Wochen vor ihrem gesundheitlichen Zusammenbruch wurde ihr Gesicht regelmäßig kurz nach Betreten des Büros steif. Aufgrund der gesundheitlichen Klagen mehrerer Mitarbeiter wurde drei Wochen lang Sauerstoff durch die Büros geblasen, was die Gesundheitsbeschwerden aber nicht behob. Zumindest wurde deutlich, daß die Ausdünstungen aus Kopierern und Laserdruckern wesentliche Komponenten der „Indoor Air Pollution" darstellten.

Nach ihrem gesundheitlichen Zusammenbruch war sie mehrere Monate krank. Sie erlebte die klassische Odyssee MCS-Kranker mit mehrfachem Arztwechsel (Immunologen, Neurologen, Endokrinologen), ohne daß sich ein Erfolg mit z. B. Entgiftung und versuchter Desensibilisierung einstellte. Erst seit ein Arzt bei ihr Petit-Mal-Anfälle feststellte und Antiepileptika verschrieb, haben sich ihr Zustand und ihre Toleranz deutlich gebessert. Positiv wirkte auch die rigorose Meidung bestimmter chemischer Auslöser. Sie ist weiterhin stark gesundheitlich beeinträchtigt, hat sich aber ihre Arbeit inzwischen so organisiert, daß sie trotz häufiger gesundheitlicher Tiefs langfristig effizient bleibt.

Manche MCS-Kranke sind viel schwerer betroffen als sie selbst; sie kennt Betroffene mit Wasting-Syndrom, mit Totalallergie und auch einige Suizide. Bei einigen Betroffenen ist inzwischen Porphyrie festgestellt worden, ihnen kann medikamentös gut geholfen werden. Aber bisher tun sich Ärzte sehr schwer mit dieser Diagnose.

Da ihr die Rolle als hilfloses Opfer ausgesprochen zuwider war, wandte sie sich an eine Zeitung. Die Tacoma Times brachte ihren Fall als Titelgeschichte. Sie selbst erhielt daraufhin monatelang Anrufe von anderen Betroffenen. Sie sammelte Adressen und Aussagen dieser Personen, was über einige Umwege zur Einrichtung der North-

west MCS Database (s. Kap. 13.3) und der Gründung mehrerer MCS-Selbsthilfegruppen im Rahmen der Washington Toxics Coalition (WTC) führte. Die EPA, aufgrund von SBS- und MCS-Fällen im eigenen Hause (s. Kap. 1) gerade unter Beschuß, lud sie als Betroffenen-Vertreterin zu einer Pressekonferenz über Luftbelastung in Innenräumen ein. Ihre Problemdarstellung und die daraus abgeleiteten Forderungen machten sie zum Star der Veranstaltung. Ihr wurde klar, daß eine offensive und qualifizierte politische Vertretung der Betroffenen-Interessen zumindest Teilerfolge erringen kann. Allerdings mobilisieren eigene Erfolge auch die Gegenseite, v. a. Arbeitgeber und Versicherungen.

Sie ist bei regionalen MCS-Gruppen im Staat Washington aktiv, steht überregional im engen Kontakt mit anderen MCS-Aktivisten, ist national und international als Koordinatorin von MCS-Aktivitäten bekannt, ist im Vorstand der US-weiten Betroffenen-Organisation NCEHS (National Center for Environmental Health Strategies), arbeitet mit in der staatlichen MCS-Taskforce in Washington-State, einer staatlichen Commission on Disability und auf Einladung der EPA in der Interagency Commission on Indoor Air Quality der US-Bundesregierung. Sie hat einen wesentlichen Anteil daran, daß das Arbeits- und Industrie-Ministerium in Washington-State mehrere Projekte der MCS-Forschung finanziert und daß die WTC schon eine zweite, sehr erfolgreiche MCS-Konferenz im April 1996 veranstaltete. Sie betreibt sehr viel politische Lobbyarbeit in Olympia, dem Regierungssitz des Staates Washington.

Sie kooperiert eng mit einigen Ärzten, die selbst an MCS erkrankt und für die Auseinandersetzung mit der Schulmedizin von unschätzbarem Wert sind. Trotz heftiger und häufiger Brüskierungen von seiten mancher Schulmediziner, insbesondere der Verbandsfunktionäre, einiger Umweltmediziner bei staatlichen Behörden und vieler Psychiater, suchen sie als MCS-Aktivisten immer wieder den Kontakt, da manche Ärzte doch lernfähig bleiben und Diagnosen von unverdächtigen „Mainstream"-Ärzten bei Gericht ein hohes Gewicht haben.

Da der Entwicklungsstand der MCS-Gruppen in den USA insgesamt und selbst im pazifischen Nordwesten noch sehr uneinheitlich ist, versucht sie, die Erfahrungen der hervorragend organisierten und sehr durchsetzungsfähigen CFS- und CFIDS-Gruppen für den MCS-Bereich fruchtbar zu machen und Koalitionen vorzubereiten. Die anfangs sehr bornierten Gewerkschaften werden jetzt zunehmend ansprechbarer auf das Thema MCS. Anscheinend haben die sehr vielen Fälle bei Boeing und die staatlichen Forschungsgelder dort ein Umdenken bewirkt.

15. Zusammenfassung

Eine Minderheit von Menschen hat MCS bzw. Chemikalien-Unverträglichkeit. Im heutigen breiten Verständnis ist MCS eine mögliche gemeinsame Endstrecke unterschiedlicher, von außen angestoßener Krankheitsprozesse, wie Infektionen, Reizungen, Vergiftungen, Immun-Provokationen und psychosozialen Belastungen. Beeinflußt durch Vorerkrankungen, Stoffwechseldefizite, hormonelle Fehlregulationen, verminderte oder gesteigerte Immunabwehr, neurologische Bahnungen und psychische Verstärkungen entwickeln sich hieraus vielfältige Varianten gestörter Interaktion von Immun-, Hormon-, Nervensystem und Stoffwechsel, mit entsprechend vielfältigen Manifestationen in unterschiedlichen Organen.

Diese unter MCS zusammengefaßten Störungen sind zwar primär somatisch bedingt, zeigen aber im entwickelten MCS-Syndrom meist zugleich somatische und psychische Auffälligkeiten. Symptome können in fast allen Körperorganen auftreten, häufen sich aber im ZNS, den Atemwegen und dem Verdauungstrakt. Am häufigsten treten auf: Kopfschmerzen, Reizbarkeit, Müdigkeit, Depression, grippeähnliche Symptome, Atemprobleme, Magen-Darm-Probleme, Störungen der Harn- und Geschlechtsorgane, Hautprobleme, HNO-Störungen, Herz-Kreislauf-Störungen sowie Muskel- und Gelenkschmerzen.

Die Datenlage ist noch sehr unbefriedigend. Da es bisher außerhalb der klinischen Ökologie kaum MCS-Forschung gibt, liegen zwar viele verstreute Ergebnisse vor (meist Fallberichte oder Fall-Kontroll-Studien), die sich aber in der Regel nicht systematisch aufeinander beziehen. Die theoretischen Erklärungen für MCS stammen noch weitgehend aus Human- und Tierforschung mit anderer Thematik, die aber Übertragungen erlaubt. Epidemiologische MCS-Forschung über Art, Schweregrad, Mechanismen, Verlauf, Prognose und Verbreitung dieser Krankheit existiert praktisch noch nicht. Das Fehlen von epidemiologischem Wissen beruht auf einem Versagen des wissenschaftlichen und politischen Systems und ist kein Beleg für die Nicht-Existenz oder Irrelevanz von MCS.

Wenn das notwendige Wissen in Zukunft vorliegen wird, ist zu erwarten, daß

- das heute breit definierte Syndrom entlang bekannter Mechanismen in eine Reihe von unterschiedlichen Einzelstörungen und Krankheitsprozessen differenziert wird, wie Somatisierungsstörung, Psychose, Geruchskonditionierung, PTSD, vegetative Übererregbarkeit, TDS, limbisches Kindling, Neurotoxizität, neurogene Entzündung, Atemwegsentzündung, Infektion, Immuntoxizität, Immunschwäche, Hypersensitivität, Auto-immunstörung, unspezifische Immunreaktion, Hormonstörung, Antioxidantien-Mangel, chronische Vergiftung, mangelhafte Entgiftung, Porphyrinopathie;

- die Abgrenzung gegenüber ähnlichen Syndromen verbessert wird, wie psychosomatischer Störung, Fibromyalgie, CFS, Elektrosensitivität, Sick-Building-, Lösemittel-, Formaldehyd-, Pestizid-, Pyrethroid-, Holzschutzmittel-, Amalgam- und Palladium-Syndrom;
- die Definition von MCS verengt wird mit dem Effekt, daß von den heute zumindest in den USA als MCS bezeichneten Fällen ein Teil alten oder neuen psychischen oder somatischen Krankheiten zugerechnet wird, ein anderer Teil als Nicht-Krankheit ausgegrenzt wird und nur ein letzter Teil MCS im engeren Sinne darstellt, also ein Verlust an Fällen;
- aufgrund einer analog präzisierten Definition anderer Krankheiten mit ähnlicher Symptomatik (z. B. psychosomatische Störung, Depression) MCS im engeren Sinne eine Reihe von Fällen aus diesen Krankheiten zugewiesen bekommt, also ein Gewinn an Fällen.

Die Diagnose von MCS ist bisher stark auf subjektive Urteile des Arztes und des Kranken angewiesen. Entsprechend der vielen Erklärungsansätze werden auch verschiedene Diagnoseformen eingesetzt. In Einzelfällen zeigen psychologische, neurologische, immunologische, endokrinologische oder toxikologische Indikatoren Auffälligkeiten, aber es gibt noch keinen „diagnostischen Königsweg“. Allgemein bei MCS einsetzbare Biomarker sind noch unbekannt.

Bei der Behandlung von MCS lautet die entscheidende Frage: Vermeidung der Auslöser oder Versuch einer Gewöhnung? Beide Positionen finden Befürworter unter Praktikern. Da eine Differenzierung von MCS in verschiedene Einzelstörungen für die Zukunft zu erwarten ist, ist eine entsprechende Differenzierung bei der Behandlung ebenfalls abzusehen.

Bisher werden MCS-Patienten oft von Ärzten sehr spezifisch und einseitig behandelt, was bestenfalls einer Minderheit nützt, der Mehrheit dagegen nicht, die daher zum nächsten Arzt wandert („iatrogene Odysseen“). Von ideologisch offeneren Praktikern wird eine umfassende eklektizistische Behandlung durchgeführt oder zumindest gefordert, mit Meidung der Auslöser, Entgiftung (u. a. durch Sauna, Sport), Unterstützung des Stoffwechsels, Entspannung und evtl. stützender Psychotherapie. Auch diese breite Behandlung darf nicht dogmatisch angewendet werden, sondern muß auf den aktuellen Gesundheitszustand des Patienten immer neu feinabgestimmt werden.

Verbreitung und Neuerkrankungsrate von MCS sind bisher nicht erforscht, was wilde Spekulationen erlaubt. Bei den Patienten sind bisher Frauen, Höhergebildete, Beschäftigte aus Medizin, Erziehung oder Chemie überrepräsentiert, männliche Produktionsarbeiter dagegen unterrepräsentiert. Diese auffällige Verteilung scheint von beruflicher (Selbst-) Selektion, Gesundheitsbewußtsein, physiologischen Besonderheiten von Frauen und (bisher bestehenden) Zugangsbarrieren zur MCS-Diagnose abzuhängen. Beobachtungen bei Chemie-Unfällen, großflächigen Nahrungsmittel-Kontaminationen, beim Bezug technisch „perfektionierter" neuer Gebäude oder der Einführung neuer Technologien im Produktionsprozeß (z. B. bei Boeing) zeigen, daß auch „ganz normale" Menschen vergleichbare Störungen oder MCS selbst entwickeln können.

Auslöser von MCS sind diverse Chemikalien (u. a. Neurotoxine), daneben auch physikalische und psychosoziale Reize. Beispiele: Lösemittel, Pestizide, Pyrethroide, Formaldehyd und Nahrungszusätze. Es besteht oft Kreuzreaktivität, d. h. Reize innerhalb und zwischen den verschiedenen Reizklassen können sich gegenseitig verstärken.

MCS ist in der Regel nicht als angeborene oder genetisch „vorprogrammierte" Störung zu verstehen. MCS wird meist von einer vorher anscheinend gesunden Person erworben, entweder durch eine einmalige oder wiederholte Hochdosis-Exposition oder durch eine chronische Niedrigdosis-Exposition. Daher ist der Beginn der Störung oft genau datierbar.

Betroffene sind manchmal psychisch auffällig, was als Folge der unerklärten, fortschreitenden, falsch diagnostizierten und erfolglos behandelten Krankheit, der sozialen Isolierung und Diskriminierung, des beruflichen und finanziellen Abstiegs nur zu verständlich ist. Eine Psychogenese der Erkrankung ist die Ausnahme.

Die medizinische und politische Anerkennung von MCS in der Bundesrepublik ist zwar eingeleitet, aber es muß mit einem sehr langen Prozeß gerechnet werden, ähnlich wie bei der Anerkennung der Asbest-Erkrankungen, da keine geeigneten Regelungsstrukturen vorhanden sind, Deregulierung politisch auf dem Programm steht, die Zahl der Betroffenen als sehr gering angesehen wird, sinnvolle Kompensation und Prävention teuer wären, die Kassen leer sind, die Krankenversicherungen nicht aus der Defensive herauskommen, die Regierungspolitik die Industrie finanziell und moralisch entlastet und die EG-Integration als zusätzliche Bremse wirkt.

Handlungsmöglichkeiten für Betroffene sind individuell: Identifizierung der Auslöser z. B. mit einem Tagebuch, Meidung der Auslöser, evtl. Desensitivierung gegenüber den Auslösern, Reduzierung der chemischen Gesamtbelastung und sonstiger Stressoren, Entspannung, Bewegung, Entgiftung (nur unter ärztlicher Anleitung) und Suche nach sozialer Unterstützung. Und kollektiv: Zusammenschluß mit anderen Betroffenen, Bündnis mit engagierten Experten, Durchsetzung einer Reduzierung absichtlicher oder unabsichtlicher Exposition und Kampf für die politische und wissenschaftliche Anerkennung von MCS.

MCS-Forschung sollte sich zunächst auf folgende Fragen konzentrieren: Präzisierung des Konzepts, Abgrenzung von anderen Störungen, Verbreitung, Neuerkrankungsrate, Verteilung auf verschiedene Personen, Zeiten und Orte, Auslöser, Risikofaktoren, Verlauf, Reversibilität, Diagnose, Behandlung und Prävention. Später wären dann die Mechanismen zu klären.

Insgesamt scheint MCS auf dem jetzigen Stand

- einerseits eine mögliche gesundheitliche Endstrecke der Einwirkung verschiedener biologischer, chemischer, physikalischer und psychosozialer Noxen zu sein, wahrscheinlich auf einem bestimmten genetischen Hintergrund
- und andererseits zugleich ein Konglomerat verschiedener, aber in der Symptomatik ähnlicher Gesundheitsstörungen.

Über die Häufigkeit dieses Phänomens läßt sich bisher nur spekulieren. Es bestimmt auf jeden Fall das Leben einer Minderheit von Menschen. Trotz der gefürchteten finanziellen und sozialen Kosten ist Forschung hierzu sinnvoll: Sie kann langfristig den Betroffenen helfen. Sie kann die mit der ungebremsten Chemisierung zu erwartende Zunahme weiterer Fälle vermeiden helfen, und sie kann schließlich durch MCS (ähnlich wie durch AIDS) auf unbekannte oder unbeachtete biologische Mechanismen aufmerksam machen, was neue Fragestellungen und Einsichten ermöglicht, vielleicht sogar Hilfe bei ungelösten Problemen der Medizin.

16. Anmerkungen

1. MCS steht in den USA als Abkürzung nicht nur für „Multiple Chemical Sensitivity“, sondern seit kurzem auch für „Munchausen´s Syndrome“ (BLACK 1993, FOLKS-DAVID 1995), eine spezifische psychiatrische Störung von Frauen. Ein Zufall?

2. Verbreitete Gesundheitsschäden von US-Soldaten, die am Krieg gegen Irak teilnahmen; v. a. Kopfschmerzen, Wortfindungs- und Erinnerungsstörungen, Irritabilität, Depression, Müdigkeit, Verdauungsprobleme, Durchfall, Gelenkschmerzen und Nebenhöhlenentzündung (SHAYEVITZ 1993). Als Ursachen werden angenommen: entweder unbekannte irakische Kampfstoffe; oder Impfstoffe, Medikamente, Drogen; oder Fallout der brennenden Ölquellen; oder Dieselabgase, Pestizide, Insektizide etc.

3. Für dieses Golfkriegs-Syndrom ist inzwischen auch ein medizin-näherer Begriff im Gebrauch: „Chronic Fatigue and Immune Dysfunction Syndrome“ (CFIDS). Hierfür gibt es auch schon entsprechende regionale Selbsthilfegruppen, eine National Coalition mit eigener Jugendorganisation und diverse Mitteilungsblätter.

4. Im Sommer 1995 in zweiter Instanz wieder aufgehoben.

5. Ausnahmen von dieser Regel sind z. B. Kopfschmerzen, Hauterkrankungen und Allergien, die allgemeine und insofern unspezifische Folge sehr vieler spezifischer Expositionen sein können.

6. Allerdings ist MCS anscheinend oft eine Komplikation normaler Berufs- bzw. arbeitsbedingter Erkrankungen (siehe z. B. WELCH/SOKAS 1992).

7. Zu dem Wissenschaftshistoriker, Wissenschaftstheoretiker und andere Skeptiker oft anmerken: “die Erkenntnisse von heute sind die Irrtümer von morgen”.

8. Nach Meinung anderer Arbeitsmediziner treten bei SBS am häufigsten eine Reizung der Schleimhäute und Allgemeinsymptome wie Kopfschmerz und Abgeschlagenheit auf.

9. Was nach DAVIDOFF/FOGARTY (1994) und FAUST/BRILLIANT (1981) auch auf falscher Auswahl von Meßgrößen, falscher Messung, falscher Auswahl und Interpretation der Meßdaten beruhen kann.

10. Was an chronische Vergiftungen durch organische Lösemittel (und Alkohol) erinnert: Malerkrankheit, chronisch-toxische Enzephalopathie bzw. organische Hirnschädigung (MASCHEWSKY 1988a).

11. Eine Abhängigkeit von Chemikalien ist auch von Nitroglyzerin und Glykoldinitrat bekannt (HOGSTEDT/AXELSON 1977, MASCHEWSKY 1992a, 1993b): Arbeiter aus der Sprengstoffproduktion nahmen sich z. B. oft Dynamit zum Wochenende mit nach Hause (etwa unter dem Hutband versteckt), um die starken Kopfschmerzen durch dreitägigen „Entzug" vom Nitroglyzerin zu umgehen. Um die Entstehung von Nahrungsmittelabhängigkeiten zu vermeiden, empfahl RANDOLPH seinen Patienten täglichen Wechsel der Nahrungsmittel (Rotationsdiät), in einem viertägigen Zyklus.

12. Ein mögliches Auftreten neuroallergischer Störungen wird von einigen Autoren angenommen (CROOK 1984, KING 1981, 1984, PHILPOTT 1980, RAPP 1978, 1979), aber sonst meist bestritten.

13. Im Erleben, Denken, Fühlen, Verhalten, als Gegenstand einer Verhaltenstoxikologie.

14. Die Umweltmedizin hat darüber hinaus starke Wurzeln in der Toxikologie.

15. In der angelsächsischen Forschungsliteratur als „multiple causal pathways" oft betont, um auf unterschiedliche Ursachenkonstellationen mit gleichem Endergebnis (gemeinsame physiologische Endstrecke) hinzuweisen. Bei uns wird – viel undifferenzierter – von einer zwar multifaktoriellen, aber ansonsten homogenen Verursachung ausgegangen.

16. In den USA werden meist gigantische Entschädigungen vor Gericht gefordert. Grund sind die Verdienstinteressen der unzähligen und daher häufig unterbeschäftigten Rechtsanwälte, die nur im Erfolgsfall bezahlt werden, und zwar durch einen (meist großen; z. B. 50prozentigen) Anteil der erstrittenen Summe.

17. In pharmakologischer Terminologie: Die „Gegenregulation" des Körpers, die die Expositions-Wirkung rückgängig zu machen versucht, um den Ausgangszustand wiederherzustellen, ist nur teilweise erfolgreich.

18. Je höher die Dosis, desto höher die Reaktion.

19. In der Neurotoxikologie gibt es die ähnliche Vorstellung, daß z. B. Lösemittel-Exposition lange Zeit wenig manifeste Schäden macht, da auch irreversible Zerstörung von Gehirnsubstanz erfolgreich kompensiert werden kann; erst wenn diese „Reservekapazität" erschöpft ist, zeigen sich manifeste Schäden, dann schon oft bei nichtigen Auslösern oder ganz unerklärlich (KÖHLER 1985, MASCHEWSKY 1988a).

20. Im DSM-III ist der wiederholte Verweis auf immer neue Bezeichnungen (Weiterreichen von einem Begriff zum nächsten), mit langen Wegen bis zur Ebene der konkreten Phänomene (Operationalisierungen), wenig befriedigend und widerspricht der Forderung nach begrifflicher Sparsamkeit. Stellenweise erscheint das DSM-III-Schema als Begriffskarussell.

21. Die frühere Angstneurose wurde durch das DSM-III-R differenziert in Panikattacken, Panikstörung und generalisiertes Angstsyndrom.

22. Die Empfindlichkeit in „hypersensitiv" bezieht sich hier auf soziale Zurückweisung, nicht auf chemische Noxen.

23. Eine Gehirnstruktur, die u. a. Amygdala, Hippocampus und Hpothalamus umfaßt, insbesondere für Stimmungslage und Gedächtnis zuständig ist und Nerven-, Immun- und Hormonsystem miteinander verschaltet.

24. Allergien werden eingeteilt in Typ I (sehr kurze Latenz; IgE-vermittelt), Typ II (mittlere Latenz, IgG-vermittelt, Ausschüttung von Histaminen), Typ III (mittlere Latenz, IgM/IgG-vermittelt) und Typ IV (lange Latenz, nicht vermittelt durch Antikörper).

25. Sie verursachen danach einen IgE-vermittelten Ausstoß von Mastzell-Mediatoren oder eine IgG-vermittelte Komplement-Aktivierung und Immunkomplex-Bildung.

26. Diese Idee wurde von McGOVERN u. a. weitergeführt: T-Suppressorzellen seien chemikalien-empfindlicher als T-Helferzellen. Umweltkranke Patienten sollten daher eine überhöhte Relation T-Helferzellen zu T-Suppressorzellen haben. Diese überhöhte Relation würde B-Zellaktivität fördern, was zu exzessiver Antikörperproduktion und Hypersensitivität führen würde.

27. SELYE verstand die inneren Drüsen, besonders die Hypophysen-Nebennieren-Achse, als Alarmsystem gegenüber äußeren Reizen. Fortgesetzte Stimulation sollte zunächst zu Adaptation führen, danach Erschöpfung, schließlich Krankheit (z. B. bei Alkohol). Die Krankheit gilt hier als gleichbedeutend mit den Symptomen. Nach REA hat das Versagen oder die Erschöpfung der inneren Homöostase evtl. einen immunologischen Grund, wobei Umweltchemikalien als Halb-Antigene (Hapten) fungieren und dadurch IgG-Antikörper auslösen. Die Bildung zirkulierender Immunkomplexe würde wiederum Komplement aktivieren, um Entzündungsmediatoren zu erzeugen.

28. Bestimmte Oberflächen-Bestandteile eines Antigens (Epitope) reagieren mit spezifischen Immunglobulinen (Antikörpern) oder mit antigen-spezifischen Rezeptoren auf T-Zellen.

29. TERR (1987) kritisiert die klinische Ökologie dahingehend, daß Theorien, die auf Hypersensitivität, Immunkomplex-Ätiologie oder Autoimmunität basieren, annehmen müßten, daß Patienten Antikörper gegen die entsprechenden krankheitsauslösenden Chemikalien und Nahrungsmittel haben. Entsprechende diagnostische Methoden gebe es zwar, sie würden aber von den klinischen Ökologen nicht genutzt; diese bevorzugten statt dessen Symptomprovokation. Für diese Methode sei aber nie belegt worden, daß sie Immunreaktionen entdeckt oder auch nur mit ihnen korreliert. Ebensowenig sei für Neutralisation (Elimination) von Symptomen belegt worden, daß sie Antikörper oder Immunkomplexe beseitigt.

30. Und zwar nicht nur, wie im Immunsystem, durch Abwehr, sondern durch Verwertung. Die Fremdstoffe, die verstoffwechselt werden, kommen typischerweise in sehr viel größeren Mengen in den Körper als diejenigen, die immunologische Reaktionen auslösen.

31. Was sich natürlich auch als Placebo-Effekt deuten läßt.

32. Englisch: „radical scavengers". Hierzu gehören z. B. Gluthation, Vitamin C.

33. Unter „positiven Selektionseffekten" verstehe ich in diesem Zusammenhang das Phänomen, daß MCS-Betroffene, die den institutionellen Weg bis zum Psychodiagnostiker finden, in der Regel eine positive Auslese hinsichtlich Sozialkompetenz, Intelligenz etc. aus allen Betroffenen sind. Solche Personen schneiden bei psychologischen Tests trotz Schädigung oft noch überdurchschnittlich ab, trotz wirklicher Leistungs- und Gesundheitseinbußen, weil ihr Ausgangsniveau so hoch war und weit über den Normwerten lag. Intraindividuell gesehen liegt also eine gravierende Schädigung vor, die sich an interindividuellen Normen aber nicht festmachen läßt und daher oft zum Vorwurf der Simulation führt. Dieser Selektionseffekt läßt sich nur vermeiden, wenn man entweder über prämorbide psychodiagnostische Daten verfügt, also den Zustand vor und nach Schädigung vergleichen kann oder wenn die getesteten Personen keine positive Auslese mehr darstellen. Das beschriebene Phänomen tritt ganz ähnlich bei der Psychodiagnostik anderer Umweltgeschädigter auf, z. B. bei Personen mit Lösemittel- oder Holzschutzmittel-Syndrom.

34. Oft werde chronische Übelkeit bei erworbener Nahrungsmittel-Unverträglichkeit beobachtet; weiterhin Hautausschlag, Durchfall und Schwellungen. Bei intradermalen Hauttests würden oft sofortige (IgE, IgG4) oder um 24 Stunden verzögerte

(IgG1, IgG2) Reaktionen auf bestimmte Nahrungsmittel beobachtet, wie Milch, Zucker, Weizen, Mais und raffinierte Kohlehydrate. Häufig trete auch eine Verstärkung normaler Allergien vom Typ 1 auf (IgE, IgG4), ebenso eine wachsende Empfindlichkeit für Haut-, Schleimhaut- und Haarpilze (z. B. Candida albicans, Trichophyton). Die Schimmelallergie könne sich als chronische Hautentzündung, Magen- und Darmentzündung mit Brechdurchfall und (endogene) Depression äußern. Manche Patienten reagierten auch abweichend auf Viren (LEVIN/BYERS 1987).

35. Probleme einzelner sind ebenso legitim wie die vieler – aber im zweiten Fall ist die gesellschaftliche Beunruhigung und Handlungsbereitschaft größer.

36. Für die Rechtsgebiete Arbeits-, Umwelt-, Verbraucher- und Patientenschutz gelten unterschiedliche Regelungen.

37. Die als Beispiel angegebenen biologischen Halbwertszeiten von Schadstoffen im Körper sind ein schlechtes Beispiel, denn sie unterscheiden sich je nach Stoffwechseltyp und sind daher oft keine „sichere und handfeste Information".

38. Was von anderen Autoren, wie ZIEM, wegen der weiteren Erhöhung der Gesamtbelastung strikt abgelehnt wird.

39. Für die Annahme, Symptome verschwänden bereits kurz nach Beendigung der Exposition, gibt es m.W. keine gute (immunologische, neurologische oder biochemische) Begründung. Besonders für ältere Patienten mit einer Verlangsamung von Regelprozessen ist sie wenig plausibel. Bei Zwischen- oder Endlagerung von Schadstoffen im Körper, mit Dauerwirkung oder schneller Mobilisierbarkeit, ist sowieso mit tendenziell irreversiblen Symptomen zu rechnen.

40. Auf jeden Fall sollten aber Wohnung und vor allem das Schlafzimmer möglichst auslöserfrei sein.

41. Mit den Anklängen an die Hysterie-Diskussion des 19. Jahrhunderts; siehe HONEGGER 1989, MOSER 1993.

42. Das Enzym N-Acetyltransferase ist für verschiedene Entgiftungsprozesse im Körper wichtig und tritt bei Menschen in zwei Varianten auf: viel oder wenig Enzym.

43. Im Unterschied zur seltenen spontanen Mutation.

44. Verglichen werden hierbei pro Enzym meist sogenannte EMs (= enhanced metabolizers), das sind Personen mit großer Verfügbarkeit dieses spezifischen Enzyms, mit PMs (= poor

metabolizers), das sind Personen mit geringer Verfügbarkeit dieses Enzyms. Hier einige Beispiele für solche Enzyme, die bei unterschiedlicher Verfügbarkeit zu unterschiedlicher Krankheitsanfälligkeit führen:

Das Enzym P-450IA1 wird durch polyzyklische aromatische Kohlenwasserstoffe und Dioxin (2,3,7,8-TCDD) im Körper zur Produktion angeregt. Personen mit hoher Verfügbarkeit dieses Enzyms haben mehr Lungenkrebs.

Beim Enzym P-450IID6 (auch: Debrisoquin-4-Hydroxylase) sind EMs mehr gefährdet durch Magenkrebs und Lungenkrebs. z. B. soll ein EM-Status für P-450IID6 bei gleichzeitiger Asbest-Exposition das Lungenkrebs-Risiko um den Faktor 18 erhöhen.

Glutathiontransferase entgiftet Zwischenprodukte aus dem Stoffwechsel vieler chemischer Karzinogene. PMs sind mehr gefährdet durch Lungenkrebs.

N-Acetyltransferase ist wichtig bei der Entgiftung vieler Medikamente, aber auch Arbeitsstoffe (z. B. a- und b-Naphtylamin). PMs (hier „langsame Acetylierer" genannt) sind stärker durch Blasenkrebs gefährdet.

45. Beispiele: Bei bestimmten angeborenen Immundefekten besteht ein sehr hohes Krebsrisiko. Bei verschiedenen gleichzeitigen Krebsen einer Person bestehen oft genetische Störungen.

46. Gut untersucht ist die familiäre Häufung von Brustkrebs. Das relative Risiko (Durchschnittsrisiko = 1) eines Brustkrebses beträgt bei Schwestern von krebskranken Frauen

- 1,6 bei Patientinnen, die 55 Jahre und älter sind,
- 2,3 bei Patientinnen, die 45 bis 55 Jahre alt sind,
- 3,9 bei Patientinnen, die bis zu 45 Jahre alt sind,
- 6,4 bei Patientinnen mit beidseitigem Brustkrebs.

Auch hier ist wieder zu erkennen, daß der genetische Anteil umso höher ist, je früher die Krankheit auftritt. Allgemeiner gilt: Der genetische Anteil beim Brustkrebs beträgt bei Patientinnen im Alter bis zu 20 Jahren 37 %, im Alter bis zu 45 Jahren 8 % und für alle Altersgruppen 4-5 %. Diese genetische Krebs-Anfälligkeit ist auch für die Arbeitsmedizin relevant. Hinweise auf eine mögliche genetische Anfälligkeit wären z. B. die Erkrankung naher Angehöriger von Arbeitnehmern; oder die Erkrankung von Arbeitnehmern nach nur geringer Exposition.

47. Ein anderes Beispiel: p53 ist ein Tumor-Suppressor-Gen. Viele krebsfördernde (onkogene) Viren wirken dadurch, daß sie p53 inaktivieren. Eine p53-Mutation ist überhaupt die häufigste bekannte Genschädigung beim menschlichen Krebs.

48. Nur ein schwaches Kriterium für Nicht-Vererbbarkeit, denn manche Erbkrankheiten werden erst später im Leben manifest.

49. Als Medikament für Schilddrüsen-Unterfunktion eingesetztes Schilddrüsenhormon.

50. Als Medikament gegen Angina pectoris.

51. Mit der Forderung, keine Psychopharmaka, Kortisone und andere Medikamente bei stationärer Behandlung zu benutzen; braucht ein Arzt aber nicht zu beachten.

52. Zur Stützung nach einer Trennung hat sie einige Zeit lang eine Psychotherapie gemacht, was von mehreren ärztlichen Gutachtern gegen sie gewendet wurde.

53. Der Hamburger Professor Bernbeck hatte bis Anfang der 80er Jahre viele orthopädische Operationen durchgeführt, mit oft schwerwiegenden und bleibenden Komplikationen für die Patienten, u. a. wegen hygienischer Probleme im OP. Er wurde vor Gericht praktisch von der Gesundheitsbehörde (dem Hamburger Gesundheitsministerium) gedeckt und mußte nur den Dienst quittieren.

54. Etwa Lärmen, „rasantes Autofahren“ und exzessiver Alkoholkonsum bei jungen deutschen Männern; geringe Frustrationstoleranz und explosives „Ausrasten“ bei Unterschichtangehörigen; gewalttätige Eifersucht bei italienischen Männern (meisterhaft dargestellt im Film „Scheidung auf italienisch“).

55. Z. B. hat sich ein Mann für Fußball, Autos und Technik allgemein zu interessieren, während dies bei einer Frau als eher peinlich gilt; ein Lehrer darf sich über Chemikaliengeruch beschweren und Ängste äußern, ein Chemiearbeiter macht sich damit unmöglich.

56. „Double bind“ meint in der Sozialpsychiatrie eine Situation, bei der dieselbe Person widersprüchliche Kommunikationssignale aussendet, was den Empfänger überfordert (oder gar schizophren werden läßt); z. B. körperlich gezeigte Ablehnung bei gleichzeitig verbal geäußerter Zuneigung. Einzelne Ärzte und die Ärzteschaft insgesamt praktizieren oft solches „double bind“: Einerseits wird der Patient aufgefordert, sorgfältig auf Symptome zu achten und diese dem Arzt unverzüglich mitzuteilen; tut er dies, wird er vom Arzt oft herablassend als „Sensibelchen“ oder ablehnend als Simulant behandelt.

57. Wie schon erwähnt, hat der „Spiegel" im Herbst 1995 den „Ökochonder" entdeckt, um die gesundheitsbezogene Umweltbewegung zu verunglimpfen. Das Fernsehen hat dagegen in früheren Jahren hin und wieder Fälle von Umweltkrankheit und MCS vorgestellt.

58. Was in der Anfangsphase auch vielen Holzschutzmittel- und Lösemittel-Geschädigten zugestoßen ist.

59. Die Ausgangslage bei der IHG ist günstiger, da nur eine begrenzte Stoffgruppe die Gesundheitsstörungen verursacht. Die Ausgangslage der US-amerikanischen MCS-Organisationen ist günstiger, da der Gesundheitsbereich dort stärker verrechtlicht ist, v. a. auch Haftungsfragen eine große Rolle spielen und viele unterbeschäftigte Rechtsanwälte auf das erfolgsabhängige Honorar hoffen, was umgekehrt die Verursacher zu schnellen Vergleichen bewegt.

60. Bzw. nach dessen Auflösung gegen dessen Nachfolge-Organisation BgVV.

61. Dies läßt sich an der neurotoxischen Malerkrankheit zeigen, mit – wahrscheinlich – Überdiagnose in Dänemark vs. Unterdiagnose in der BRD (MASCHEWSKY 1992b).

62. Was faktisch zur Nicht-Aussage führt.

17. Wichtige Adressen

Institutionen

Allergie-Verein in Europa (AVE)
Geschäftsstelle, Marienstr. 57, 99817 Eisenach
AVE-Büro Fulda, Petersgasse 27, 36037 Fulda

Bremer Umweltinstitut
Wielandstr. 25, 28203 Bremen

Bremer Institut für Präventionsforschung und Sozialmedizin (BIPS)
Grünenstr. 120, 28199 Bremen. Große umweltmedizinische Erfahrung, beteiligt sich an der Hoechst-Studie.

Bundesanstalt für Arbeitsschutz (BAU)
Vogelpothsweg 50-52, 44149 Dortmund

Bundesinstitut für gesundheitlichen Verbraucherschutz und Veterinärmedizin (BgVV)
Thielallee 88-92, 14195 Berlin. Nachfolge-Organisation des nach heftiger Kritik aufgelösten Bundesgesundheitsamts (BGA);

Chemical Injury Information Network (CIIN)
P.O. Box 301, White Sulfur Springs, Montana, MT 59645, USA, Tel.: 406-547-2255. Veröffentlicht „Our Toxic Times“

Deutsche Candida Hilfe e. V.
Postfach 670 331
22343 Hamburg

Deutsche Gesellschaft für Umwelt- und Humantoxikologie (DGUHT)
c/o RA Wolfgang Baumann, Annastr. 28, 97072 Würzburg. Zusammenschluß von hauptsächlich umweltmedizinisch engagierten Ärzten. Veranstaltete im Herbst 1994 eine Tagung zum Thema MCS.

Deutsche Selbsthilfegruppe CFIDS/MCS
Postfach 160153, 40564 Düsseldorf

Environmental Research Foundation
P.O. Box 3541, Princeton, New Jersey (NJ) 08543, USA

Fachkrankenhaus Nordfriesland
Krankenhausweg 3, 25821 Bredstedt. Behandelt auch stationär bei MCS.

Gemeinschaftspraxis Dr. Buske & Dr. Lohmann
Plessenstr. 13, 24837 Schleswig

Human Ecology Action League (HEAL)
P.O. Box 49126, Atlanta, Georgia, GA 30359, USA,
Tel.: 404-248-1898. Veröffentlicht „The Human Ecologist"

Informationsstelle Arbeit & Gesundheit
Schanzenstr. 75, 20357 Hamburg. Beratungseinrichtung, spezialisiert auf Gesundheitsrisiken der Arbeitsumwelt.

Initiative gegen Gift (IgG)
c/o Ursel Jüdt-Duve und Norbert Jüdt, Lindenstr. 8, 76307 Karlsbad

Institut für Gesundheitsforschung und Prävention (NORDIG)
Alte Kollaustr. 32a, 22529 Hamburg. Große umweltepidemiologische Erfahrung; hat die Hamburger Kindergarten-Studie durchgeführt; beteiligt an der Hoechst-Studie.

Institut für Umweltkrankheiten (IFU)
Im Kurpark 1, 34308 Bad Emstal. Umweltklinik, die viele Umweltkranke und MCS-Opfer in der BRD nach Art der klinischen Ökologie (Ansatz von REA) behandelt; Leiter Dr. Runow.

Interdisziplinäre Gesellschaft für Umweltmedizin (IGUMED)
Poststr. 11, 79730 Murg-Hänner. Zusammenschluß von hauptsächlich umweltmedizinisch engagierten Ärzten, vorwiegend aus Süddeutschland.

Interessengemeinschaft der Holzschutzmittelgeschädigten (IHG)
IHG, Unterstaat 14, 51766 Engelskirchen. Große, erfolgreiche Betroffenenorganisation.

Interessengemeinschaft Pyrethroid-Geschädigter in der IHG
IHG, Unterstaat 14, 51766 Engelskirchen

Kooperationsstelle Hamburg DGB – Gewerkschaften – Hochschule
Besenbinderhof 60, 20097 Hamburg

National Center for Environmental Health Strategies (NCEHS)
1100 Rural Avenue, Voorhees, New Jersey (NJ) 08043, USA;
Tel.: 609-429-5358. Gibt „The delicate balance" heraus.

National Center For The Chemically Hypersensitive
P.O. Box 222, Ophelia, Virginia, VA 25530, USA,
Tel.: 517-697-3989. Veröffentlicht „C.H.E.E.R.S.".

Öko-Institut
Postfach 6226, 79038 Freiburg

Selbsthilfegruppe für Palladiumgeschädigte
c/o Maria Richter, Ferd.-Wallbrechtstr. 2, 30163 Hannover

Selbsthilfegruppe Zahnmetallgeschädigter
c/o Renate Fuchs, Schmiedekampstr. 11, 30890 Barsinghausen

Verband arbeits- und berufsbedingt Erkrankter e.V. (ABEKRA)
c/o Dr. Angela Vogel, Stammheimer Str. 8b, 63674 Altenstadt/Hessen. Beratungseinrichtung mit viel Erfahrung in rechtlichen Auseinandersetzungen.

Verein für Umwelt und Arbeit (VUA)
Fehrfeld 60, 28203 Bremen

Washington Toxics Coalition (WTC)
4516 University Way NE, Seattle, WA 98105, USA

Zeitschriften, Info-Blätter etc.

abekra aktuell
Verband arbeits- und berufsbedingt Erkrankter e.V., Stammheimer Str. 8b, 63674 Altenstadt/Hessen

Ecological Illness Law Report (EILR)
Earon Davis, JD, MPH, P.O. Box 6099, Wilmette, Illinois (IL) 60019, USA. Herausgegeben mehrmals jährlich; informiert über Literatur, Rechtsfälle.

Environmental Access Research Network (EARN)
P.O. Box 426, Williston, ND 58802, USA. Veröffentlicht „Environmental Access profiles“ in „Our Toxic Times“; hat über 10.000 Hinweise auf MCS.

Environmental Health Network
P.O. Box 1155, Larkspur, California, CA 94977, USA, Tel.: 415-331-9804. Veröffentlicht „The New Reactor“.

Informed Consent, The Magazine of Health, Prevention & Environmental News
P.O. Box 1984, Williston, North Dakota, ND 58802, USA, Tel.: 7 01-7 74-77 60

MCS Referral & Resources
2326 Pickwick Road, Baltimore, Maryland, MD 21207-6631, USA, Fax: (410) 448-3317. Herausgeber: Albert Donnay; informiert u. a. über den Stand der Anerkennung von MCS in den USA („Recognition of MCS“) und sammelt und verteilt Informationen über MCS.

Our Toxic Times
P.O. Box 301, White Sulfur Springs, Montana, MT 59645, USA, Tel.: 406-547-2255. Herausgeber: Chemical Injury Information Network (CIIN).

REACTOR: A newsletter for the environmentally sensitive
P.O. Box 575, Corte Madera, California (CA) 94925, USA

Rundbrief der IHG
Für Mitglieder und Fördermitglieder; informiert über wissenschaftliche, politische und rechtliche Fragen im Zusammenhang mit Holzschutzmitteln.

The Delicate Balance
Informiert über Literatur, Rechtsfälle; herausgegeben mehrmals jährlich vom NCEHS (National Center for Environmental Health Strategies, 1100 Rural Avenue, Voorhees, New Jersey (NJ) 08043, USA).

Umwelt & Gesundheit
Vierteljährlich erscheinende Zeitschrift mit breitem Überblick zu Umweltkrankheiten, auch MCS; richtet sich an Experten und Betroffene; Herausgeber AVE, IGUMED und IHG; Karl F. Haug-Verlag, Fritz-Frey-Str. 21, 69121 Heidelberg.

Zeitung für Umweltmedizin (ZfU)
Vierteljährlich erscheinende Zeitschrift mit breitem Überblick über Umweltkrankheiten, MCS, Mykosen; richtet sich an Experten; Medi Verlagsgesellschaft für Wissenschaft und Medizin mbH, Mattentwiete 2, 20457 Hamburg.

Datenbanken

Consumer Product Safety Commission
Tel.: USA-8 00-6 38-27 72

EPA Sponsored National Pesticides Telecommunications Network
Tel.: USA-800-858-7378

National Coalition Against The Misuse Of Pesticides
Tel.: USA-2 02-5 43-54 50

Northwest MCS Database
Datenbank MCS-Betroffener im US-Bundesstaat Washington, eingerichtet von einer Selbsthilfegruppe, mit Angaben von über 800 Personen (Mai 1996)

RACHEL (Remote Access Chemical Hazards Electronic Library)
Datenbank der Environmental Research Foundation für u. a. Mitglieder von Bürgerinitiativen und Selbsthilfegruppen; Tel.: USA-4 10-2 63-15 84

Toxic Substances Control Act Hotline
Datenbank der Environmental Protection Agency (EPA); Tel.: USA-2 02-5 54-14 04

18. Glossar

A

Acetylcholin. Neurotransmitter, der von Synapsen des Parasympathicus freigesetzt und durch das Enzym Acetylcholinesterase sehr schnell umgewandelt wird.

Adaptation. Anpassung.

ALA. d-Aminolävulinsäure. Porphyrin-Vorstufe bei der Hämsynthese.

Allergen. Allergie auslösende Substanz. In den Körper aufgenommene Proteine oder Haptene führen zu Sensibilisierung und Bildung von Antikörpern. Bei Zweitkontakt tritt eine pathologische Immunreaktion mit Überempfindlichkeit auf.

Allergie. Den Organismus schädigende, überschießende Immunreaktion auf in der Regel nichttoxische Substanzen (Allergene), wie Pollen, Hausstaub, Schimmelpilze, Nahrungsbestandteile, Medikamente, Chemikalien. Der allergischen Reaktion geht ein Erstkontakt mit dem Allergen voraus; dies führt im Organismus zur Bildung spezieller Antikörper. Bei einem Folgekontakt kommt es zur Freisetzung hochwirksamer Substanzen wie Serotonin, Histamin. Diese Freisetzung führt zur Erweiterung der Blutgefäße, Einlagerung von Gewebsflüssigkeit in die Haut (Ödem) und Kontraktion der Atemmuskulatur (Asthma). Im Extremfall (anaphylaktischer Schock, z. B. durch Penicillin) kann ein plötzlicher lebensbedrohlicher Blutdruckabfall auftreten.

Amygdala. Gehirnstruktur in beiden Hemisphären, die zu den Basalganglien gehört. Sie hat viele Verbindungen mit dem Geruchssystem (olfaktorischen System) und schickt Nervenfasern zum Hypothalamus. Sie scheint für Stimmung, Gefühl, Instinkt und möglicherweise Langzeitgedächtnis wichtig zu sein.

Angeboren. Merkmale, die bereits bei der Geburt vorhanden sind und entweder vererbt oder vor bzw. während der Geburt erworben wurden.

Angststörungen. Gruppe von psychischen Störungen mit hauptsächlich Angstsymptomen. Dazu gehören Phobien, Angstsyndrom mit Panikattacken, Panikstörung, generalisiertes Angstsyndrom und Zwänge.

Anosmie. Verlust des Geruchssinns.

Antagonist. Wirksubstanz mit entgegengesetzter Wirkrichtung (verglichen mit der Ausgangssubstanz, dem sog. Agonisten).

Anticholinerg. Substanz, die die Wirkung des Acetylcholins hemmt.

Antigen. Substanz, die von Immunzellen oder Antikörpern als körperfremd erkannt wird, eine Immunantwort auslöst und mit den Produkten dieser Antwort (Antikörper bzw. immunkompetente Lymphozyten) reagiert. Unterschieden in Vollantigen und Halbantigen (Hapten).

A–B

Antikörper. Protein (Immunglobulin), das von Plasmazellen erzeugt wird, die aus B-Zellen hervorgingen. Jeder Antikörper erkennt und bindet ein einziges, spezifisches Antigen und ist an dessen Zerstörung beteiligt.

Antioxidantien. Substanzen, die Oxidation verhindern.

AOEC. Association of Occupational and Environmental Clinics. Vereinigung von arbeits- und umweltmedizinischen Kliniken in den USA.

ATSDR. Agency for Toxic Substances and Disease Registry. Behörde im Public Health Service des US-Gesundheitsministeriums (Department of Health & Human Services).

Autoantigen. Aus körpereigenem Eiweiß gebildetes Antigen.

Autoantikörper. Antikörper gegen körpereigenes Gewebe (Autoantigene); A. gehen mit Autoantigenen Autoimmunreaktionen ein.

Autoimmunkrankheit. (Auch Autoaggressionskrankheit). Immunreaktion, bei der das Immunsystem den eigenen Körper angreift.

BAGS. Behörde für Arbeit, Gesundheit und Soziales, Hamburg.

Bahnung. Erleichterung der Leitung eines Nervenimpulses.

Bedingte Reaktion. Gelernte Reaktion auf einen Reiz, der an sich nicht diese Reaktion auslösen würde; z. B. Speichelfluß bei PAWLOWs Hunden beim Ertönen des Signals.

Befindlichkeit. Im Sinne von psychischer Befindlichkeit. Innerer Gefühls-, Motivations-, Funktionszustand im Hinblick auf Leiden, Lust/Unlust, Einsatzfähigkeit. Es wird angenommen, daß Befindlichkeitsstörungen eine Früh- bzw. Vorform von vielen Gesundheitsstörungen darstellen.

Berufsgenossenschaften (BG). Versicherung der Arbeitgeber einer Branche gegen finanzielle Ansprüche von Arbeitnehmern, die Kompensation für erlittene Berufsunfälle bzw. -krankheiten verlangen.

Berufskrankheit (Bk). Eine der wenigen beruflich bedingten Erkrankungen, die durch die Berufskrankheiten-Verordnung (BeKV) berücksichtigt und in der Berufskrankheiten-Liste aufgeführt wird.

BGA. Bundesgesundheitsamt.

BgVV. Bundesinstitut für gesundheitlichen Verbraucherschutz und Veterinärmedizin.

Bildgebende Verfahren. Abbildung von inneren Strukturen und Prozessen, meist durch radiologische Verfahren und Computer-Aufbereitung der Meßwerte.

B–C

Biogene Amine. Natürliche Inhaltsstoffe von Lebensmitteln (Käse, Wein, Sauerkraut) und verdorbenen Lebensmitteln (Fisch, Fleisch, Wurst). Auslöser von Pseudoallergien: psychische Beschwerden, Migräne, Atemnot, Urtikaria, Kreislaufbeschwerden.

Biomarker. Im Körper auftretende Stoffe (z. B. Enzyme) oder Ereignisse (z. B. Anlagerungen an die DNA, sog. DNA-Addukte), die auf Exposition, Disposition oder Krankheit hinweisen.

Blut. Besteht aus Blutflüssigkeit (Plasma) und Blutzellen: roten Blutkörperchen (Erythrozyten), weißen Blutzellen (Leukozyten) und Blutplättchen (Thrombozyten).

Brain-Mapping. Auch Brain-Topography, quantitatives EEG (qEEG), mit evozierten Potentialen.

Briquet-Syndrom. Somatisierungssyndrom.

Bundesgesundheitsamt (BGA). Früher dem BMG nachgeordnete Bundesoberbehörde in Westberlin. Aufgaben: Forschung im Bereich öffentlicher Gesundheitspflege, wissenschaftliche Beratung des Bundes und der Länder, Zulassung und Überwachung von Betäubungs- und Arzneimitteln. Nach jahrzehntelanger öffentlicher Kritik 1994 aufgelöst, u. a. in das Bundesinstitut für Arzneimittel und Medizinprodukte und das Bundesinstitut für gesundheitlichen Verbraucherschutz und Veterinärmedizin (BgVV).

Bundesinstitut für gesundheitlichen Verbraucherschutz und Veterinärmedizin (BgVV). Nachfolge-Institution des aufgelösten Bundesgesundheitsamts.

B-Zellen. (Auch B-Lymphozyten). Zellen, die an der Oberfläche spezifische Antikörper tragen. Kontakt mit dem passenden Antigen führt zur Ausdifferenzierung in Gedächtniszellen und Antikörper produzierende Plasmazellen.

Candida albicans. Hefepilz, der die Krankheit Candidose hervorrufen kann.

CFS. Chronisches Müdigkeits-Syndrom.

Chelatbildner. Chemische Verbindung, die Metallionen binden kann. Läßt sich zur Entgiftung bei Metallvergiftungen einsetzen.

Chemische Mehrfachempfindlichkeit. MCS.

Chromosomen. Fadenförmige Bestandteile des Zellkerns; Träger der Gene, die darauf linear angeordnet sind und die Erbinformation enthalten.

Chronisches Müdigkeits-Syndrom (Chronic Fatigue Syndrome; CFS). Krankheit, die sich v. a. durch chronische Müdigkeit äußert.

C–E

Meist verbunden mit, vielleicht auch verursacht durch, Infektionen, z. B. mit EBV.

Computer-Tomographie (CT). Bildgebendes Verfahren zur Struktur-Abbildung, das zum Bildaufbau einen Computer benutzt.

CT. Computer-Tomographie.

Cytochrom-P450. Wichtiges Enzym. Spielt bei Oxydation und Entgiftung eine entscheidende Rolle.

Cytomegalie-Virus (CMV). Gehört zur Gruppe der Herpes-Viren. Verursacht normalerweise nur leichte grippeähnliche Symptome, bei Immunschwäche dagegen schwerere Symptome.

Depression. Gefühlszustand, der durch große Traurigkeit, Besorgtheit, Gefühle der Wertlosigkeit und Schuld, sozialen Rückzug, Schlafstörungen, Appetitmangel, sexuelles Desinteresse und entweder Lethargie oder Aufgeregtheit (Agitiertheit) gekennzeichnet ist.

Diagnostic and Statistical Manual of Mental Disorders (DSM). Diagnostisches System der „American Psychiatric Association" zur Klassifikation psychischer Störungen. Aktuelle Version ist DSM-III-R.

Disposition. Anlage, Veranlagung.

DMPS (Dimaval®). Chelatbildner, der zur Quecksilber-Ausscheidung über die Niere genutzt wird.

Dosis-Wirkungs-Beziehung. Meist quantitativ beschriebener Zusammenhang zwischen Dosis und Wirkung eines Pharmakons bzw. Toxins. Ergibt meist eine S-Funktion, als Summation zahlloser Stufen-Funktionen auf der Mikroebene.

EBV. Epstein-Barr-Virus.

EEG. Elektroenzephalographie.

Elektroenzephalographie (EEG). Diagnostisches Verfahren zur Diagnose von Hirnerkrankungen. Ableitung von Gehirnströmen an der Schädeloberfläche.

Elektromyographie (EMG). Diagnostisches Verfahren zur Diagnose von Erkrankungen des PNS und der Muskulatur. Darstellung der elektronisch verstärkten Muskelaktionspotentiale.

Elektrosensibilität. Stark gesteigerte Empfindlichkeit für elektrische und elektromagnetische Phänomene, die zu Gesundheitsbeeinträchtigung führt.

E

ELISA (Enzyme Linked Immuno Sorbent Assay). Testverfahren mit enzym-markierten Trägern nach dem Prinzip einer Antigen-Antikörper-Reaktion.

Embryotoxizität. Giftige Wirkung auf den Embryo.

EMG. Elektromyographie.

Emission. Abgabe eines Schadstoffs in die Umwelt.

Endopeptidase. Ein eiweißspaltendes Enzym.

Entzündungsmediatoren. Körpereigene Stoffe, die in den Prozeß der Entzündungsreaktion auf Antigene zwischengeschaltet sind.

Enzyme. (Auch Fermente). Für den Stoffwechsel aller Organismen unentbehrliche Eiweißkörper, die als Biokatalysatoren die biochemischen Vorgänge durch Senkung der notwendigen Aktivierungsenergie ermöglichen, sie beschleunigen und in eine gewünschte Richtung ablaufen lassen, ohne selbst verändert zu werden. Durch ihre Eiweißstruktur können sie den Stoff, dessen Reaktion sie steuern sollen, erkennen (Substratspezifität). Die Biosynthese der E. kann dem Bedarf angepaßt werden (Enzyminduktion, -repression).

Enzyminduktion. Anregung der Produktion (oder Aktivität) spezifischer Enzyme bei Steigerung der Aufnahme spezifischer Stoffe.

Enzymkonkurrenz. Inanspruchnahme desselben Enzyms durch mehrere zu verstoffwechselnde Substanzen, z. B. Alkohol und organische Lösemittel.

EPA. Environmental Protection Agency. Umweltbehörde der USA.

Epidemiologie. Beschreibende und erklärende Wissenschaft von der Verbreitung und Verursachung von Krankheiten in Bevölkerungen bzw. Gruppen von Menschen (Tieren, Pflanzen).

Epstein-Barr-Virus (EBV). Erreger des Burkitt-Lymphoms.

Erblich. Auftreten eines Merkmals aufgrund genetischer Programmierung.

Erregungstoxizität. Eigenschaft bestimmter Chemikalien, überschüssiges Glutamat (erregender Neurotransmitter) freizusetzen, was Nervenzellen (Neuronen) zerstört, aber die Nervenfortsätze (Axone) unbeschädigt läßt. Gilt als neuer Erklärungsansatz für die neurologische Erkrankung Morbus Huntington.

Erworben. Auftreten eines Merkmals nicht aufgrund genetischer Programmierung, sondern durch sonstige Einflüsse (Lernprozesse, Unfälle, Krankheiten etc.) im Rahmen der individuellen Biographie (vor, während oder nach der Geburt).

E–G

Evozierte Potentiale. Diagnostisches Verfahren. Auslösung von bioelektrischen Reaktionen durch Licht-, Laut-, Druck-, Geruchsreize und Messung dieser Reaktionen.

Exzitatorische Aminosäuren. Die erregenden Neurotransmitter Glutamat und Aspartat.

Exposition. Der Wirkung bestimmter Belastungsfaktoren ausgesetzt sein, z. B. gegenüber Krankheitserregern, Lärm, Schadstoffen. Verwendung in der allgemeinen Krankheitstheorie zusammen mit dem Gegenbegriff Disposition.

Falsch-negativ. Ein Test ist fälschlicherweise negativ.

Falsch-positiv. Ein Test ist fälschlicherweise positiv.

Fehldiagnose. Falsche Bewertung eines Gesundheitsphänomens. Entweder wird eine Krankheit gesehen, wo keine ist (falsch-positiv); oder eine bestehende Krankheit wird nicht gesehen (falsch-negativ).

Formaldehyd. Farbloses, stechend riechendes Gas; die wässrige Lösung heißt Formalin. Wichtige Grundchemikalie. Verwendung als Ausgangsstoff für Harze, als Bindemittel für Preßspanplatten, als Textilhilfsmittel, als Desinfektions- und Konservierungsmittel, als Rohstoff für Arzneimittel und Sprengstoff. F. kann Allergien auslösen und steht im Verdacht, Krebs zu erzeugen.

Gamma-GT. Leberenzym; erhöht bei Alkoholmißbrauch und bei Erkrankungen der Leber und Bauchspeicheldrüse.

Gastrointestinal. Magen und Dünndarm betreffend.

Gedächtniszellen. Langlebige, funktionell selber inaktive T- und B-Zellen, deren Erkennungsstrukturen und Reaktionsbereitschaft auf ein spezifisches Antigen gerichtet sind, dem das Immunsystem bereits zuvor ausgesetzt war. Bei erneutem Antigen-Kontakt lösen diese Zellen eine schnelle Immunreaktion aus.

Gegenregulation. Stoffwechselveränderungen, die nach Eintrag von Medikamenten und Schadstoffen im Körper tendenziell wieder die Ausgangssituation herstellen, indem sie die Wirkung der Fremdstoffe abschwächen oder neutralisieren. Beispiele: Enzymhemmung und -induktion.

Gene. Kleinster Baustein der Vererbung. Abschnitt auf einem DNA-Strang (dem Chromosom), der die Information zur Synthese eines Proteins oder einer RNA enthält.

H

Häm. Eisenhaltiger Bestandteil des für den Sauerstofftransport entscheidenden Blutfarbstoffs Hämoglobin.

Hapten. Halbantigen. Niedermolekulare, die Spezifität des Antigens bestimmende Substanz, deren antigene Eigenschaft aber erst nach Bindung an ein Träger-Protein, durch Bildung eines Vollantigens, zur Wirkung kommt (Hapten-Carrier-Reaktion).

Hippokampus. Gehirnstruktur im limbischen System.

Histamin. Aus Mastzellen freigesetzte Substanz, z. B. bei Allergie. Führt zu Blutgefäßerweiterung.

Holzschutzmittel. Substanzen, die Holz gegen Insektenfraß und Schimmel schützen sollen. Enthielten in der BRD meist PCP und Lindan, dazu Verunreinigungen mit Dioxinen und Furanen. Beispiel: Xyladecor.

Holzschutzmittel-Syndrom. Syndrom von Gesundheitsstörungen, die manchmal nach Einsatz von Holzschutzmitteln auftraten; z. B. Müdigkeit, Depression, Reizbarkeit, Denkstörungen, Infektanfälligkeit, Magen-Darm-Beschwerden, Hautprobleme, Atemprobleme, HNO-Beschwerden, Geruchsstörungen etc.

Humorale Immunität. Immunität, die durch Körperflüssigkeiten – und die darin enthaltenen Antikörper und Komplemente – vermittelt ist.

Hyperästhesie. Gesteigerte Empfindlichkeit für Sinnesreize, z. B. Berührungen; oft als Schmerz empfunden. Auch gebraucht für gesteigerte affektive Erregbarkeit.

Hyperpathie. Sensibilitätsstörung, als Überempfindlichkeit gegen alle lokalen Reize, aber mit erhöhter Schmerzschwelle. Bei Überschreiten der Schmerzschwelle starke, lang anhaltende, ausstrahlende Schmerzen, mit kaum lokalisierbaren Reizen.

Hypochondrie. Unrealistische Interpretation von körperlichen Zeichen und Empfindungen als abnorm; intensive Beschäftigung mit der Furcht und Überzeugung, eine schwere Erkrankung zu haben. Wird zu den somatoformen Störungen gerechnet.

Hypothalamus. Struktur im Vorderhirn. Enthält wichtige Zentren, die Körpertemperatur, Hunger, Durst, Eßverhalten, Wasseraufnahme, Schlaf, Sexualität und Emotionalität kontrollieren. H. integriert hormonelle und vegetativ-nervöse Funktionen durch die Steuerung der Hirnanhangsdrüse.

Hysterie. Psychische Störung, bei der körperliche Symptome wie Schmerzunempfindlichkeit (Analgesie), Empfindungslosigkeit (Anästhesie) oder Lähmung nicht auf eine Fehlfunktion entsprechender Organe zurückgeführt werden können. Wird heute durch dissoziative Störung ersetzt.

I

Immunfluoreszenz-Test. Methode zum Nachweis von Antigen-Antikörper-Reaktionen.

Immunglobuline. Proteine, die als Antikörper fungieren. Fünf Klassen: IgA, IgD, IgE, IgG und IgM.

Immunglobulin E (IgE). Mitverantwortlich für Entstehen allergischer Reaktionen.

Immunglobulin G (IgG). Hauptfunktion ist spezifische Abwehr, speziell mikrobieller Infektionen.

Immunglobulin M (IgM). Hauptfunktion ist unspezifische Abwehr, speziell größerer Antigenpartikel.

Immunität. Durchs Immunsystem vermittelter, zeitweiliger oder dauernder Schutz gegen bestimmte Erreger, so daß Kontakte mit dem Erreger folgenlos bleiben und gar nicht bemerkt werden. Immunität wird in der Regel bei einem ersten Kontakt (mit oder ohne Erkrankung) erworben. Beispiel: Immunität gegen „Kinderkrankheiten".

Immunkompetenz. Fähigkeit von Lymphozyten, auf ein Immunogen mit Bildung von Antikörpern zu reagieren.

Immunkomplex. Vereinigung von Antigen mit Antikörper durch Antigen-Antikörper-Reaktion. Immunkomplexe können sich in oder um kleine Gefäße ablagern und dort Entzündungen und Gewebsschädigungen verursachen.

Immunmodulation. Das Immunsystem beeinflussend.

Immunogen. Das Immunsystem zu einer Reaktion veranlassend.

Immun(o)toxisch. Das Immunsystem vergiftend.

Immunsystem. Abwehrsystem unseres Körpers gegen schädliche äußere Einflüsse, die in den Körper gelangen – also vor allem gegen Erreger (Bakterien, Viren, Pilze, Würmer, Protozoen) und Schadstoffe. I. hat zwei Komponenten bzw. „Abwehrlinien": zelluläre und humorale Abwehr. Bei der zellulären Abwehr greifen bestimmte Zellen (Phagozyten, T-Killerzellen und Natürliche Killerzellen) die Antigene an. Dies ist die ältere Form der Verteidigung und hat sich möglicherweise aus der Entzündung entwickelt. Die humorale Abwehr beruht auf in Körperflüssigkeit (Blut, Lymphe) gelösten Wirkstoffen, den sog. Antikörpern und Komplementen. Es handelt sich um eine Art chemischer Kriegsführung. Unabhängig von der Einteilung in zelluläre vs. humorale Abwehr ist die (Antigen-) Spezifität bzw. Unspezifität der Immunreaktion. d. h.: Immunreaktionen können unspezifisch auf viele Noxen zugleich bzw. gleichartig erfolgen oder spezifisch, quasi als „gezielte Schüsse". Die unspezifische Reaktion ist breiter anwendbar und sicherer, die spezifische Reaktion ist effektiver – wenn sie trifft – und hat weniger Nebenwirkungen.

K–L

Kakosmie. Veränderung der Geruchswahrnehmung; viele Gerüche werden als unangenehm bis widerwärtig empfunden.

Kernspintomographie. Bildgebendes Verfahren zur Prozeß-Abbildung; nutzt magnetische Phänomene.

Kindling. Auch: Limbic Kindling. Deutsch eigentlich Entflammung besser Bahnung. Unterschiedlich umfangreiche, aber fortschreitende und dauerhafte Senkung der Auslöseschwellen für elektrische Nachentladungen – nicht motorische Anfälle – in bestimmten Gehirnstrukturen, wie Amygdala und Hippokampus. Zeigt sich als verstärktes Vermeidungsverhalten.

Klinisch. Die Klinik betreffend.

Klinische Studie. Studie in einer Klinik, meist gut kontrolliert, zum Vergleich von Behandlungsmethoden.

Kompensation. Zwei Bedeutungen: entweder Entschädigung für einen Schaden, z. B. finanziell; oder Ausgleich eines Schadens durch Ersetzung der geschädigten Funktion.

Komplement. Gruppe von etwa 15 im Blut kreisenden Proteinen, die mit Antikörpern in Wechselwirkung treten, um in fremden, virusinfizierten oder krebsig entarteten Zellen Löcher zu erzeugen.

Konjugation. Chemische Reaktionsform, bei der C=C-Doppelbindungen durch jeweils eine Einfachbindung getrennt sind. Verbindungen mit konjugierten Doppelbindungen zeichnen sich durch hohe Stabilität und Reaktivität aus.

Kontamination. Verunreinigung. Belastung von Medien (z. B. Luft, Wasser, Nahrungsmittel) oder Organismen durch Schadstoffe oder Radioaktivität.

Konversionssyndrom. Somatoforme Störung, bei der sensorische oder motorische Funktionen beeinträchtigt sind (z. B. Empfindungslosigkeit, Lähmung). Symptome legen gewöhnlich eine neurologische Erkrankung nahe, obwohl eine körperliche Untersuchung dies nicht bestätigt.

Laktat. Salz der Milchsäure.

Latenz. Zeitraum zwischen Entstehung/Verursachung und Manifestation einer Krankheit. Kann Jahrzehnte betragen, z. B. bei Krebs.

Lerntheorien. Psychologische Theorien über das Lernen. Wichtig sind oder waren das „klassische Konditionieren“ (nach PAWLOW), das „instrumentelle Konditionieren“ (nach THORNDIKE) und das „operante Konditionieren“ (nach SKINNER).

L–M

Leukozyten. Weiße Blutzellen, mit den Untergruppen Lymphozyten, Granulozyten und Monozyten.

Limbisches System. Zwischen Hirnstamm und Neuhirn gelegenes komplexes funktionelles System, das u. a. Amgdala, Hippokampus und Hypothalamus enthält. Kontrolliert selbsterhaltende Funktionen (Flucht, Kampf), Angst, Wut, Freude und Gedächtnis.

Lindan. Auch Gamma-HCH bzw. Gamma-Hexachlorcyclohexan. Insektizid, das gegen Kopfläuse, Krätze etc. eingesetzt wird. Oft in Holzschutzmitteln (z. B. Xyladecor) enthalten. Gilt als wesentlicher Verursacher (neben PCP und Verunreinigungen) des Holzschutzmittel-Syndroms.

Lösemittel. Flüssigkeiten, die andere Stoffe lösen können, ohne sie chemisch zu verändern. Neben Wasser v. a. organische Verbindungen.

Lymphokine. Von Immunzellen abgegebene, biologisch aktive Substanzen, die der Kommunikation unter Immunzellen und zwischen Immunzellen und nicht-immunkompetenten Zellen bei Immun- und Entzündungsreaktionen dienen. Manche Lymphokine sind möglicherweise in der Lage, Krebszellen direkt abzutöten.

Lymphom. Bösartige Geschwulst des lymphatischen Gewebes (Hodgkin- vs. Non-Hodgkin-Lymphom) oder gutartige Lymphknotenschwellung.

Lymphozyten. Besondere (einkernige) Form der weißen Blutzellen (Leukozyten). T- und L-Lymphozyten wirken v. a. als Killerzellen (zelluläre Abwehr), B-Lymphozyten schütten Antikörper (humorale Abwehr) aus.

Makrophagen. Immunzellen, die Antigene (z.B Erreger) auffressen und viele an Immunreaktionen beteiligte Zellen aktivieren.

Malerkrankheit. Chronische Nerven- oder Gehirnerkrankung durch organische Lösemittel, die häufig bei Malern auftrat.

Maskierung. Verdeckung von Reaktionen (als Wirkungen von Auslösern) durch einerseits Anpassung an den Auslöser, andererseits Überdeckung mit Reaktionen auf andere oder frühere Auslöser.

Mastzellen. Leukozyten, die bei Antigen-Antikörper-Reaktion Histamin freisetzen.

Maßeinheiten. Folgende Maßeinheiten für Konzentrationen:

mg/m^3	Milligramm pro Kubikmeter
$\mu g/m^3$	Mikrogramm pro Kubikmeter
mg/l	Milligramm pro Liter

mg/kg Milligramm pro Kilogramm
ng/kg Nanogramm pro Kilogramm.
1 g = 1.000 mg = 1.000.000 µg
= 1.000.000.0000 ng.

Folgende Konzentrations-Bezeichungen bei Boden- und Wassergehalten sollen nicht mehr verwendet werden:

Gewichts-ppm parts per million
(1 Teil pro 1 Million Teile); entspricht mg/kg
Gewichts-ppb parts per billion
(1 Teil pro 1 Milliarde Teile); entspricht µg/kg
Gewichts-ppt parts per trillion
(1 Teil pro 1 Billion Teile); entspricht ng/kg.

MCS. Abkürzung für „Multiple Chemical Sensitivity“, also „chemische Mehrfachempfindlichkeit“ oder „Chemiekalien-Überempfindlichkeit“.

Metabolismus. (Auch Stoffwechsel, Biotransformation). Aufbau, Abbau und Umwandlung von Stoffen im lebenden Organismus. Dabei Entstehung von Stoffwechselzwischen- und -endprodukten (Metaboliten).

Methylmethacrylat. Zahnwerkstoff.

Mykosen. Krankheiten, die durch Fadenpilze, Schimmelpilze, Hefepilze (Sproßpilze, u. a. Candida) und Aktinomyzeten hervorgerufen werden.

Natürliche Killerzellen. Zellen des Immunsystems, die – anders als T-Killerzellen – virusinfizierte und Krebszellen ohne vorherige Aktivierung angreifen und zerstören.

Nesselsucht. Auch Urtikaria. Akuter oder chronischer Hautausschlag.

Neurasthenie. Nebeneinander von krankhafter Erregbarkeit und leichter Erschöpfung des vegetativen Nervensystems. Kennzeichen: depressive Verstimmung, Reizbarkeit, Mißstimmungen, Erschöpfung, darniederliegende oder gesteigerte Affekte, vegetative Regulationsstörungen (z. B. Herzjagen, niedriger Blutdruck, funktionelle Gastritis, Neuralgien, Schlaf-, Verdauungs- oder Potenzstörungen).

Neurogen. In Nerven entstehend; mit Nerven zusammenhängend.

N–O

Neurohormone. Gewebshormone, die bei Nervenerregung frei werden, z. B. Acetylcholin, Adrenalin, Noradrenalin.

Neuroimmunologie. Wissenschaft vom Zusammenwirken von Nerven- und Immunsystem.

Neuropeptide. Botenstoffe des Nervensystems, wie Neurotransmitter, aber mit längerer und langsamerer Wirkung.

Neuropsychologie. Wissenschaft vom Zusammenwirken von Nervensystem und Psyche.

Neurose. Erworbene psychische Störung; meist als leichter angesehen als eine Psychose.

Neurotoxizität. Nervengiftigkeit.

Neurotransmitter. Überträgerstoffe, die an den Verbindungsstellen zwischen Nerven (Synapsen) die Erregungsübertragung vermitteln. Beispiel: Katecholamine.

Neutrophile Granulozyten. Immunzellen, die hauptsächlich Erreger, Zelltrümmer und unbelebte Partikel aufnehmen.

Noxe. Schädigender Einfluß.

NRC. National Research Council. Forschungs-Dachorganisation in den USA.

Nystatin. Candida-spezifisches Antimykotikum.

Objektivität. Maß der richtigen (= verzerrungsfreien) Erfassung eines Sachverhalts. Meist realisiert durch Intersubjektivität, d. h.: Maß der Übereinstimmung zwischen mehreren Beobachtern.

Ödem. Gewebswassersucht. Ansammlung von wässriger (seröser) Flüssigkeit in den Gewebsspalten von Haut, Schleimhaut oder Nervengewebe mit schmerzloser Schwellung.

Organo-Phosphor-Verbindungen. Organische Verbindungen des Phosphors. Stark giftige gasförmige bis feste Substanzen; z. T. eindeutig karzinogen. Meist eingesetzt als Pestizide (z. B. Parathion, Malathion); aber auch als Kampfgase (Tabun, Sarin), Zytostatika, Weichmacher, Antioxydantien. Vergiftungssysmptome: Nervosität, Angst, langsame Herztätigkeit, Kreislaufkollaps, Bronchialsekretion, Krampfzustände mit Erbrechen und Durchfall, Atemlähmung. Schädigung von Herz, Lunge und Magen-Darm-Trakt. Wirkung im Organismus: Weiterleitung von Nervenimpulsen gestört, weil das Enzym Acetylcholinesterase gehemmt wird. Acetylcholin kann nach Blockierung durch Phosphoryl(rest) nicht mehr gespalten werden; Überschwemmung des Körpers durch das giftige Acetylcholin.

Oxydation. Reaktion mit Sauerstoff.

P

Paniksyndrom. Angststörung, bei der plötzliche und unerklärliche Attacken körperlicher Symptome wie Atemnot, Herzklopfen, Benommenheit, Zittern, Furcht auftreten.

PBG. Porphobilinogen. Porphyrin-Vorstufe bei der Hämsynthese.

Pentachlorphenol (PCP). Zusammen mit Lindan wichtigster Auslöser des Holzschutzmittel-Syndroms. Desinfizierendes und pilzabtötendes (fungizides) Pulver, das zur Konservierung und Unkrautbekämpfung, als Holz- und Bautenschutzmittel, als Papier- und Lederschutzmittel und als Zwischenprodukt in der Farb- und Arzneimittelherstellung eingesetzt wurde. Biologisch schwer abbaubar. Starkes Gift, das die Energieübertragung im Organismus hemmt. Als „technisches" PCP oft mit Dioxinen und Dibenzofuranen verunreinigt. Akute Vergiftung: beschleunigte Atmung, Übelkeit, Kopfschmerzen, Krämpfe, Bewußtlosigkeit. Bei langfristiger Einwirkung in geringer Dosierung Leber- und Nierenschäden, Müdigkeit und Abmagerung.

Perchlorethylen. (Auch Per, Tetrachlorethen). P. gehört zu den Chlorkohlenwasserstoffen. Farbloses, ätherisch riechendes Lösemittel mit ausgezeichneten fettlösenden Eigenschaften. P. wird überwiegend in Chemischen Reinigungen und zur Entfettung und Reinigung in Metallbetrieben eingesetzt. Akut narkotisierend, bis zur Bewußtlosigkeit. Als Langzeitwirkung Nerven-, Leber-, Nieren und Herzschäden; eine krebserzeugende Wirkung wird diskutiert.

Peripheres Nervensystem (PNS). Morphologische Kennzeichnung des Nervensystems außerhalb des Zentralnervensystems (ZNS: Gehirn und Rückenmark), im äußeren Körperbereich. Das PNS enthält einerseits die sensorischen und motorischen Bahnen des animalen („tierischen") NS; andererseits die größten Teile des VNS.

Pestizide. Auch: Biozide. Oberbegriff für alle Chemikalien im Pflanzenschutz, wie Unkrautbekämpfungsmittel (Herbizide), Insektenvernichtungsmittel (Insektizide), Bakteriengifte (Bakterizide), Pilzgifte (Fungizide) etc.

PET. Positronen-Emissions-Tomographie

Phagozyten. (Auch „Freßzellen"). Zellen – entweder Makrophagen oder neutrophile Granulozyten –, die Krankheitserreger, Zelltrümmer oder unbelebte Partikel (Quarz, Asbest) aufnehmen.

Phobie. Anhaltende und irrationale Furcht vor einem bestimmten Objekt, einer Tätigkeit oder einer Situation, die zu dem drängenden Wunsch nach Vermeidung führt. Furcht wird vom Betroffenen als übermäßig und irrational erkannt.

Plasma. Blutflüssigkeit.

Polymorphismus. Auftreten mehrerer Formen eines Merkmals; z. B. unterschiedlicher Varianten (Allele) eines Gens (genetischer P.) oder unterschiedlicher Enzymmuster (P. auf der Ebene der Genprodukte).

P

Porphyrien. Angeborene Störungen des Porphyrin-Stoffwechsels, meist mit psychischen, neurologischen und Hautsymptomen; oft bis ins Erwachsenenalter latent; Auslösung des manifesten Auftretens oft durch porphyrogene Chemikalien.

Porphyrine. Zwischenprodukte des Stoffwechsels bei der Hämsynthese.

Porphyrinogene Substanzen. Stoffe, die Porphyrinopathien auslösen können. Als Chemikalien z. B. Aluminium und seine Verbindungen, Atrazin, Blei, Carbaryl, Chlordan, Chloroform, DDT und seine Stoffwechselprodukte, Dibenzofuran, Dieldrin, Endosulfan, Ethanol (Trinkalkohol), Ethylenoxid, Hexachlorbenzol, Kadmium, Lindan, Parathion, Pentachlorphenol (PCP), Polychlorierte Biphenyle (PCBs), Pyrethroide, Quecksilber und seine Verbindungen, Styrol, 2,3,7,8-Tetrachlordibenzo-p-Dioxin (TCDD, Seveso-Dioxin), Trichlorphenol und Vinylchlorid. Als Medikamente z. B. Amitriptylin, Barbiturate, Carbamazepin, Diazepam, Griseofulvin, Halothan, Imipramin, Isoniazid, Meprobamat, Metamphetamin, Östrogene, Oxazepam, Progesteron, Quecksilber-Verbindungen, Sulfonamid-Antibiotika und Tetracycline.

Porphyrinopathien. Angeborene oder erworbene Störungen des Porphyrin-Stoffwechsels.

Porphyrinurie. Ausscheidung von Porphyrinen im Urin.

Positronen-Emissions-Tomographie (PET). Bildgebendes Verfahren zur Prozeß-Abbildung.

Post-traumatische Belastungsreaktion. Ausbildung charakteristischer Symptome nach einem schweren psychischen Trauma. Symptome sind Wiedererleben des traumatischen Ereignisses, Erstarren der Reagibilität auf oder verminderte Anteilnahme an der äußeren Welt, Vielzahl vegetativer und kognitiver Symptome.

Prostaglandine. Hormonähnliche Entzündungsmediatoren.

Proteine. Eiweißkörper. Aus Aminosäuren synthetisierte Polypeptide; wesentliche Bestandteile des Zellkörpers.

Pseudoallergie. Syndrom, das einer Allergie stark ähnelt, ohne daß die – gemäß Immunologie/Allergologie – spezifischen und eine Allergie kennzeichnenden Immunreaktionen (IgE-, IgG- oder IgM-Vermittlung) zu beobachten sind.

Psychiatrisierung. Fehlinterpretation körperlicher Krankheiten als psychiatrische Krankheiten (z. B. Psychose).

Psychoneuroimmunologie. Wissenschaft vom Zusammenwirken von Psyche, Nerven- und Immunsystem.

Psychose. Auch Geisteskrankheit. Psychische Störung, die als schwerer als eine Neurose gilt.

P–S

Psychosomatisierung. Fehlinterpretation körperlicher Krankheiten als psychosomatische Störungen (z. B. Malerkrankheit als Depression, Holzschutzmittelsyndrom als Chemophobie, MCS als somatoforme Störung).

Pyrethroide. Neue Klasse von Insektiziden.

Radikale. Auch Sauerstoff-Radikale. Sauerstoff-Atome, die Elektronen verloren haben, dadurch chemisch bsd. aggressiv wirken und biologische Strukturen beschädigen können.

Radikalfänger. Substanzen, die Radikale einfangen und „entschärfen".

rCBF. Regionale Gehirndurchblutung (englisch: regional cerebral blood flow). Bildgebendes Verfahren zur Prozeß-Abbildung.

Reliabilität. Maß der Wiederholbarkeit eines Meßergebnisses.

Rentenneurose. Eingebildete Krankheit, um vorzeitig in den Genuß einer Rente zu kommen.

Reversibilität. Umkehrbarkeit einer Wirkung.

Rezeptor. Biologische Struktur, die erlaubt, ganz spezifische Makromoleküle zu erkennen, etwa durch Anlagerung (Schlüssel-Schloß-Analogie). Dies ermöglicht sehr spezifische Wirkungen.

Scavenger. Englisch für Radikalfänger (eigentlich Aasfresser).

SBS Sick-Building-Syndrom

Selektion. Auswahl. Unterschiedlich gebraucht: In der Epidemiologie Oberbegriff für verschiedene Arten von Untersuchungsfehlern; in der Arbeitsmedizin Oberbegriff für verschiedene betriebliche Strategien der Hineinwahl geeigneter und Hinauswahl ungeeigneter Arbeitskräfte.

Sensitivität. Epidemiologisch: Maß der Fähigkeit eines diagnostischen Verfahrens, Kranke tatsächlich als krank zu diagnostizieren bzw. identifizieren.

Serum. Blutflüssigkeit, die dem Plasma ähnelt, aber nicht mehr Fibrinogen enthält.

Sick-Building-Syndrom (SBS). Syndrom von Gesundheitsbeschwerden, die offensichtlich durch die Innenraumluft in Gebäuden verursacht wird. Symptome sind z. B.: Kopfschmerzen, Müdigkeit, Augenreizung, Stirnhöhlenbeschwerden, Infektanfälligkeit etc.

Single-Photon Emission Computerized Tomography (SPECT). Bildgebendes Verfahren zur Prozeß-Abbildung.

T

Somatisierungssyndrom. Auch Briquet-Syndrom. Psychische Störung, bei der medizinische Hilfe für andauernde und multiple körperliche Beschwerden gesucht wird, die keine körperlichen Ursachen haben (Hypochondrie).

Somatoforme Störung. Störungen, bei denen körperliche Symptome eine körperliche Krankheit nahelegen, für die jedoch keine Ursache zu finden ist. Annahme, daß diese Störungen in Verbindung mit psychischen Konflikten und Bedürfnissen stehen, aber nicht willentlicher Kontrolle unterliegen. Dazu gehören: Somatisierungs-, Konversions-, psychogenes Schmerzsyndrom und Hypochondrie.

SPECT Single-Photon Emission Computerized Tomography

Spezifisch. Kennzeichnung der Beziehung zwischen Ursachen und Wirkungen bzw. zwischen Schadstoffen/pathogenen Faktoren und Krankheiten. Spezifisch heißt auf der Ursachenseite: Die betrachtete Krankheit wird nur von bestimmten pathogenen Faktoren verursacht; auf der Wirkungsseite: Der betrachtete pathogene Faktor verursacht nur bestimmte Krankheiten.

Spezifität. Epidemiologisch: Maß der Fähigkeit eines diagnostischen Verfahrens, Gesunde tatsächlich als gesund zu diagnostizieren bzw. identifizieren.

Stoffwechsel. Metabolismus

Subklinisch. Mit nur geringen klinischen Krankheitszeichen.

Subkortikale Demenz. Schädigung von Gehirnstrukturen unterhalb des Großhirns, mit Ausfall entsprechender Funktionen.

Substanz P. Körpereigener Wirkstoff mit schmerzsteigernder Wirkung (ähnlich wie Prostaglandine). Ist bei der Vermittlung einer neurogenen Entzündung beteiligt.

Synapse. Kontaktstelle zwischen Nervenzellen, an denen biochemisch die Übertragung der Aktionspotentiale erfolgt (durch Neurotransmitter).

T-Helferzellen. T-Zellen, die das Wachstum der T-Zellen, die Produktion von Antikörper durch B-Zellen und die Makrophagen-Aktivierung durch Abgabe bestimmter Lymphokin-Signale stimulieren.

T-Helfer-/Suppressor-Verhältnis. Zahlenmäßiges Verhältnis der T-Helferzellen zu den T-Suppressorzellen. Gilt bei einigen Immunologen und klinischen Ökologen als wichtiger Biomarker.

T-Killerzellen. T-Zellen, die sich spezifisch gegen virusinfizierte und Krebszellen richten und diese zerstören.

Time-Dependent Sensitization (TDS). Fortschreitende und dauerhafte Verstärkung von Verhaltens-, neurochemischen, hormonellen oder immunologischen Reaktionen auf wiederholte Reize, abhängig vom Zeitintervall nach der ersten Auslösung.

Titer. Ausmaß, in dem Antikörper enthaltendes Blutserum verdünnt werden kann, bevor es die Fähigkeit verliert, mit dem relevanten Antigen zu verklumpen (agglutinieren). Gilt als Maß des Antikörper-Gehalts des Serums.

Trichophyton. Pilzart, die beim Menschen bevorzugt Haut, Nägel und Haare befällt.

T-Suppressorzellen. T-Zellen, die die Auslösung oder Weiterführung einer Immunreaktion gegen ein spezifisches Antigen verhindern oder abschwächen.

T-Zellen. (Auch T-Lymphozyten). Immunzellen mit der Fähigkeit, bestimmte Antigene exakt zu identifizieren.

Validität. Maß der Übereinstimmung eines gemessenen Sachverhalts mit dem Zielphänomen.

Vaskulitis. Entzündung kleiner Blutgefäße.

Vegetative Neuropathie. Erkrankung des VNS.

Vegetatives Nervensystem (VNS). (Auch Autonomes NS). Funktionelle Bezeichnung für Teile von PNS und ZNS. Folgende Unterscheidung: vegetative (der Entwicklung und Erhaltung des Organismus dienende) Funktionen und animalische (der Regelung der Beziehungen zur Außenwelt dienende) Funktionen. VNS dient also der Regelung unbewußter und weitgehend willensunabhängiger innerer Lebensvorgänge (z. B. Blutdruck, Regelung der Körpertemperatur, Verdauung) und deren Anpassung an die Umwelt. Unterscheidung in sympathischen und parasympathischen Teil.

Verschiedene Wege. Bezeichnung für das Phänomen, daß dieselbe Wirkung von verschiedenen Ursachen aus erreicht werden kann. Oft verwechselt mit „multifaktorieller Genese", d. h.: Zusammenwirken verschiedener Ursachen bei der Wirkungsauslösung.

Visuell evozierte Potentiale (VEP). Überprüfung der Funktion leitender peripherer Nerven und zentraler Bahnen durch Reizvorgabe an der Peripherie und Ableitung der dadurch hervorgerufenen elektrischen Reizantworten in der Hirnrinde (Kortex). Bei VEPs werden speziell visuelle Reize eingesetzt, die bsd. die Prüfung der optischen Bahnen erlauben.

VNS. Vegetatives Nervensystem

Vorhersagewert. Maß der Fähigkeit eines diagnostischen Verfahrens, zukünftige Gesundheit oder Krankheit vorherzusagen.

W–Z

Wasting-Syndrome. Lebensbedrohlicher körperlicher Verfall durch Unfähigkeit des Körpers, Nahrung zu verwerten.

Xyladecor. Bekanntes und in der BRD viel verwendetes Holzschutzmittel der Desowag – ähnlich wie Xylamon –, das im Frankfurter Holzschutzmittel-Prozeß eine wesentliche Rolle spielte.

Zelluläre Immunität. Abwehr von Antigenen durch Zellen: Phagozyten, T-Zellen und Natürliche Killerzellen.

Zentrales Nervensystem (ZNS). Morphologische Kennzeichnung für Gehirn und Rückenmark.

Zerebral. (Auch cerebral). Das Gehirn bzw. Großhirn betreffend.

Zirkulierende Immunkomplexe. Im Blut kreisende Kopplungen von Antigen mit Antikörpern.

ZNS. Zentrales Nervensystem

19. Literatur

Zeitschriftennamen:

Am J Ind Med
American Journal of Industrial Medicine

Am J. Med
American Journal of Medicine

Ann Allergy
Annals of Allergy

Ann Intern Med
Annals of Internal Medicine

Arch Environ Health
Archives of Environmental Health

ASP
Arbeitsmedizin – Sozialmedizin – Präventivmedizin

ASU
Arbeitsmedizin – Sozialmedizin – Umweltmedizin

Br J Ind Med
British Journal of Industrial Medicine

Clin Ecol
Clinical Ecology

Crit Rev Toxicol
Critical Reviews of Toxicology

Environ Res
Environmental Research

Int Arch Occup Environ Health
International Archives of Occupational and Environmental Health

JAMA
Journal of the American Medical Association

J Allergy Clin Immunology
Journal of Allergy and Clinical Immunology

J Clin Psychiatry
Journal of Clinical Psychiatry

J Lab Clin Med
Journal of Laboratory and Clinical Medicine

J Occ Med
Journal of Occupational Medicine

J Psychosomat Res
Journal of Psychosomatic Research

J Toxicol Environ Health
Journal of Toxicology and Environmental Health

Med Sach
Der medizinische Sachverständige

N Engl J Med
New England Journal of Medicine

Pract Allergy Immunol
Practical Allergy and Immunology

Regul Toxicol Pharmacol
Regulatory Toxicology and Pharmacology

Scand J Work Env Hlth
Scandinavian Journal of Work, Environment, and Health

Toxicol Ind Health
Toxicology and Industrial Health

UmwMed
Zeitung für Umweltmedizin

Z Arbmed
Zentralblatt für Arbeitsmedizin

Zbl Hyg Umweltmed
Zentralblatt für Hygiene und Umweltmedizin

1. ADAMEC R., Modelling anxiety disorders following chemical exposures. Toxicol Ind Health, 10 (4/5), 1994, 391-420

2. ADAMS H., GRUNDEI A., Die Gutachter sind unter uns – über die Rolle von Gutachtern vor Gericht. In: BULTMANN A., SCHMITHALS F. (Hg.), Käufliche Wissenschaft – Experten im Dienst von Industrie und Politik. Knaur, München, 1994, 330-350

3. ADAMS H., ROHLEDER F., Die finanziellen Risiken gehen weit über den Einzelfall hinaus. In: BULTMANN A., SCHMITHALS F. (Hg.), Käufliche Wissenschaft – Experten im Dienst von Industrie und Politik. Knaur, München, 1994, 307-312

4. ALBRIGHT J.F., GOLDSTEIN R.A., Is there evidence of an immunologic basis for multiple chemical sensitivity? Toxicol Ind Health, 8 (4), 1994, 215-219

5. ALSEN-HINRICHS C., WASSERMANN O., Die gesellschaftspolitische Relevanz der Umwelttoxikologie. IIUG-report, Wissenschaftszentrum Berlin, 1986

6. ALTENKIRCH H., Multiple chemical sensitivity (MCS)-Syndrom. Gesundheitswesen, 10, 1995, 661-690

7. AMERICAN ACADEMY OF ALLERGY AND IMMUNOLOGY, Position statements – controversial techniques. J Allergy Clin Immunology, 67 (5), 1981, 323-328

8. AMERICAN ACADEMY OF ALLERGY AND IMMUNOLOGY, Candidiasis hypersensitivity syndrome (Position statement). J Allergy Clin Immunology, 78 (2), 1986, 271-273

9. AMERICAN COLLEGE OF PHYSICIANS (Hg.), Position paper: Clinical ecology. Ann Intern Med, 111 (2), 1989, 168-178

10. ANDERSON K.E., The porphyrias. In: WYNGAARDEN, SMITH, BENNETT (Hg.), Cecil textbook of medicine (19th edition). W.B. Saunders, Philadelphia, 1992

11. ANDERSON L.E., Biological effects of extremely low-frequency electromagnetic fields. In vivo studies. American Industrial Hygiene Association Journal, 54 (4), 1993, 186-196

12. ANTELMAN S.M., Time-dependent sensitization in animals: a possible model of multiple chemical sensitivity in humans. Toxicol Ind Health, 10 (4/5), 1994, 335-342

13. APPEL K., GERICKE S., Neurotoxizität und Toxikokinetik von Pyrethroiden. Bundesgesundheitsblatt, 36 (6), 1993, 219-228

14. ARNETZ B.B., BERG M., ANDERZÉN I., LUNDBERG T., HAKER E., A nonconventional approach to the treatment of 'environmental illness'. J Occup Med, 37 (7), 1995, 838-844

15. ASHFORD N.A. u. a., Chemical sensitivity in selected European countries: An exploratory study. Ergonomia, Athen, 1994

16. ASHFORD N.A., HATTIS D.B., SPADAFOR C.J., CALDART C.C., Monitoring the worker for exposure and disease. John Hopkins University Press, Baltimore and London, 1990

17. ASHFORD N.A., MILLER C.S., Chemical exposures. Low levels and high stakes. Van Nostrand and Reinhold, New York, 1991

18. ASHFORD N.A., MILLER C.S., Chemikalienunverträglichkeit – ein amerikanischer Report. Plön, 1993 (in Lizenz herausgegeben vom NAV – Virchow-Bund, Landesverband Schleswig-Holstein)

19. AOEC (Hg.), Advancing the understanding of multiple chemical sensitivity. Toxicol Ind Health, 8 (4), 1992, 1-257

20. ATKINS P.C. u. a., Determinants of in vivo histamine release in cutaneous allergic reactions in humans. J Allergy Clin Immunology, 86 (3), 1990, 371-379

21. ATSDR (Hg.), Proceedings of the conference on low-level exposure to chemicals and neurobiologic sensitivity. Toxicol Ind Health, 10, (4/5), 1994

22. BAGS (Hg), Hamburger Kindergartenstudie – Auswirkungen von Holzschutzmitteln auf die Gesundheit von Kindern. Drucksache der Freien und Hansestadt, Hamburg, 1990

23. BAIRD J.C., BERGLUND B., ESFANDABAD H.S., Longitudinal assessment of sensory reactions in eyes and upper airways of staff in a sick building. Environment International, 20 (2), 1994, 141-160

24. BAKER E.L. u. a., Monitoring neurotoxins in industry: Development of a neuro-behavioral test battery. J Occ Med, 25, 1983, 145-152

25. BAKER E.L., FELDMAN R.G., FRENCH J.G., Environmentally related disorders of the nervous system. Medical Clinics of North America, 74 (2), 1990, 325-345

26. BAKER E.L., WHITE R., The use of neuropsychological testing in the evaluation of neurotoxic effects of organic solvents. In: WHO, NORDIC COUNCIL OF MINISTERS (Hg.), Organic solvents and the central nervous system. WHO, Kopenhagen, 1985

27. BALIN B.J., BROADWELL R.D., SALCMAN M., EL-KALLINY M., Avenues of entry of peripherally administered protein to the central nervous system in mouse, rat, and squirrel monkey. Journal of Comparative Neurology, 251, 1986, 260-280

28. BARDANA E., MONTANARO A., Chemically sensitive patients: avoiding the pitfalls. Journal of Respiratory Diseases, 10 (1), 1989, 32-45

29. BARINAGA M., Better data needed on sensitivity syndrome. Science, 251, 1991, 1558

30. BARNES P.J., Neurogenic inflammation in airways and its modulation. Archives of International Pharmacodynamics, 303, 1990, 67-82

31. BARNES P.J., Neurogenic inflammation in airways. International Archive of Allergy and Applied Immunology, 94, 1991, 303-309

32. BARNES P.J., Neurogenic inflammation and asthma. Journal of Asthma, 29 (3), 1992, 165-180

33. BARNES P.J., BELVISI M.G., ROGERS D.F., Modulation of neurogenic inflammation: Novel approaches to inflammatory disease. Trends in Pharmacological Science, 11, 1990, 185-189

34. BARSKY A.J., KLERMAN G.L., Overview: hypochondriasis, bodily complaints and somatic styles. American Journal of Psychiatry, 140, 1983, 273-283

35. BASCOM R., Chemical hypersensitivity syndrome study: Options for action, a literature review, and a needs assessment. Report for the State of Maryland Department of Environment, 1989

36. BASCOM R., Multiple chemical sensitivity: A respiratory disorder? Toxicol Ind Health, 8 (4), 1992, 221-228

37. BECKER D.M., KRAMER S., The neurological manifestations of porphyria: A review. Medicine, 56 (5), 1977, 411-423

38. BEHRENDT H., Allergotoxikologie: Einfluß von Umweltschadstoffen auf allergische Reaktionen. Umwelthygiene, 19, 1987, 261-269

39. BEHRENDT H., BRASSEL D., Allergie und Umwelt. Umwelthygiene, 14, 1982, 95-112

40. BELL I.R., Clinical Ecology. Common Knowledge Press, Bolinas (California), 1982

41. BELL I.R., Neuropsychiatric and biopsychosocial mechanisms in multiple chemical sensitivity: An olfactory-limbic system model. In: NATIONAL RESEARCH COUNCIL (Hg.), Multiple chemical sensitivities – a workshop. National Academy Press, Washington (D.C.), 1992, 89-108

42. BELL I.R., White paper: Neuropsychiatric aspects of sensitivity to low-level chemicals: a neural sensitization model. Toxicol Ind Health, 10 (4/5), 1994, 277-312

43. BELL I.R., KING D.S., Psychological and physiological research relevant to clinical ecology: Overview of current literature. Clin Ecol, 1 (1), 1982, 15-25

44. BELL I.R., MILLER C.S., SCHWARTZ G.E., An olfactory-limbic model of multiple chemical sensitivity syndrome: possible relationship to kindling and affective spectrum disorders. Biological Psychiatry, 32, 1992, 218-242

45. BELL I.R., PETERSON J.M., SCHWARTZ G.E., Medical histories and psychological profiles of middle-aged women with and without self-reported illness from environmental chemicals. J Clin Psychiatry, 56 (4), 1995, 151-160

46. BELL I.R., SCHWARTZ G.E., PETERSON J.M., AMEND D., Self-reported illness from chemical odors in young adults without clinical syndromes or occupational exposures. Arch Environ Health, 48 (1), 1993a, 6-13

47. BELL I.R., SCHWARTZ G.E., PETERSON J.M., AMEND D., STINI W.A., Possible time-dependent sensitization to xenobiotics: self-reported illness from chemical odors, foods, and opiate drugs in an older adult population. Arch Environ Health, 48 (5), 1993b, 315-327

48. BENOWITZ N.L., Cardiotoxicity in the workplace. Occupational Medicine: State of the Art Reviews, 7 (3), 1992, 465-478

49. BERG M., ARNETZ B.B., LIDÉN S., ENEROTH P., KALLNER A., Techno-stress – a psycho-physiological study of employees with VDU-associated skin complaints. J Occ Med, 34 (7), 1992, 698-700

50. BERKSON J., Patient statement: a canary´s tale. Toxicol Ind Health, 10 (4/5), 1994, 323-326

51. BgVV, BgVV fordert besseren Verbraucherschutz beim Einsatz von Pyrethroiden. bgvv-Pressedienst, 8, 1995, 1-2

52. BgVV, Ursachen, Diagnostik und Therapie der vielfachen Chemikalienüberempfindlichkeit (MCS) stellen Wissenschaft und Ärzte vor Probleme. bgvv-Pressedienst, 6, 1996, 1-2

53. BLACK D.W., Somatoform disorders. Primary Care, 14 (4), 1987, 711-723

54. BLACK D.W., RATHE A., GOLDSTEIN R., Environmental illness: a controlled study of 26 subjects with 20th Century disease. JAMA, 264, 1990, 3166-3170

55. BLACK W., Resource implications of Munchausen´s syndrome. British Journal of Psychiatry, 162, 1993, 847-848

56. BOLLA-WILSON K., BLEECKER M.L., The author replies. J Occ Med, 31 (4), 1989, 411

57. BOLLA-WILSON K., WILSON R.J., BLEECKER M.L., Conditioning of physical symptoms after neurotoxic exposure. J Occ Med, 30 (9), 1988, 684-686

58. BOLT H., Bewertung des Risikos beim Umgang mit sensibilisierenden Gefahrstoffen. 31. Jahrestagung der Deutschen Gesellschaft für Arbeitsmedizin, 1991, 75-81

59. BOSIEN G. (Hg.), Bürger wehren sich erfolgreich – Erfahrungen und Tips. Eigenverlag, Hamburg, 1994

60. BOULET L.P., Increases in airway responsiveness following acute exposure to respiratory irritants. Chest, 94 (3), 1988, 476-481

61. BOXER P.A., SINGAL M., HARTLE R.W., An epidemic of psychogenic illness in an electronics plant. J Occ Med, 26 (5), 1984, 381-385

62. BOXER R., Cardiac arrhythmias due to foods. In: DICKEY L. (Hg.), Clinical ecology. Charles C. Thomas, Springfield (Illinois), 1976, 193-200

63. BRANDT-RAUF P.W., ANDREWS L.R., SCHWARZ-MILLER J., Sick-hospital syndrome. J Occ Med, 33 (6), 1991, 737-739

64. BRAUTBAR N., Multiple chemical sensitivities. Toxicol Ind Health, 18 (6), 1992, 114-119

65. BRODER I., COREY P., COLE P., MINTZ S., LIPA M., NETHERCOTT J., Health status of residents in homes insulated with urea formaldehyde foam. In: WALKINSHAW D.S. (Hg.): Indoor air quality in cold climates. Air Pollution Control Association, Pittsburgh (PA), 1986, 155-166

66. BRODSKY C.M., Allergic to everything: a medical subculture. Psychosomatics, 24, 1983a, 731-742

67. BRODSKY C.M., Psychological factors contributing to somatoform diseases attributed to the workplace. J Occup Med, 25 (6), 1983b, 459-464

68. BRODSKY C.M., Multiple chemical sensitivities and other 'environmental illness': a psychiatrist´s view. In: CULLEN M. (Hg.), Workers with multiple chemical sensitivities. Occupational Medicine: State of the Art Reviews, 2 (4), 1987, 695-704

69. BROOKS S.M., WEISS M.A., BERNSTEIN I.L., Reactive airways dysfunction syndrome (RADS). Chest, 88 (3), 1985, 376-384

70. BROWN E.A., COLOMBO N.J., The asthmogenic effect of odors, smells and fumes. Ann Allergy, January-February, 1954, 14-24

71. BRÜCKMANN S., VOGEL A., Irrweg Umweltmedizin. abekra, 10/11, 1995, 19-25

72. BUCHWALD D., GARRITY D., Comparison of patients with chronic fatigue syndrome, fibromyalgia, and multiple chemical sensitivities. Archives of Internal Medicine, 154 (18), 1994, 2049-2053

73. BUCHWALD H., The elusive miasma: problems of abnormal responses to atmospheric contaminants. Annals of Occupational Hygiene, 15, 1972, 379-391

74. BULTMANN A., Einleitung. Experten im Zwielicht. In: BULTMANN A., SCHMITHALS F. (Hg.), Käufliche Wissenschaft – Experten im Dienst von Industrie und Politik. Knaur, München, 1994

75. BURG J.R., GIST G.L., The National Exposure Registry: Procedures for establishing a registry of persons environmentally exposed to hazardous substances. Tox Ind Health, 11 (2), 1995, 231-248

76. BURRELL R., Antigen specific and antigen non-specific immunization. In: NATIONAL RESEARCH COUNCIL (Hg.), Multiple chemical sensitivities – a workshop. National Academy Press, Washington (D.C.), 1992, 77-88

77. BUSELMAIER W., TARIVERDIAN G., Humangenetik. Springer, Berlin, 1991

78. BUZZI M.G. u. a., Neurogenic model of migraine. Cephalalgia, 15 (4), 1995, 277-280

79. CALABRESE E., Pollutants and high risk groups: The biological basis of increased human susceptibility to environmental and occupational pollutants. John Wiley & Sons, New York, 1978

80. CALIFORNIA MEDICAL ASSOCIATION TASK FORCE ON CLINICAL ECOLOGY (Hg.), Clinical ecology: A critical appraisal. Western Journal of Medicine, 144 (2), 1986, 239-245

81. CALLENDER T.J., MORROW L., SUBRAMANIAN K., Evaluation of chronic neurological sequelae after acute pesticide exposure using SPECT brain scans. J Toxicol Environ Health, 41, 1994, 275-284

82. CALLENDER T.J., MORROW L., SUBRAMANIAN K., DUHON D., RISTOVV M., Three-dimensional brain metabolic imaging in patients with toxic encephalopathy. Environ Res, 60, 1993, 295-319

83. CATHEBRAS P.J., ROBBINS J.M., KIRMAYER L.J., HAYTON B.C., Fatigue in primary care: Prevalence, psychiatric comorbidity, illness behavior, and outcome. Journal of General Internal Medicine, 7, 1992, 276-286

84. CERNAY I., Umweltgifte – krank ohne Grund? Südwest-Verlag, München, 1995

85. CHECK W., Eat, drink, and be merry – or argue about food 'allergy'. JAMA, 250, 1983, 701-711

86. CHESTER A.C., LEVINE P.H., Concurrent sick-building syndrome and chronic fatigue syndrome: Epidemic neuromyasthenia revisited. Clinical Infectious Diseases, 18 (Suppl. 1), 1994, S43-S48

87. COLBURN T. u. a., Developmental effects of endocrine-disrupting chemicals in wildlife and humans. Environmental Health Perspectives, 101 (4), 1993

88. COLLIGAN M.J., Mass psychogenic illness: Some clarification and perspective. J Occ Med, 23 (9), 1981, 635-638

89. COLLIGAN M.J., SMITH M.J., A methodological approach for evaluating outbreaks of mass psychogenic illness in industry. J Occ Med, 20 (6), 1978, 401-402

90. COLLIGAN M.J., URTES M.A., WISSEMAN C., ROSENSTEEL R.E., ANANIA T.L., HORNUNG R.W., An investigation of apparent mass psychogenic illness in an electronics plant. Journal of Behavioral Medicine, 2 (3), 1979, 297-309

91. COMETTO-MUÑIZ J.E., CAIN W.S., Efficacy of volatile organic compounds in evoking nasal pungency and odor. Arch Environ Health, 48 (5), 1993, 309-314

92. COLNERIC N., Arbeitsbedingte Erkrankungen – krankheitsbedingte Kündigungen. In: ELSNER G. (Hg.), Was uns kaputt macht – Arbeitsmedizin und Arbeitsmarkt. VSA, Hamburg, 1984

93. CONE J., HARRISON R., REITER R., Patients with multiple chemical sensitivities: clinical diagnostic subsets among an occupational health clinic population. In: CULLEN M. (Hg.), Workers with multiple chemical sensitivities. Occupational Medicine: State of the Art Reviews, 2 (4), 1987, 721-738

94. CORRIGAN F.M. u. a., Neurasthenic fatigue, chemical sensitivity and GABA receptor toxins. Medical Hypotheses, 43, 1994, 195-200

95. CROOK W.G., The yeast connection: a medical breakthrough (Second edition). Professional Books, Jackson (Tenn.), 1984

96. CULLEN M., The worker with multiple chemical sensitivities: an overview. In: CULLEN M. (Hg.), Workers with multiple chemical sensitivities. Occupational Medicine: State of the Art Reviews, 2 (4), 1987a, 655-662

97. CULLEN M., Multiple chemical sensitivities: summary and directions for future investigators. In: CULLEN M. (Hg.), Workers with multiple chemical sensitivities. Occupational Medicine: State of the Art Reviews, 2 (4), 1987b, 801-804

98. CULLEN M., Multiple chemical sensitivities: development of public policies in the face of scientific uncertainty. New Solutions, Fall 1991, 16-24

99. CULLEN M., PACE P.E., REDLICH C.A., The experience of the Yale occupational and environmental medicine clinics with Multiple Chemical Sensitivities, 1986-1991. Toxicol Ind Health, 8 (4), 1992, 15-19

100. DAGER S.J., HOLLAND J.P., COWLEY D.S. u. a., Panic disorder precipitated by exposure to organic solvents in the workplace. Am J Psychiatry, 144, 1987, 1056-1058

101. DAUNDERER M., Gifte im Alltag. C.H.Beck, München, 1995a

102. DAUNDERER M., Klinische Toxikologie in der Zahnheilkunde. Ecomed, Landsberg/Lech, 1995b

103. DAVIDOFF A.L., CURBOW B., NETHERCOTT J.R., ABBEY H., Opinions about the etiology of multiple chemical sensitivities syndrome: results of a survey of expert medical practioners. Toxicol Ind Health, 2, 1993, 217-227

104. DAVIDOFF A.L., FOGARTY L., Psychogenic origins of multiple chemical sensitivities syndrome: A critical review of the research literature. Arch Environ Health, 49 (5), 1994, 316-325

105. DAVIDOFF L.L., Models of multiple chemical sensitivities (MCS) syndrome: using empirical data (especially interview data) to focus investigations. Toxicol Ind Health, 8 (4), 1992, 229-247

106. DAVIDOFF L.L., CURBOW B., NETHERCOTT J.R., ABBEY H., Opinions about the etiology of multiple chemical sensitivities syndrome: Results of a survey of expert medical practitioners. Toxicol Ind Health, 2, 1993, 217-227

107. DAVIES J.E., MANN J.B., TOCCI P.M., Renal tubular dysfunction and amino acid disturbances under conditions of pesticide exposure. Annals of the New York Academy of Science, 160 (Art 1), 1969, 323-333

108. DAVIS E.S., Multiple chemical sensitivity: A new disease. Trialbriefs, 1, 1992, 24-30

109. DAVIS E.S., WILK v. a., Toxic chemicals: The interface between law and science. Farmworker Justice Fund, Washington (D.C.), 1982

110. DAVISON G.C., NEALE J.M., Klinische Psychologie, Ein Lehrbuch (3. Auflage). Psychologie Verlags Union, München-Weinheim, 1988

111. DAWSON R. u. a., Excitotoxins, aging, and environmental neurotoxins: Implications for understanding human neurodegenerative diseases. Toxicology and Applied Pharmacology, 134, 1995, 1-17

112. DAYAL H., GUPT S., TRIEFF N., MAIERSON D., REICH D., Symptom clusters in a community with chronic exposure to chemicals in two Superfund sites. Arch Environ Health, 50 (2), 1995, 108-111

113. DEAN J.H., LUSTER M., BOORMAN C., Methods and approaches for assessing immunotoxicity: An overview. Environ Health Perspect, 43, 1982, 27-43

114. DEHART R.L., Multiple chemical sensitivity – what is it? In: NATIONAL RESEARCH COUNCIL (Hg.), Multiple chemical sensitivities – a workshop. National Academy Press, Washington (D.C.), 1992, 35-40

115. DELUCA J., JOHNSON S.K., NATELSON B.J., Neuropsychiatric status of patients with chronic fatigue syndrome: an overview. Toxicol Ind Health, 10 (4/5), 1994, 513-522

116. DOHMEIER H.-J., Die Betrugsgenossenschaft. In: BULTMANN A., SCHMITHALS F. (Hg.), Käufliche Wissenschaft – Experten im Dienst von Industrie und Politik. Knaur, München, 1994, 313-329

117. DONNAY A., Recognition of multiple chemical sensitivity. MCS Referral & Resources, Baltimore, 1994

118. DONNAY A., ZIEM G.E., Protocol for evaluating disorders of porphyrin metabolism in chemically sensitive patients. MCS Referral & Resources, Baltimore, 1995

119. DOTY R.L., DEEMS D.A., FRYE R.E., PELBERG R., SHAPIRO A., Olfactory sensitivity, nasal resistance, and autonomic function in patients with multiple chemical sensitivities. Archive of Otolaryngology, Head and Neck Surgery. 114, 1988, 1422-1427

120. DOTY R.L., Olfaction and multiple chemical sensitivity. Toxicol Ind Health, 10 (4/5), 1994, 359-368

121. DRUET P., Metal-induced autoimmunity. 1993 Eurotox Congress, Uppsala, 1993, 185-191

122. DUBBELS S., Genetisch bedingte Unterschiede im Arzneimittelstoffwechsel. In: SCHLOOT W. (Hg.): Möglichkeiten und Grenzen der Humangenetik. Campus, Frankfurt/M., 1984, 93-106

123. DUEHRING C., Toward a unifying metabolic factor for MCS. Our Toxic Times, March 1996, 15-24

124. DUKE S.O., REBEIZ C.A. (Hg.), Porphyric pesticides: Chemistry, toxicology, and pharmaceutical applications. American Chemical Society, Washington D.C., 1994

125. EATON K.K., The incidence of allergy – has it changed? Clinical Allergy, 12, 1982, 107-110

126. EGGLESTON P.A., Prospective studies in the natural history of food allergy. Annals of Allergy, 59 (5), 1987, 179-182

126a ENQUETEKOMMISSION, CATENHUSEN W.-M., NEUMEISTER H. (Hg.), Chancen und Risiken der Gentechnologie. Campus, Frankfurt/M., 1990 (2. Auflage)

127. EIS D., SONNTAG H., Psychosomatische Aspekte in der Umweltmedizin. Erfahrungen aus einer umweltmedizinischen Ambulanz. In: CHRISTIANSEN u. a. (Hg.), Fortschritte in der Hygiene und Mikrobiologie. Pechstein, Dobersdorf, 1994

128. ELSNER G., Erwerbsminderung und ärztliche Begutachtung. In: ELSNER G. (Hg.), Was uns kaputt macht – Arbeitsmedizin und Arbeitsmarkt. VSA, Hamburg, 1984

129. EPA (Hg.), Indoor air quality and work environment study of EPA headquarter buildings. Volume 1: Employee Survey. Eigenverlag, Washington D.C., 1989

130. EVANS G., COLOME S., SHEARER D., Psychological reactions to air pollution. Environmental Research, 45, 1988, 1-15

131. FABIG K., Suppression of regional cerebral blood flow (rCBF) in human beings after exposure to PCDD/PCDF by inhalation. Poster auf 'Dioxin '88 – 8th International Symposium on Chlorinated Dioxins and Related Compounds', Umeå, August 1988

132. FALKE J., Grenzwerte im Arbeits- und Umweltschutz. In: HOFFMANN J., MATTHIES H., MÜCKENBERGER U. (Hg.), Der Betrieb als Ort ökologischer Politik. Verlag Westfälisches Dampfboot, Münster, 1992

133. FAUST H.S., BRILLIANT L.B., Is the diagnosis of 'mass hysteria' an excuse for incomplete investigation of low-level environmental contamination? J Occ Med, 23 (1), 1981, 22-26

134. FIEDLER N., KIPEN H., Neurobehavioral and psychosocial aspects of multiple chemical sensitivity. In: NATIONAL RESEARCH COUNCIL (Hg.), Multiple chemical sensitivities – a workshop. National Academy Press, Washington (D.C.), 1992, 109-116

135. FIEDLER N., KIPEN H., DELUCA J., KELLY-McNEILL K., NATELSON B., Neuropsychology and psychology of MCS. Toxicol Ind Health, 10 (4/5), 1994, 545-554

136. FIEDLER N., MACCIA C., KIPEN H., Evaluation of chemically sensitive patients. J Occ Med, 34 (5), 1992, 529-538

137. FOERSTER K., Die Indikation zur psychiatrischen Begutachtung im Rentenverfahren. Med Sach, 90 (Sonderausgabe), 1994, S/10-S/14

138. FOLKS-DAVID G., Munchausen´s syndrome and other factitious disorders. Special Issue: Malingering and conversion reactions. Neurologic Clinics, 13 (2), 1995, 267-281

139. FRANCK C., BACH E., SKOV P., Prevalence of objective eye manifestations in people working in office buildings. Int Arch Occup Environ Health, 65, 1993, 65-69

140. FREED D.M., KANDEL E., Long-term occupational exposure and the diagnosis of dementia. Neurotoxicology, 9 (3), 1988, 391-400

141. FRIEDMAN M.J., Neurobiological sensitization models of post-traumatic stress disorder: their possible relevance to multiple chemical sensitivity syndrome. Toxicol Ind Health, 10 (4/5), 1994, 449-462

142. GALLAND L., Biochemical abnormalities in patients with multiple chemical sensitivities. In: CULLEN M. (Hg.), Workers with multiple chemical sensitivities. Occupational Medicine: State of the Art Reviews, 2 (4), 1987, 713-720

143. GENSCH R., Der vergessene § 3 der Berufskrankheitenverordnung: zwischen Prävention und Entschädigung. In: ELSNER G., KARMAUS W., LISSNER L. (Hg.), Muß Arbeit krank machen? VSA, Hamburg, 1986

144. GENSCH R., Das Berufskrankheitenrecht und das Berufskrankheitenverfahren. In: ELSNER G. (Hg.), Handbuch Arbeitsmedizin. VSA, Hamburg, 1988

145. GERSHON S., SHAW F., Psychiatric sequelae of chronic exposure to organo-phosphorus insecticides. Lancet, 1, 1961, 1371-1374

146. GHANTOUS H. u. a., Accumulation and turnover of metabolites of toluene and xylene in nasal mucosa and olfactory bulb in the mouse. Pharmacology & Toxicology, 66, 1990, 87-92

147. GIBSON P.R., Environmental illness/multiple chemical sensitivities: Invisible disabilities. Women & Therapy, 14 (3/4), 1993, 171-185

148. GILBERT M.E., The phenomenology of limbic kindling. Toxicol Ind Health, 10 (4/5), 1994, 343-358

149. GLOWANIA H.J., Allergien – ihre zunehmende Bedeutung in der Bundeswehr. V. Kapitel: Arznei- und Nahrungsmittel-Unverträglichkeiten. Wehrmedizin und Wehrpharmazie, 9 (4), 1985, 67-77

150. GOLDHABER S., Cardiovascular effects of potential occupational hazards. Journal of the American College of Cardiology, 2, 1983, 93-98

151. GOTS R.E., Medical hypothesis and medical practice: autointoxication and multiple chemical sensitivities. Regul Toxicol Pharmacol, 18 (1), 1993a, 2-12

152. GOTS R.E., HAMOSH T.D., FLAUM W.G., CARR C.J., Multiple chemical sensitivities: a symposium on the state of the science. Regul Toxicol Pharmacol, 18 (1), 1993b, 61-78

153. GREGERSEN P., HANSEN T., Organic solvents. Miljøministeriet, Kopenhagen, 1986

154. GRIFFITH J., DUNCAN R.C., HULKA B.S., Biochemical and biological markers: implications for epidemiologic studies. Arch Environ Health, 44, 1989, 375-381

155. GUGLIELMI R.S., COX D.J., SPYKER D.A., Behavioral treatment of phobic avoidance in multiple chemical sensitivity. Journal of Behavioral Therapy and Experimental Psychiatry, 25 (3), 1994, 197-209

156. GYNTELBERG F. u. a., Acquired intolerance to organic solvents and results of vestibular testing. Am J Ind Med, 9, 1986, 363-370

157. HÄNNINEN H. u. a., Internal load of aluminum and the central nervous system function of aluminum welders. Scand J Work Env Hlth, 20 (4), 1995, 279-285

158. HALL E.M., JOHNSON J.V., A case study of stress and mass psychogenic illness in industrial workers. J Occ Med, 31 (3), 1989, 243-250

159. HALLER E., Successful management of patients with ‘multiple chemical sensitivities’ on an inpatient psychiatric unit. Journal of Clinical Psychiatry, 54 (5), 1993, 196-199

160. HAMBLIN T.J. u. a., Immunological reason for chronic ill health after infectious mononucleosis. British Medical Journal, 287, 1983, 85-88

161. HARRIS C.C., Chemical and physical carcinogenesis: Advances and perspectives for the 1990s. Cancer Research, 51 (Suppl.), 1991, 5023-5044

162. HARRISON P.J., PEARSON R.C., Olfaction and psychiatry. British Journal of Psychiatry, 155, 1989, 822-828

163. HASTINGS L., EVANS J.E., Olfactory primary neurons as a route of entry for toxic agents into the CNS. NeuroToxicology, 12, 1991, 707-714

164. HATTIS D., ERDREICH L., BALLEW M., Human variability in susceptibility to toxic chemicals: a preliminary analysis of pharmacokinetic data from normal volunteers. Risk Analysis, 7, 1987, 415-426

165. HAZARD B., Bedingungen der Sensibilität gegenüber Informationen über umweltbedingte Gesundheitsgefahren – Ergebnisse einer Pilotstudie. In: AURAND u. a. (Hg.), Umweltbelastungen und Ängste. Westdeutscher Verlag, Opladen, 1993

166. HEMMINKI K., Use of chemical, biochemical, and genetic markers in cancer epidemiology and risk assessment. American Journal of Industrial Medicine, 21, 1992, 65-76

167. HERRICK A.L. u. a., Acute intermittent porphyria in two patients on anticonvulsant therapy and with normal erythrocyte porphobilinogen deaminase activity. British Journal of Clinical Pharmacology, 27 (4), 1989, 491-497

168. HESSL S., Management of patients with multiple chemical sensitivities at occupational health clinics. In: CULLEN M. (Hg.), Workers with multiple chemical sensitivities. Occupational Medicine: State of the Art Reviews, 2 (4), 1987, 779-790

169. HEUSER G., MENA I., ALAMOS F., Neurospect findings in patients exposed to neurotoxic chemicals. Toxicol Ind Health, 10 (4/5), 1994, 561-571

170. HEUSER G., MENA I., GOLDSTEIN J., THOMAS C., ALAMOS F., NeuroSPECT findings in patients exposed to neurotoxic chemicals. Clinical Nuclear Medicine, 18, 1993, 923

171. HEUSER G., WOJDANI A., HEUSER S., Diagnostic markers of multiple chemical sensitivity. In: NATIONAL RESEARCH COUNCIL (Hg.), Multiple chemical sensitivities – a workshop. National Academy Press, Washington (D.C.), 1992, 117-138

172. HIEN W., Anilinkrebs und genetische Analyse. In: HANSEN F., KOLLEK R: (Hg) Gen-Technologie. Die neue soziale Waffe. Konkret Literatur Verlag, Hamburg, 1987 (2. Auflage), 168-179

173. HILEMAN B., Multiple chemical sensitivities. Chemical & Engineering News, 69 (29), 1991, 26-42

174. HILGERS A., FRANK J., Chronic fatigue immune dysfunction syndrome bei 103 Patienten. Zeitschrift für klinische Medizin, 47 (4), 1992, 152-164

175. HILGERS A., HOFFMANN I., CFS – Chaos im Immunsystem. Bastei-Lübbe, Bergisch-Gladbach, 1994

176. HOCHSCHILD A.R., Das gekaufte Herz. Zur Kommerzialisierung der Gefühle. Campus, Frankfurt/M., 1990

177. HOCKING B., Anthropologic aspects of occupational illness epidemics. J Occ Med, 29 (6), 1987, 526-530

178. HOGSTEDT C., AXELSON O., Nitroglycerine-nitroglycol exposure and the mortality in cardiocerebrovascular diseases among dynamite workers. J Occ Med, 19, 1977, 675-678

179. HOLMES G.P., KAPLAN J.E., GANTZ N.M. u. a., Chronic fatigue syndrome: a working definition. Ann Intern Med, 108, 1988, 387-389

180. HOLTMEIER E.-L., FRIEGE H., Verbraucherpolitik. In: FRIEGE H., CLAUS F. (Hg.), Chemie für wen? Rowohlt, Reinbek, 1988

181. HOLZKAMP K., Kritische Psychologie. Hamburg, 1972

182. HONEGGER C., Frauen und medizinische Deutungsmacht im 19. Jahrhundert. In: LABISCH A., SPREE R. (Hg.), Medizinische Deutungsmacht im sozialen Wandel. Psychiatrie-Verlag, Bonn, 1989

183. HOROWITZ F., MATZA D., MACHAC J., Cardiotoxic effects of chemicals. Mount Sinai School of Medicine, 52, 1985, 650-655

184. HUBER P.W., Galileo´s revenge: junk science in the courtroom. Basic Books, New York, 1991

185. HUNDER G., Potentielle Risiken der Rückstandsbildung aus toxikologischer Sicht. Archiv für Lebensmittelhygiene, 39 (4), 1988, 90-94

186. IDLE J.R., Is environmental carcinogenesis modulated by host polymorphism? Mutation Research, 247 (2), 1991, 259-266

187. IHG (Hg.), Das Urteil im Strafprozeß gegen die Geschäftsführer des Holzschutzmittel-Herstellers Desowag. IHG, Engelskirchen, 1993

188. JOHNSON B. (Hg.), Prevention of neurotoxic disease in working populations. John Wiley & Sons, New York, 1987

189. JONES J.F. u. a., Evidence of active Epstein-Barr virus infection in patients with persistent, unexplained illness: Elevated anti-early antigen anti-bodies. Ann Intern Med, 102, 1985, 1-7

191. KAHN E., Evaluation of chemically sensitive patients (Note to the editor). J Occ Med, 35 (3), 1993, 315-316

192. KAILIN E.W., BROOKS C.R., Systemic toxic reactions to soft plastic food containers: A double-blind study. Medical Annals of the District of Columbia, 32 (1), 1963, 1-8

193. KAILIN E.W., HASTINGS A., Electromyographic evidence of DDT-induced myasthenia. Medical Annals of the District of Columbia, 35 (5), 1966, 237-245

194. KAILIN E.W., HASTINGS A., Cerebral disturbances from small amounts of DDT: A controlled study. Medical Annals of the District of Columbia, 35 (10), 1966, 519-524

195. KAILIN E.W., HASTINGS A., Electromyographic evidence of cerebral malfunction in migraine due to egg allergy. Medical Annals of the District of Columbia, 39 (8), 1970, 437-441

196. KALBERLAH F., Acht Stunden täglich – Schadstoffe und Gesundheitsschutz am Arbeitsplatz. Dreisam, Freiburg, 1983

197. KANG D.-H., DAVIDSON R.J., COE C.L., WHEELER R.E., TOMARKEMN A.J., ERSHLER W.B., Front brain asymmetry and immune function. Behavioral Neuroscience, 105 (6), 1991, 860-869

198. KAPPAS A. u. a., The porphyrias. In: SCRIVER C.R., BEAUDOT A.L. u. a. (Hg.), The metabolic basis of inherited disease (7. Auflage). McGraw-Hill, New York, 1995, 2103-2159

199. KARE M.R., SCHECHTER P.J., GROSSMAN S.P., ROTH L.J., Direct pathway to the brain. Science, 163, 1968, 952-953

200. KARMAUS W., Dreizehn Fehlerquellen epidemiologischer Studien. Schwierigkeiten beim Nachweis von Gesundheitsrisiken am Arbeitsplatz und in der Umwelt. Jahrbuch für kritische Medizin, Argument-Sonderband 125, 1985, 65-87

201. KATALYSE-UMWELTGRUPPE (Hg.), Umwelt-Lexikon. Kiepenheuer & Witsch, Köln, 1985

202. KAUFMANN I., MEINE H., Handlungsmöglichkeiten der Interessenvertretung beim Abbau von Umgebungsbelastungen. In: ZIMMERMANN L. (Hg.), Humane Arbeit – Leitfaden für Arbeitnehmer. Band 2: Gesundheitsgefahren bei der Arbeit. Rowohlt, Reinbek, 1982

203. KEPLINGER H., Patient statement: chemically sensitive. Toxicol Ind Health, 10 (4/5), 1994, 313-317

204. KERCKHOFF A.C., BACK K.W., The June Bug: A study of hysterical contagion. Appleton-Century-Crofts, New York, 1968

205. KERN D.G., Outbreak of the reactive airways dysfunction syndrome after a spill of glacial acetic acid. Annual Review of Respiratory Diseases, 144, 1991, 1058-1064

206. KILBURN K.H., Is the human nervous system most sensitive to environmental toxins? (Editorial) Arch Environ Health, 44 (6), 1989, 343-344

207. KILBURN K.H., How should we think about chemically reactive patients? (Editorial) Arch Environ Health, 48 (1), 1993a, 4-5

208. KILBURN K.H., Conserve brains first, else may be lost (Editorial). Arch Environ Health, 48 (3), 1993b, 199

209. KILBURN K.H., Symptoms, syndrome, and semantics: multiple chemical sensitivity and chronic fatigue syndrome (Editorial). Arch Environ Health, 48 (5), 1993c, 368-369

210. KILBURN K.H., Neurobehavioral impairment and seizures from formaldehyde. Arch Environ Health, 49 (1), 1994, 37-44

211. KILBURN K.H., THORNTON J.C., Protracted neurotoxicity from chlordane sprayed to kill termites. Environ Health Perspect, 103 (7/8), 1995, 690-694

212. KILBURN K.H., WARSHAW R.H., Neurobehavioral impairment downwind from a petroleum refinery with a desulfuriation unit: low-dose hydrogen sulfide exposure. JAMA, 270, 1993a, 190-195

213. KILBURN K.H., WARSHAW R.H., Effects on neurobehavioral performances of chronic exposure to chemically contaminated well water. Tox Ind Health, 9 (3), 1993b, 391-404

214. KILBURN K.H., WARSHAW R.H., Hydrogen sulfide and reduced sulfur gases adversely affect neurophysiological functions. Toxicol Ind Health, 11 (2), 1995, 185-198

215. KILBURN K.H., WARSHAW R.H., SHIELDS M.G., Neurobehavioral dysfunction in firemen exposed to polychlorinated biphenyls (PCBs): possible improvement after detoxification. Arch Environ Health 44 (6), 1989, 345-350

216. KING D., Can allergic exposure provoke psychological symptoms? A double-blind test. Biological Psychiatry, 16 (1), 1981, 3-19

217. KING D., Psychological and behavioral effects of food and chemical exposure in sensitive individuals. Nutrition and Health, 3, 1984, 137-151

218. KJAERGAARD S., MØLHAVE L., PEDERSEN O.F., Human reactions to indoor air pollutants: n-decane. Environment International: Special Issue Indoor Air Quality, 15 (1-6), 1989, 473-482

219. KNUDSON A.G. Jr., Overview: Genes that predispose to cancer. Mutation Research, 247 (2), 1991, 185-90

220. KOBAL G., HUMMEL T., Olfactory (chemosensory) event-related potentials. Toxicol Ind Health, 10 (4/5), 1994, 587-596

221. KÖHLER B., Neurotoxische Substanzen als Beispiele für gesundheitsgefährliche Arbeitsstoffe. Discussion paper, Wissenschaftszentrum Berlin, 1985

222. KOFLER W., Umweltängste, Toxikopie-Mechanismus, komplexes evolutionäres Coping-Modell und die Notwendigkeit neuartiger Auflagen für genehmigungspflichtige Anlagen. In: AURAND u. a. (Hg.), Umweltbelastungen und Ängste. Westdeutscher Verlag, Opladen, 1993

223. KOLLER L.D., Effect of chemical sensitivity on the immune system. Immunology & Allergy practice, 7 (10), 1985, 405-417

224. KRAUS T., ANDERS M., WEBER A., HERMER P., ZSCHIESCHE W., Zur Häufigkeit umweltbezogener Somatisierungsstörungen. ASP, 30 (4), 1995, 147-150

225. KREBS J.M., PARK R.M., BOAL W.L., A neurological disease cluster at a manufacturing plant. Arch Environ Health, 50 (3), 1995, 190-195

226. KREISS K., The epidemiology of building-related complaints and illness. In: CONE J., HODGSON M. (Hg.), Problem buildings: building-associated illness and the sick building syndrome. Occupational Medicine: State of the Art Reviews, 4 (4), 1989, 575-592

227. KRIEGER H.G., Allergisierend, chemisch-irritativ oder toxisch verursachte obstruktive Atemwegserkrankung. Öffentliches Gesundheitswesen, 50, 1988, 503-509

228. KRISTENSEN T., Cardiovascular diseases and the work environment: A critical review of the epidemiologic literature on chemical factors. Scand J Work Env Hlth, 15, 1989, 245-264

229. KRUEGER G.R., Das postinfektiöse chronische Müdigkeitssyndrom. AIDS-Forschung, 5, 1990, 242-247

230. KURPPA K., HIETANEN E., KLOCKARS M., PARTINEN M., RANTANEN J., RÖNNEMAA T., VIIKARI J., Chemical exposures at work and cardiovascular morbidity. Scand J Work Env Hlth, 10, 1984, 381-388

231. LABISCH A., SPREE R. (Hg.), Medizinische Deutungsmacht im sozialen Wandel. Psychiatrie-Verlag, Bonn, 1989

232. LACEY J.I., Somatic response patterning and stress: some revisions of activation theory. In: APPLEY M.H., TRUMBULL R. (Hg.), Psychological stress. McGraw-Hill, New York, 1967, 82-98

233. LANDRIGAN P.J., Prevention of toxic environmental illness in the twenty-first century. Environ Health Perspect, 86, 1990, 197-199

234. LAX M.B., HENNEBERGER P.K., Patients with multiple chemical sensitivities in an occupational health clinic: Presentation and follow-up. Arch Environ Health, 50 (6), 1995, 425-431

235. LEBOWITZ M.D., Key concepts: chemical sensitization. In: NATIONAL RESEARCH COUNCIL (Hg.), Multiple chemical sensitivities – a workshop. National Academy Press, Washington (D.C.), 1992, 13-34

236. LEVIN A., BYERS V., Environmental illness: a disorder of immune regulation. In: CULLEN M. (Hg.), Workers with multiple chemical sensitivities. Occupational Medicine: State of the Art Reviews, 2 (4), 1987, 669-682

237. LEVINE R.J., Epidemic faintness and syncope in a school marching band. JAMA, 238, 1977, 2373-2376

238. LEVINE R.J., Is the presence of low-level environmental contamination a sufficient excuse for not diagnosing mass hysteria? (Letter to the editor) J Occ Med, 23 (9), 1981, 597-598

239. LEVINE R.J., SEXTON D.J., ROMM F.J. u. a., Outbreak of psychosomatic illness at a rural elementary school. Lancet, 2, 1974, 1500-1503

240. LEVINE S.A., KIDD P.M., Antioxidant adaptation – its role in free radical pathology. Biocurrents Division Allergy Research Group, San Leandro (California), 1985

241. LEVINE S.A., REINHARDT J.H., Biochemical pathology initiated by free radicals, oxidant chemicals, and therapeutic drugs in the etiology of hypersensitivity disease. Orthomolecular Psychiatry, 12, 1983, 166-174

242. LEWIS B.M., Workers with multiple chemical sensitivities: psychosocial intervention. In: CULLEN M. (Hg.), Workers with multiple chemical sensitivities. Occupational Medicine: State of the Art Reviews, 2 (4), 1987, 791-799

243. LEZNOFF A., Multiple chemical sensitivity: Myth or reality? Pract Allergy Immunol, 8 (2), 1993, 48-52

244. LIEBERMAN M.S., DIMURO B.J., BOYD J.B., Multiple chemical sensitivity: An emerging area of law. Trial, July 1995, 22-33

245. LITTORIN M.E., FEHLING C., ATTEWELL R.G., SKERFWING S., Focal epilepsy and exposure to organic solvents: A case-referent study. J Occ Med, 30 (10), 1988, 805-808

246. LOHMANN K., Das Holzschutzmittelsyndrom. Schleswig-Holsteinisches Ärzteblatt, 6, 1989, 335-338

247. LONDON HAZARDS CENTRE (Hg.), Toxic treatments. Eigenverlag, London, 1989

248. LORIG T.S., EEG and ERP studies of low-level odor exposure in normal subjects. Toxicol Ind Health, 10 (4/5), 1994, 579-586

249. LUO J.-C., NELSEN K.G., FISCHBEIN N.A., Persistent reactive airway dysfunction syndrome after exposure to toluene diisocyanate. Br J Ind Med, 47, 1990, 239-241

250. MAGUIRE A., Psychic posession among industrial workers. Lancet, February 18, 1978, 376-378

251. MALLER O., KARS M.R., WELT M., BEHRMAN H., Movement of glucose and sodium chloride from the oropharyngical cavity to the brain. Nature, February 18, 1967, 713-714

252. MARSHALL M., KESSEL R., Kreislauferkrankungen und Berufsarbeit. ASP, 18, 1983, 237-242

253. MASCHEWSKY W., Das Experiment in der Psychologie. Campus, Frankfurt/M., 1977

254. MASCHEWSKY W., Zur Möglichkeit der Analyse von Belastungsstrukturen. In: FRICZEWSKI F., MASCHEWSKY W., WOTSCHACK W. (Hg.), Arbeitsbelastung und Krankheit bei Industriearbeitern. Campus, Frankfurt/M., 1982, 25-48

255. MASCHEWSKY W., Nervenschädigung am Arbeitsplatz. Edition Sigma, Westberlin, 1988a

256. MASCHEWSKY W., Psychosomatisch oder neurotoxisch? Jahrbuch für Kritische Medizin, 13, 1988b, 154-164

257. MASCHEWSKY W., Nervenschäden durch Arbeitsstoffe. WSI-Mitteilungen, 12, 1990, 762-769

258. MASCHEWSKY W., Arbeitsstoffe und Herzkreislauf-Krankheiten. Erich Schmidt Verlag, Berlin, 1992a

259. MASCHEWSKY W., Brain damage by workplace chemicals – overdiagnosis or underreporting? International Journal of Health Sciences, 3 (2), 1992b, 105-110

260. MASCHEWSKY W., Individuelle Anfälligkeit gegen Arbeitsstoffe. Gegengifte 19/20, 1993a, 12-20

261. MASCHEWSKY W., Machen Arbeitsstoffe herzkrank? Sozial- und Präventivmedizin, 38, 1993b, 71-76

262. MASCHEWSKY W., Chemische Mehrfachempfindlichkeit (MCS) – eine neue Neurose? Verhaltenstherapie und psychosoziale Praxis, 2, 1994, 183-199

263. MASCHEWSKY W., Sehr empfindlich oder überempfindlich? Der Streit um die chemische Mehrfachempfindlichkeit (Teil 1). Soziale Sicherheit, 4, 1995, 143-148

264. MASCHEWSKY W., Sehr empfindlich oder überempfindlich? Der Streit um die chemische Mehrfachempfindlichkeit (Teil 2). Soziale Sicherheit, 5, 1995, 185-190

265. MASCHEWSKY W., MCS und Porphyrinopathien. UmwMed 3 (1996), 102–106

266. MASCHEWSKY-SCHNEIDER U. u. a., Sind Frauen gesünder als Männer? Sozial- und Präventivmedizin, 3, 1988, 67-74

267. MATTHIES H., PETERS C., Die Verbraucher – Opfer oder Täter? In: HOFFMANN J., MATTHIES H., MÜCKENBERGER U. (Hg.), Der Betrieb als Ort ökologischer Politik. Verlag Westfälisches Dampfboot, Münster, 1992

268. MATTHEWS B.L., Chemical sensitivity. McFarland, Jefferson (NC), 1992

269. MAYBERG H., Critique: SPECT studies of multiple chemical sensitivity. Toxicol Ind Health, 10 (4/5), 1994, 661-666

270. McCONNACHIE P.R., ZAHALSKY A.C., Immunological consequences of exposure to pentachlorophenol. Arch Environ Health, 46, 1991, 249-253

271. McGOVERN J.M., LAZARONI J.A., HICKS M.F., ADLER J.C., CLEARY P., Food and chemical sensitivity. Archive of Otolaryngology, 109, 1983, 292-297

272. McLELLAN R.K., Biological interventions in the treatment of patients with multiple chemical sensitivities. In: CULLEN M. (Hg.), Workers with multiple chemical sensitivities. Occupational Medicine: State of the Art Reviews, 2 (4), 1987, 755-778

273. MEGGS W.J., Developing clinical research protocols for studying chemical sensitivities. In: NATIONAL RESEARCH COUNCIL (Hg.), Multiple chemical sensitivities – a workshop. National Academy Press, Washington (D.C.), 1992a, 151-154

274. MEGGS W.J., Immunological mechanisms of disease and the multiple chemical sensitivity syndrome. In: NATIONAL RESEARCH COUNCIL (Hg.), Multiple chemical sensitivities – a workshop. National Academy Press, Washington (D.C.), 1992b, 155-168

275. MEGGS W.J., Neurogenic inflammation and sensitivity to environmental chemicals. Environ Health Perspect, 101 (3), 1993, 234-238

276. MEGGS W.J., Neurogenic switching: A hypothesis for a mechanism for shifting the site of inflammation in allergy and chemical sensitivity. Environmental Health Perspectives, 103, 1995, 54-56

277. MEGGS W.J., CLEVELAND C.H., Rhinolaryngoscopic examination of patients with the multiple chemical sensitivity syndrome. Arch Environ Health, 48 (1), 1993, 14-18

278. MERGLER D., BOWLER R., CONE J., Colour vision loss among disabled workers with neuropsychological impairment. Neurotoxicology and Teratology, 12, 1990, 669-672

279. MERK H.F., Hautschäden durch Bekleidung, Schmuck, Kosmetik. Therapiewoche, 36 (22), 1986, 2384-2389

280. MIKKELSEN S., JØRGENSEN M., BROWNE E. u. a., Mixed solvent exposure and organic brain damage. Acta Neurologica Scandinavica, 78 (Suppl.), 1988, 1-143

281. MILLER C.S., Possible models for multiple chemical sensitivity: Conceptual issues and role of the limbic system. Toxicol Ind Health, 8 (4), 1992, 181-202

282. MILLER C.S., White paper: Chemical sensitivity: History and phenomenology. Toxicol Ind Health, 10 (4/5), 1994, 253-276

283. MILLER C.S., ASHFORD N.A., Allergy and multiple chemical sensitivities (MCS) distinguished. In: NATIONAL RESEARCH COUNCIL (Hg.), Multiple chemical sensitivities – a workshop. National Academy Press, Washington (D.C.), 1992a, 47-64

284. MILLER C.S., ASHFORD N.A., Possible mechanisms for multiple chemical sensitivity: The limbic system and others. In: NATIONAL RESEARCH COUNCIL (Hg.), Multiple chemical sensitivities – a workshop. National Academy Press, Washington (D.C.), 1992b, 139-150

285. MILLER C.S., MITZEL H.C., Chemical sensitivity attributed to pesticide exposure versus remodelling. Arch Environ Health, 50 (2), 1995, 119-129

286. MISSRI J.C., ALEXANDER S., Hyperventilation syndrome. JAMA, 240 (19), 1978, 2093-2096

287. MODAN B., SWARTZ T.A., TIROSH M., COSTIN C., WEISSENBERG E., DONAGI A. u. a., The Arjenyattah epidemic. Lancet, December 24/31, 1983, 1472-1475

288. MOISAN T.C., Prolonged asthma after smoke inhalation: A report of three cases and a review of previous reports. J Occ Med, 32 (4), 1991, 458-461

289. MONRO J., BROSTOFF J., CARINI C., Migraine is a food-allergic disease. Lancet, 21 September, 1984, 719-721

290. MONTGOMERY M.R., REASOR M.J., A toxicological approach for evaluation cases of sick building syndrome or multiple chemical sensitivity. J Allergy Clin Immunology, 94 (2/2), 1994, 371-375

291. MOORE M.R. u. a., Disorders of porphyria metabolism. Plenum Medical Book Company, New York, 1987

292. MOOSER S., The epidemiology of multiple chemical sensitivities. In: CULLEN M. (Hg.), Workers with multiple chemical sensitivities. Occupational Medicine: State of the Art Reviews, 2 (4), 1987, 663-668

293. MORRIS D.L., Recognition and treatment of formaldehyde. Clin Ecol, 1, 1982, 27-33

294. MORROW L.A., RYAN C.M., GOLDSTEIN G., HODGSON M., A distinct pattern of personality disturbance following exposure to mixtures of organic solvents. J Occ Med, 31 (9), 1989, 743-746

295. MORROW L.A., STEINHAUER S.R., HODGSON M.J., Delay in P300 latency in patients with organic solvent exposure. Archives of Neurology, 49, 1992, 315-320

296. MORROW L.A., STEINHAUER S.R., RYAN M.R., The utility of psychophysiological measures in assessing the correlates and consequences of organic solvent exposure. Toxicol Ind Health, 10 (4/5), 1994, 537-544

297. MORTON W.E., Redefinition of abnormal susceptibility to environmental chemicals. Paper at the Second International Congress on Hazardous Waste, Atlanta, 1995

298. MOSER G., Der Arzt im Kampf gegen 'Begehrlichkeit' und 'Rentenneurose' im deutschen Kaiserreich und in der Weimarer Republik. Jahrbuch für kritische Medizin, 16, 1993, 161-183

299. MÜLLER-MOHNSSEN H., Private Mitteilung, 1989

300. MÜLLER-MOHNSSEN H., Wem nutzen Falschaussagen 'wissenschaftlicher' Experten? In: BULTMANN A., SCHMITHALS F. (Hg.), Käufliche Wissenschaft – Experten im Dienst von Industrie und Politik. Knaur, München, 1994, 269-306

301. MURATA K. u. a., Autonomic and peripheral nervous system dysfunction in workers exposed to mixed organic solvents. Int Arch Occup Environ Health, 63 (5), 1991, 335-340

302. MURATA K., ARAKI S., Autonomic nervous system dysfunction in workers exposed to lead, zinc, and copper in relation to peripheral nerve conduction: A study of R-R interval variability. Am J Ind Med, 20 (5), 1991, 663-671

303. MURPHY L.R., COLLIGAN M.J., Mass psychogenic illness in a shoe factory: A case report. Int Arch Occup Environ Health, 44, 1979, 133-138

304. NELSON E., Workers exposed to toxics get green light to sue Boeing. Washington Free Press, December 1995, 7

305. NETHERCOTT J.R., DAVIDOFF L.L., CURBOW B., ABBEY H., Multiple chemical sensitivities syndrome: toward a working case definition. Arch Environ Health, 48 (1), 1993, 19-26

306. NEWLIN D.B., Drug sensitization, substance abuse, and chemical sensitivity. Toxicol Ind Health, 10 (4/5), 1994, 463-480

307. Die neue Gefahrstoffverordnung: Gefahr erkannt, Gefahr gebannt? Gegengift (Hamburger Hefte für Arbeit & Gesundheit), 3/4, 1986, 7-10

308. Psychopathologisierung. abekra aktuell, 8/9, 1995a, 27-35

309. Der besondere Fall. abekra aktuell, 8/9, 1995b, 37-42

310. Die Berliner 'Pyrethroide-Studie' (und was dahinter steckt). abekra aktuell, 10/11, 1995c, 6-18

311. NOLTING S., Mykosen des Verdauungstrakts. Medi-Verlag, Hamburg, 1995

312. NRC (Hg.), Biological markers in environmental health research. Environ Health Perspect, 74, 1987, 1-191

313. NRC (Hg.), Multiple chemical sensitivities – a workshop. National Academy Press, Washington (D.C.), 1992

314. ÖDKVIST L.M., MÖLLER C., THUOMAS K.A., Otoneurologic disturbances caused by solvent pollution. Otolaryngology, Head and Neck Surgery, 106, 1992, 687-692

315. OHM M., JUTO J.E., Nasal hyperreactivity: A histamine provocation model. Rhinology, 31, 1993, 53-55

316. OLUMIDE N.Y., Contact dermatitis in Nigeria. Contact Dermatitis, 12 (5), 1985, 241-246

317. OMENN G.S., Future research directions in cancer ecogenetics. Mutation Research, 247 (2), 1991, 283-91

318. PANUSH R., Delayed reactions to foods. Food allergy and rheumatic disease. Ann Allergy, 56, 1986, 500-503

319. PANUSH R.S., Possible role of food sensitivity in arthritis. Annals of Allergy, 61 (6), 1988, 31-35

320. PARAMSOTHY Y., COLLINS M., SMITH A.G., Contact dermatitis in patients with leg ulcers. Contact Dermatitis, 18 (1), 1988, 30-36

321. PARKER S.L., SUSSMAN G.L., KRONDL M., Dietary aspects of adverse reactions to foods in adults. Canadian Medical Association Journal, 139, October 15, 1988, 711-718

322. PARKINSON D.K., BROMET E.J., COHEN S., DUNN L.O., DEW M.A., RYAN C., SCHWARTZ J.E., Health effects of long-term solvent exposure among women in blue-collar occupations. Am J Ind Med, 17, 1990, 661-675

323. PATIENTENSTELLEN (Hg.), Patientenrechte, Ärztepflichten (Broschüre Nr. 1). Gesundheitsakademie, Bremen, 1994

324. PAYAN D.G., LEVINE J.D., GOETZL E.J., Modulation of immunity and hypersensitivity by sensory neuropeptides. Journal of Immunology, 132 (4), 1984, 1601-1604

325. PAYAN D.G, McGILLIS J., GOETZL E., Neuroimmunology. Advances in Immunology, 39, 1986, 299-323

326. PAYER L., Andere Länder, andere Leiden. Campus, Frankfurt/M., 1989

327. PEARSON D.J., RIX K.B., Food allergy: How much in the mind? Lancet, June 4, 1983, 1259-1261

328. PENNEBAKER J.W., Psychological bases of symptom reporting: perceptual and emotional aspects of chemical sensitivity. Toxicol Ind Health, 10 (4/5), 1994, 497-511

329. PEPER M., KLETT M., FRENTZEL-BEYME R., HELLER W.-D., Neuropsychological effects of chronic exposure to environmental dioxins and furans. Environ Res, 60, 1993, 124-135

330. PERL D.P., GOOD P.F., Uptake of aluminium into central nervous system along nasal-olfactory pathways. Lancet, May 2, 1987, 1028

331. PFLUGBEIL S., Nachwort: Ein Moralkodex für den Umgang mit 'Experten'. In: BULTMANN A., SCHMITHALS F. (Hg.), Käufliche Wissenschaft – Experten im Dienst von Industrie und Politik. Knaur, München, 1994, 394-404

332. PHILPOTT W. u. a., Brain allergies: the psycho-nutrient connection. Keats Publishing, New Canaan (Connecticut), 1980

333. PROMISLOFF R.A., LENCHNER G.S., CICHELLI A.V., Reactive airway dysfunction syndrome in three police officers following a roadside chemical spill. Chest, 98 (4), 1990, 928-929

334. RANDOLPH T.G., Allergic-type reactions to industrial solvents and liquid fuels; mosquito abatement fogs and mists; motor exhausts; indoor utility gas and oil fumes; chemical additives of foods and drugs; and synthetic drugs and cosmetics. J Lab Clin Med, 44, 1954, 910-922

335. RANDOLPH T.G., Depressions caused by home exposure to gas and combustion products of gas, oil, and coal. J Lab Clin Med, 46, 1955, 942-949

336. RANDOLPH T.G., The specific adaptation syndrome. J Lab Clin Med, 48, 1956, 934-941

337. RANDOLPH T.G., Human ecology and susceptibility to the chemical environment. Charles C. Thomas, Springfield (Illinois), 1962

338. RANDOLPH T.G., Specific adaptation. Ann Allergy, 40, 1978, 333-345

339. RANDOLPH T.G., MOSS R.W., An alternative approach to allergies. Lippincott and Cromwell, New York, 1980

340. RANDOLPH T.G., WISNER R.M., Detoxification: personal survival in a chemical world. HealthMed, 1988

341. RAPP D., Does diet affect hyperactivity? J Learning Disabilities, 11, 1978, 56-62

342. RAPP D., Food allergy treatment for hyperkinesis. J Learning Disabilities, 12, 1979, 42-50

343. RASKIN N.H., Chemical headaches. Annual Review of Medicine, 32, 1981, 63-71

344. REA W.J., Environmentally triggered cardiac disease. Ann Allergy, 40, 1978, 243-251

345. REA W.J., Chemical sensitivity (Volume I). Lewis Publishers, Boca Raton, 1992

346. REA W.J., BELL I.R., SUITS C.W., SMILEY R.E., Food and chemical susceptibility after environmental chemical overexposure: case histories. Ann Allergy, 41, 1978, 101-110

347. REA W.J., BROWN O., Cardiovascular disease in response to chemicals and foods. In: BROSTOFF J., CHALLACOMBE S. (Hg.), Food allergy and intolerance. Bailliere Tindall, Philadelphia, 1987, 737-754

348. REA W.J., JOHNSON A.R., ROSS G.H. u. a., Considerations for the diagnosis of chemical sensitivity. In: NATIONAL RESEARCH COUNCIL (Hg.), Multiple chemical sensitivities – a workshop. National Academy Press, Washington (D.C.), 1992, 169-192

349. RENKER U., SAUPE M., Schädigungen des Herzens durch Arbeitseinflüsse unter besonderer Berücksichtigung chemischer Noxen. Zeitschrift für die gesamte Hygiene und ihre Grenzgebiete, 24, 1978, 81-83

350. REST K.M., Advancing the understanding of multiple chemical sensitivity (MCS): overview and recommendations from an AOEC workshop. Toxicol Ind Health, 8 (4), 1992, 1-13

351. RICHTER E., Multiple chemical sensitivity: respect the observations ... suspect the interpretations? (Editorial) Arch Environ Health, 48 (5), 1993, 366-367

352. RICHTER G., Allergologic aspects of skin-cleansing products. Wiener medizinische Wochenschrift, 140 (17) (Suppl. 108), 1990, 10-12

353. RINKEL H.J., RANDOLPH T.G., ZELLER M., Food allergy. Charles C. Thomas, Springfield (Illinois), 1950

354. RIPPERE V., Food allergy: how much in the mind? Lancet, July 2, 1983, 45

355. RITTS R., Clinical utility of immunologic tests. Ann Intern Med, 96, 1982, 779-785

356. RIX K.J., PEARSON D.J., BENTLEY S.J., A psychiatric study of patients with supposed food allergy. British Journal of Psychiatry, 145, 1984, 121-126

357. RODENSTEIN M., Somatische Kultur und Gebärpolitik – Tendenzen in der Gesundheitspolitik für Frauen. In: KICKBUSCH I., RIEDMÜLLER B. (Hg.), Die armen Frauen. Frauen und Sozialpolitik. Suhrkamp, Frankfurt/M., 1984

358. ROOT D.E., LIONELLI G.T., Excretion of a lipophilic toxicant through the sebaceous glands: a case report. Journal of Toxicology – Cutaneous and Ocular Toxicology., 6 (1), 1987, 13-17

359. ROSE W.-D., Wohngifte. Edition Wandlungen, Oldenburg, 1984

360. ROSENBERG S.J., FREEDMAN M.R., SCHMALING K.B., ROSE C., Personality styles of patients asserting environmental illness. J Occ Med, 32 (8), 1990, 678-681

361. ROSENBUSCH I., Wenn Verbraucher aktiv werden: Erfahrungen aus der Hamburger Initiative der PER-Geschädigten. In: HOFFMANN J., MATTHIES H., MÜCKENBERGER U. (Hg.), Der Betrieb als Ort ökologischer Politik. Verlag Westfälisches Dampfboot, Münster, 1992

362. ROSENMAN K., Cardiovascular disease and environmental exposure. Br J Ind Med, 36, 1979, 85-97

363. ROSENTHAL N.E., Multiple chemical sensitivity: lessons from seasonal affective disorder. Toxicol Ind Health, 10 (4/5), 1994, 623-632

364. ROSS G.H., History and clinical presentation of the chemically sensitive patient. Toxicol Ind Health, 8 (4), 1992a, 21-28

365. ROSS G.H., Treatment options in multiple chemical sensitivity. Toxicol Ind Health, 8 (4), 1992b, 87-93

366. ROWE A.H., Clinical allergy. Lea and Febiger, Philadelphia, 1937

367. RÜDIGER H., VOGEL F., Die Bedeutung der genetischen Disposition für Risiken in der Arbeitswelt. Deutsches Ärzteblatt, 89 (18), 1992, 1010-1018

368. RYAN C.M., MORROW L.A., HODGSON M., Cacosmia and neurobehavioral dysfunction associated with occupational exposure to mixtures of organic solvents. American Journal of Psychiatry, 145, 1988, 1442-1445

369. SALVAGGIO J.E., Use and misuse of biomarkers in 'environmental conditions'. J Allergy Clin Immunology, 94 (2, Part 2), 1994, 380-384

370. SCHACHER S.A., Statement. In: MATTHEWS B.L.(Hg), Chemical sensitivity. McFarland, Jefferson (NC), 1992, 176-178

371. SCHAPER M., Development of a database for sensory irritants and its use in establishing occupational exposure limits. American Industrial Hygiene Association Journal, 54 (9), 1993, 488-544

372. SCHAPOWAL A., ENZMANN H., Dermatopathische Lymphadenopathie durch Amalgamallergie – ein Fallbericht. Laryngologie, Rhinologie, Otologie, 66 (2), 1987, 73-75

373. SCHAUMBURG H.H., SPENCER P.S., THOMAS P.K., Disorders of peripheral nerves. Davis, Philadelphia, 1983

374. SCHIMANSKI W., Dialog zwischen Ärzten und Sozialrechtlern. In: ELSNER G., KARMAUS W., LISSNER L. (Hg.), Muß Arbeit krank machen? VSA, Hamburg, 1986

375. SCHIMMELPFENNIG W., Zur Problematik der Begutachtung umweltbedingter toxischer Gesundheitsschäden. Bundesgesundheitsblatt, 37 (9), 1994, 377-385

376. SCHLUEDERBERG A., STRAUS S.E., PETERSON P. u. a., Chronic fatigue syndrome research: definition and medical outcome assessment. Ann Intern Med, 117, 1992, 325-331

377. SCHMIDT G., BÖRSCH G., Nahrungsmittelallergien. Medizin und moderne Pharmakologie, 10 (4), 1987, 103-107

378. SCHNARE D.W., BEN M., SHIELDS M.G., Body burden reductions of PCBs, PBBs, and chlorinated pesticides in human subjects. Ambio, 13 (5/6), 1984, 378-380

379. SCHNARE D.W., DENK G., SHIELDS M., BRUNTON S., Evaluation of a detoxification regiment for fat stored xenobiotics. Medical Hypotheses, 9 (3), 1982, 265-269

380. SCHÖNDORF E., Roots oder: Veränderungen beginnen in den Köpfen. In: BULTMANN A., SCHMITHALS F. (Hg.), Käufliche Wissenschaft – Experten im Dienst von Industrie und Politik. Knaur, München, 1994, 374-393

381. SCHÖNFELD U., Das Chronische Müdigkeitssyndrom (Chronic Fatigue Syndrome) – Historische und epidemiologische Aspekte. Bundesgesundheitsblatt, 36 (12), 1993, 505-510

382. SCHOTTENFELD R., Workers with multiple chemical sensitivities: a psychiatric approach to diagnosis and treatment. In: CULLEN M. (Hg.), Workers with multiple chemical sensitivities. Occupational Medicine: State of the Art Reviews, 2 (4), 1987, 739-754

383. SCHOTTENFELD R., CULLEN M., Occupation-induced posttraumatic stress disorders. American Journal of Psychiatry, 142, 1985, 198-202

384. SCHULTE P.A., PERERA F.P. (Hg.), Molecular epidemiology – principles and practices. Academic Press, San Diego, 1993

385. SCHWARTZ G.E., BELL I.R., DIKMAN Z.V., FERNANDEZ M., KLINE J.P., PETERSON J.M., WRIGHT K.P., EEG responses to low-level chemicals in normals and cacosmics. Toxicol Ind Health, 10 (4/5), 1994, 633-643

386. SCHWARZ E., Persönliche Mitteilung. Juni 1995

387. SEATON A., GODDEN D.J., BROWN K., Increase in asthma: A more toxic environment or a more susceptible population? Thorax, 49, 1994, 171-174

388. SELYE H., The general adaptation syndrome and the diseases of adaptation. Journal of Allergy, 17, 1946, 231-245

389. SELNER J., STAUDENMAYER H., The relationship of the environment and food to allergic and psychiatric illness. In: YOUNG S., RUBIN J. (Hg.), Psychobiology of allergic disorders. Praeger, New York, 1985, 102-146

390. SHANLEY B.C. u. a., Pathogenesis of neural manifestations in acute porphyria. South African Medical Journal, 51 (14), 1977, 458-460

391. SHARMA R.P., Immunologic considerations in toxicology, I & II. Boca Raton (Florida), CRC Press, 1986

392. SHAYEVITZ M.B., Statement of Myra B. Shayevitz, M.D., FACP. Veterans Affairs Medical Center, Northampton (Maryland), 1993

393. SHEPPARD D., THOMSON J.E., SCYPINSKI L., DUSSER D., NADEL J.A., BORSON D.J., Toluene diisocyanate increases airway responsiveness to substance P and decreases airway neutral endopeptidase. Journal of Clinical Investigation, 81, 1988, 1111-1115

394. SHIELDS P.G., Inherited factors and environmental exposures in cancer risk. J Occup Med, 35 (1), 1993, 34-41

395. SHIM C., WILLIAMS M.H., Effects of odors in asthma. American Journal of Medicine, 80, 1986, 18-23

396. SHORTER E., Medizinische Theorien spezifisch weiblicher Nervenkrankheiten im Wandel. In: LABISCH A., SPREE R. (Hg.), Medizinische Deutungsmacht im sozialen Wandel. Psychiatrie-Verlag, Bonn, 1989

397. SHUSTERMAN D., BALMES J., CONE J., Behavioral sensitization to irritants/odorants after acute overexposures. J Occ Med, 30, 1988, 565-567

398. SILBERGELD E.K., FOWLER B.A. (Hg.), Mechanisms of chemical-induced porphyrinopathies. Annals of the New York Academy of Sciences, New York, 1987

399. SIMON G.E., Psychiatric treatment in multiple chemical sensitivities syndrome. Proceedings of the Association of Occupational and Environmental Clinics Workshop on Multiple Chemical Sensitivity, 1991

400. SIMON G.E., Epidemic multiple chemical sensitivity in an industrial setting. Toxicol Ind Health, 8 (4), 1992, 41-46

401. SIMON G.E., Psychiatric symptoms in multiple chemical sensitivity. Toxicol Ind Health, 10 (4/5), 1994, 487-496

402. SIMON G.E., KATON W., SPARKS P., Allergic to life: psychological factors in environmental illness. American Journal of Psychiatry, 147, 1990, 901-906

403. SIMON G.E., DANIELL W., STOCKBRIDGE H., CLAYPOOLE K., ROSENSTOCK L., Immunologic, psychological, and neuropsychological factors in multiple chemical sensitivity. Ann Intern Med, 19 (2), 1993, 97-103

404. SIMON T.R., HICKEY D.C., REA W.J., JOHNSON A.R., ROSS G., Breast implants and organic solvent exposure can be associated with abnormal cerebral SPECT studies in clinical impaired patients. Radiology, 185 (P), 1992, 234

405. SIMON T.R., HICKEY D.C., FINCHER C.E., JOHNSON A.R., ROSS G.H., REA W.J., Single photon emission computed tomography of the brain in patients with chemical sensitivities. Toxicol Ind Health, 10 (4/5), 1994, 573-577

406. SINGER R.M., Neurotoxicology guidebook. Van Nostrand Reinhold, New York, 1990

407. SIROIS F., Epidemic hysteria. Acta Psychiatrica Scandinavica, 252, 1974, 1-46

408. SLOPER K., WADSWORTH J., BROSTOFF J., Children with atopic eczema II: Immunological findings associated with dietary manipulations. Quarterly Journal of Medicine New Series, 80 (292), 1991, 695-705

409. SLUPINSKI H., Berufskrankheiten – Hinweise auf Gesundheitsgefahren im Betrieb? In: ELSNER G. (Hg.), Vorbeugen statt Krankschreiben – Betriebsärzte in der Praxis. VSA, Hamburg, 1986

410. SMALL G.W., BORUS J.F., Outbreak of illness in a school chorus – toxic poisoning or mass hysteria? N Engl J Med, 308 (11), 1983, 632-635

411. SMITH M.J., COLLIGAN M.J., HURRELL J.J., Three incidents of industrial mass psychogenic illness. J Occ Med, 20 (6), 1978, 399-400

412. SORG B.A., HOOKS M.S., KALIVAS P.W., Neuroanatomy and neurochemical mechanisms of time-dependent sensitization. Toxicol Ind Health, 10 (4/5), 1994, 369-386

413. SPALLEK M., Asthma bronchiale durch Kühlschmiermittel-Aerosole. ASP, 3, 1989, 59-61

414. SPARER J., Environmental evaluation of workers with multiple chemical sensitivities: an industrial hygienist's view. In: CULLEN M. (Hg.), Workers with multiple chemical sensitivities. Occupational Medicine: State of the Art Reviews, 2 (4), 1987, 705-712

415. SPARKS P.J., SIMON G.E., KATON W.J., ALTMAN L.C., AYARS G.H., JOHNSON R.L., An outbreak of illness among aerospace workers. Western Journal of Medicine, 153, 1990, 28-33

416. SPARKS P.J. u. a., Multiple chemical sensitivity syndrome: A clinical perspective. I. Case definition, theories of pathogenesis, and research needs. J Occ Med, 36 (7), 1994a, 718-730

417. SPARKS P.J. u. a., Multiple chemical sensitivity syndrome: A clinical perspective. II. Evaluation, diagnostic testing, treatment, and social considerations. J Occ Med, 36 (7), 1994b, 731-737

418. SPEER F., The allergic tension-fatigue syndrome. Pediatric Clinic of North America, 1954, 1029-1035

419. STAHL S.M., LEBEDUN M., Mystery gas: an analysis of mass hysteria. Journal of Health & Social Behavior, 15, 1974, 44-50

420. STAUDENMAYER H.S., SELNER J.C., Posttraumatic stress syndrome (PTSS): Escape into the environment. Journal of Clinical Psychology, 43 (1), 1987, 156-157

421. STAUDENMAYER H.S., SELNER J.C., Neuropsychophysiology during relaxation in generalized universal 'allergic' reactivity to the environment: a comparison study. J Psychosomat Res, 34, 1990, 259-270

422. STAUDENMAYER H.S., SELNER M.E., SELNER J.C., Adult sequelae of childhood abuse presenting as environmental illness. Ann Allergy, 71, 1993, 538-546

423. STAUTZ A., WESTPHAL U., Lösemittel in der Druckindustrie – Gefahren und Handlungsmöglichkeiten. IG Druck und Papier, Stuttgart, ohne Datum

424. STEINMEYER E.M., Möglichkeiten und Grenzen testpsychologischer Untersuchungsverfahren bei der Rentenbegutachtung. Med Sach, 90 (Sonderausgabe), 1994, S/14-S/20

425. STELLMANN S.D., STELLMANN J.M., SOMMER J.F., Health and reproductive outcomes among American legionnaires in relation to combat and herbicide exposure in Vietnam. Environmental Research, 47 (2), 1988, 150-174

426. STELZ H., 'Wer uns sehr genehm, wer uns genehm und wer uns unangenehm wäre' – Gutachter zu Holzschutzmitteln. In: BULTMANN A., SCHMITHALS F. (Hg.), Käufliche Wissenschaft – Experten im Dienst von Industrie und Politik. Knaur, München, 1994, 351-373

427. STEWART D., RASKIN J., Psychiatric assessment of patients with '20th Century Disease' ('total allergy syndrome'). Canadian Medical Association Journal, 133, 1985, 1002-1006

428. STOKINGER H.E., MOUNTAIN J.T., Progress in detecting the worker hypersusceptible to industrial chemicals. J Occ Med, 9 (11), 1967, 537-542

429. STRAUS S.E. u. a., Persisting illness and fatigue in adults with evidence of Epstein-Barr virus infection. Ann Intern Med, 102, 1985, 7-16

430. STRESEMANN E., Kann die unterschwellige Schadstoffbelastung am Arbeitsplatz langfristig zu obstruktiven Atemwegserkrankungen führen? Teil 1: Berufskrankheiten. Z Arbmed, 43 (5), 1993, 146-150

431. SUPRAMANIAM G., WARNER J.O., Artificial food additive intolerance in patients with angiooedema and urticaria. Lancet, October 18, 1986, 907-909

432. SVENSSON B.G., NISE G., ERFURTH E.M., OLSSON H., Neuroendocrine effects in printing workers exposed to toluene. Br J Ind Med, 49 (6), 1992, 402-408

433. SWEDISH WORK ENVIRONMENT FUND (Hg.), Solvents in the work environment. Swedish Work Environment Fund, Stockholm, 1980

434. TABERSHAW I., COOPER W., Sequelae of acute organic phosphate poisoning. J Occ Med, 8 (1), 1966, 5-20

435. TÄSCHNER K.L., Zur Frage der Aggravation und Dissimulation im Rentenverfahren. Med Sach, 90 (Sonderausgabe), 1994, S/26-S/29

436. TARLO S.M., BRODER I., Irritant-induced occupational asthma. Chest, 96 (2), 1989, 297-300

437. TERR A.I., Environmental illness: a clinical review of 50 cases. Archives of Internal Medicine, 146, 1986, 195

438. TERR A.I., 'Multiple chemical sensitivities': Immunologic critic of clinical ecology theories and practice. In: CULLEN M. (Hg.), Workers with multiple chemical sensitivities. Occupational Medicine: State of the Art Reviews, 2 (4), 1987, 683-694

439. TERR A.I., Clinical ecology in the workplace. J Occ Med, 31 (3), 1989, S. 257-261

440. THIEL C., FUCHS E., Nahrungsintoleranzen durch Fremdstoffe. Münchner medizinische Wochenschrift, 125, 1983, 451-454

441. THOMAS P.T. u. a., Immunologic effects of pesticides. Advances in Modern Environmental Toxicology, 18, 1990, 261-295

442. THOMSON G. (Hg.), Report of the ad hoc committee on environmental hypersensitivity disorders. Toronto, 1985

443. THRASHER J.D., WOJDANI A., HEUSER G., CHEUNG G., Evidence for formaldehyde antibodies and altered cellular immunity in subjects exposed to formaldehyde in mobile homes. Arch Environ Health, 42, 1987, 347-350

444. THRASHER J.D., BROUGHTON A., MICEVICH P., Antibodies and immune profiles of individuals occupationally exposed to formaldehyde: Six case reports. Am J Ind Med, 14, 1988, 479-488

445. THRASHER J.D., MADISON R., BROUGHTON A., GARD Z., Building-related illness and antibodies to albumin conjugates of formaldehyde, toluene diisocyanate, and trimellitic anhydride. Am J Ind Med, 15, 1989, 187-195

446. THRASHER J.D., BROUGHTON A., MADISON R., Immune activation and auto-antibodies in long-term inhalation to formaldehyde. Arch Environ Health, 45 (4), 1990, 217-223

447. THUNELL S. u. a., Markers for vulnerability in acute porphyria: A hypothesis paper. European Journal of Chemistry and Clinical Biochemistry, 33 (4), 1995, 179-194

448. TIPPE A., Sind Pyrethroide unbedenklich? Zur Bewertung experimenteller Befunde. Zbl Hyg Umweltmed, 194 (4), 1993, 342-359

449. TOBI M. u. a., Prolonged atypical illness associated with serological evidence of persistent Epstein-Barr virus infection. Lancet, 1, 1982, 61-64

450. TONNER K., Die rechtliche Stellung der Verbraucher. In: HOFFMANN J., MATTHIES H., MÜCKENBERGER U. (Hg.), Der Betrieb als Ort ökologischer Politik. Verlag Westfälisches Dampfboot, Münster, 1992

451. TRETJAK Z., SHIELDS M., BECKMANN S.L., PCB reduction and clinical improvement by detoxification: an unexploited approach. Human and Experimental Toxicology, 9, 1990, 235-244

452. TRUSS C.O., The role of Candida albicans in human illness. Journal of Orthomolecular Psychiatry, 10, 1981, 228-232

453. TRUSS C.O., Metabolic abnormalities in patients with chronic candiasis. Journal of Orthomolecular Psychiatry, 13, 1984, 66-69

454. VALENTIN H. u. a., Arbeitsmedizin – Band 2: Berufskrankheiten. Thieme, Stuttgart, 1979 (2. Auflage)

455. VENABLES K.M., Low molecular weight chemicals, hypersensitivity, and direct toxicity: the acid anhydrides. Br J Ind Med, 46, 1989, 222-232

456. VERMA A., SNYDER S.H., Characterization of porphyrin interactions with peripheral type benzodiazepine receptors. Molecular Pharmacology, 34 (6), 1988, 800-805

457. VIETH S. u. a., Versteckte Allergene in Lebensmitteln. Bundesgesundheitsblatt, 37 (2), 1994, 51-60

458. VOGEL F., MOTULSKY A.G., Human genetics (2nd edition). Springer, Berlin – Heidelberg – New York, 1986

459. WADDELL W.J., The science of toxicology and its relevance to MCS. Regul Toxicol Pharmacol, 18 (1), 1993, 13-22

460. WADE J.F., Diesel asthma. J Occ Med, 35 (2), 1993, 149-154

461. WALSH T.J., EMERICH D.F., The hippocampus as a common target of neurotoxic agents. Toxicology, 49, 1988, 137-140

462. WASCH H.H. u. a., Prolongation of the P-300 latency associated with hydrogen sulfide exposure. Archives of Neurology, 46, 1989, 902-904

463. WASSERMANN O., Fälschung und Korruption in der Wissenschaft. In: BULTMANN A., SCHMITHALS F. (Hg.), Käufliche Wissenschaft – Experten im Dienst von Industrie und Politik. Knaur, München, 1994, 196-268

464. WEINSTEIN M.R., The concept of the disability process. Psychosomatics, 19 (2), 1978, 94-97

465. WEISS B., Low-level chemical sensitivity: a perspective from behavioral toxicology. Toxicol Ind Health, 10 (4/5), 1994, 605-617

466. WEISS S.R., POST R.M., Caveats in the use of the kindling model of affective disorders. Toxicol Ind Health, 10 (4/5), 1994, 421-447

467. WELCH L.S., Severity of health effects associated with building-related illness. Environmental Health Perspectives, 95, 1991, 67-69

468. WELCH L.S., Occupational asthma. In: NATIONAL RESEARCH COUNCIL (Hg.), Multiple chemical sensitivities – a workshop. National Academy Press, Washington (D.C.), 1992, 193-196

469. WELCH L.S., SOKAS R., Development of multiple chemical sensitivity after an outbreak of sick-building syndrome. Toxicol Ind Health, 8 (4), 1992, 47-50

470. WENNBERG G.A., Neurotoxic effects of selected metals. Scand J Work Env Hlth, 20 (Special Issue), 1994, 64-71

471. WHITE R.F., The role of neurologic testing in the evaluation of toxic CNS disorders. Seminars in Occupational Medicine, 1, 1986, 191-196

472. WHO (Hg.), Neurobehavioral methods in occupational and environmental health. Kopenhagen, 1985

473. WHO/CEC (Hg.), Allergic responses and hypersensitivities induced by chemicals. Health Aspects of Chemical Safety, 12, 1983, 1-288

474. WHO/NORDIC COUNCIL OF MINISTERS (Hg.), Organic solvents and the central nervous system. WHO, Kopenhagen, 1985

475. WILCOSKY T.C., Biological markers of intermediate outcomes in studies of indoor air and other complex mixtures. Environ Health Perspect, 101 (Supp. 4), 1993, 193-197

476. WILCOSKY T., TYROLER H., Mortality from heart disease among workers exposed to solvents. J Occ Med, 25, 1983, 879-885

477. WILHELMSSON B., HOLMSTRÖM M., Possible mechanisms of formaldehyde-induced discomfort in the upper airways. Scand J Work Env Hlth, 18, 1992, 403-407

478. WILLIAMS A., Hypersusceptibility to chemicals: Risk factors for neurological disease? Journal of Neurology, Neurosurgery and Psychiatry, 56, 1993, 943-946

479. WILSON C., Patient statement: chemical sensitivity – one victim´s perspective. Toxicol Ind Health, 10 (4/5), 1994, 319-321

480. WILSON C., Porphyrinopathies in the MCS community. Our Toxic Times, 7 (3), 1996a, 1-4

481. WILSON C., List of porphyrogenic chemicals. Chemical Injury Information Network, demnächst, 1996b

482. WINKEL A. zum, PCP-Wirkmechanismen in Innenräumen: drei Hypothesen. Zeitung für Umweltmedizin, 10, 1995, 18

483. WINNEKE G., NEUF M., Psychological response to sensory stimulation by environmental stressors: Trait or state? Applied Psychology: An International Review, 41 (3), 1992, 257-267

484. WINTER G., Einführung. In: WINTER G. (Hg.), Grenzwerte. Interdisziplinäre Untersuchung zu einer Rechtsfigur des Umwelt-, Arbeits- und Lebensmittelschutzes. Werner, Düsseldorf, 1986

485. WITEK T.J. Jr., The nose as a target for adverse effects from the environment: applying advances in nasal physiologic measurements and mechanisms. Am J Ind Med, 24, 1993, 649-657

486. WOLF C., Multiple chemical sensitivities – is there a scientific basis? Int Arch Occup Environ Health, 66 (4), 1994, 213-216

487. WOITOWITZ H., Grundlagen der Begutachtungskunde. In: VALENTIN H. u. a., Arbeitsmedizin (2 Bände). Thieme, Stuttgart, 1985 (3. Auflage)

488. WRIEDT H., Biorhythmen und Schadstoffe: Wenn die Entgiftung aus dem Takt gerät. Gegengift (Hamburger Hefte für Arbeit & Gesundheit), 15/16, 1991, 32-35

489. XINTARAS C., Behavioral toxicology. NIOSH, Cincinnatti, 1974

490. YOUNG E., STONEHAM M., PETRUCKEVITCH A., BARTON J., RONA R., A population study of food intolerance. Lancet, 343, 1994, 1127-1130

491. ZIEM G.E., Physical symptoms after neurotoxic exposure (Letter to the editor). J Occ Med, 31 (4), 1989, 410-411

492. ZIEM G.E., Multiple chemical sensitivity: treatment and follow-up with avoidance and control of chemical exposures. Toxicology and Industrial Health, 8 (4), 1992, 73-86

493. ZIEM G.E., Dr. Grace Ziem´s environmental control plan for chemically sensitive patients. Eigenverlag, 1722 Linden Avenue, Baltimore, MD 21217, USA, ohne Datum

494. ZIEM G.E., CASTLEMAN B.I., Threshold limit values: Historical perspectives and current practice. J Occ Med, 31 (11), 1989, 910-918

495. ZINGRAF I., UPHAUS W., Grenzwerte für Formaldehyd senken – Belastung bisher unterschätzt. Forum des Praktischen und Allgemeinarztes, 30 (12), 1991, 343-345

496. ZOBER A., Multiple Chemical Sensitivity (MCS) oder Vielfach-Chemikalien-Unverträglichkeit (VCU) und die Multiplikation in der Bundesrepublik Deutschland. ASU, 31 (4), 1996, 141-144

20. Stichwortverzeichnis A–B

B – E

E–H

H–M

M–P

P–S

S–Z